BIRTH DAY

A Pediatrician Explores the Science, the History, and the Wonder of Childbirth

Mark Sloan, M.D.

赤ちゃんの科学

ヒトはどのように生まれてくるのか

マーク・スローン

早川直子 訳

NHK出版

赤ちゃんの科学

ヒトはどのように生まれてくるのか

BIRTH DAY
A Pediatrician Explores the Science, the History, and the Wonder of Childbirth
by Mark Sloan

This translation is published by arrangement with Ballantine Books,
an imprint of The Random House Publishing Group, a division of Random House, Inc.
through Japan UNI Agency, Inc., Tokyo.

装丁　池田進吾（67）

僕に愛と語る力をくれたエリザベス、クレア、ジョン。

スローン家の頭の大きな子どもたちを、七人も産んでくれた母さん。

いつも出産に間に合うように母さんを病院に運んでくれた父さん。

彼ら全員と、一度も会えなかった兄ジェームズ・バーナード・スローンにこの本を捧げる。

母はうめき声をあげ、父は嗚咽した
私は危険な世界へと飛びだした
一糸まとわぬ無力なすがたで泣きわめきながら
雲に隠れていた悪魔のように

――ウィリアム・ブレイク（詩人・画家　一七五七－一八二七年）

この世に生まれたときは、あまりにも驚いて一年半ほど口がきけなかったよ。

――グレーシー・アレン（コメディアン　一八九五－一九六四年）

小児科医として、何千人という新生児とその両親のお手伝いができたことを光栄に思う。本書に紹介するエピソードは、登場人物のプライバシーを保護するため、名前や個人が特定できる情報の一部を変えている。僕の家族については、ありのまま紹介した。彼らは僕を訴えないと約束してくれている。

目次

IV こんにちは、赤ちゃん

本文中（　）と引用文中の［　］は原注、〔　〕は訳注を表す。
＊付きの注番号は、巻末の原注を参照のこと。
本文中に挙げられた書名は、邦訳版があるものは邦題を表記し、邦訳版がないものは原題とその逐語訳を併記した。

I

分娩の世界

1　二〇人の赤ちゃん——お産との出会い

一九七七年の夏、僕は二〇人の赤ちゃんをとりあげている。当時、二四歳で、医科大学院《メディカルスクール》の三年生になったばかり。自分自身も赤子同然で、家庭医になろうか、外科医になろうか迷っているところだった。将来計画に、赤ちゃんはほとんど織り込まれていなかった。

　僕の産科実習はこうなるはずだった——通常の実習と同じく、医学生（実習生）がインターンとふたり一組になって後期研修医《シニアレジデント》の指導を受ける〔レジデントは、医師資格を取得したばかりの医師。特に一年めのレジデントをインターンと呼び、これと区別するために二年め以降をシニアレジデントと呼ぶことがある〕。鉗子《かんし》分娩や帝王切開などのむずかしいケースは研修医《シニア》に任せ、インターンはごく普通の経膣分娩だけを担当する。医学生である僕の役目は、王子のお妃になる前のシンデレラと同じ。点滴や採血のような汚れ仕事をやり、あとはめだたないようにして過労気味のインターンや研修医の怒りを買わないこと。言われたことを黙々とこなし、先輩たちの技術にうんと感心してみせる。そんな賢明な医学生に徹すれば、ごほうびに簡単な出産を一度か二度ほど担当させてもらえる——。

　ところがネックになる条件がふたつあったせいで、このシナリオどおりには進まなかった。ひとつは七月初めという時期。七月といえば昔から、臨床実習病院で出産する人にとっては恐ろしい時期だ。インターンたちは一か月ほど前にメディカルスクールを卒業したばかり。彼らのお産にかんする知識や経験は、たいていの患者よりも少ない。

ふたつめの問題は、理由は覚えていないが、その病院の産科医が規定の人数より二、三人足りなかったこと。そのせいでインターンや研修医は、通常より多くの患者を受け持たざるをえなかった。研修医たちは忙しすぎて、初めて臨床現場に出たヒヨッコ実習生を指導するどころではなかった。

シカゴの夏特有の、うだるように暑い朝。僕は縮んだ白衣を着てミッチの前に立っていた。ミッチは、固太りでぶっきらぼうな研修医。真っ黒な髪の毛が逆立ち、白衣の前にはいつも煙草の灰がついていた。そのとき、僕とミッチは産科病棟の廊下にいた。いかにも強そうな看護師が車輪のついたストレッチャーを押しながら、次から次へとやってくる。ガラガラという音とともに、苦痛にうめく妊婦たちが、自動車工場の組み立てラインのようにどんどん運び込まれる。ミッチは帝王切開手術と経膣分娩のあいまを縫って、僕にこう言いにきたのだった。「ベンと一緒に『最前線』に出てくれ」ベンは私立のメディカルスクールを卒業したての新人インターン。ミッチが「最前線」と呼んだのは、簡素なキャンバス地のカーテンで仕切っただけの空間に、車輪つき分娩台をずらりと並べた一画のことである。

ミッチは被告を法廷に連行する廷吏さながら、僕の腕をむんずとつかむと分娩室のドアをくぐり、四番めのベッドのところまで連れていった。そこには小柄だがポパイのようにたくましい腕を持つ看護師がいて、はちきれんばかりのお腹の妊婦が車椅子からおりるのを手伝っていた。

「なあ、健康診断の実習で産婦人科のことも教わったんだろ」

ミッチの質問に僕は「いいえ」と答えた。本当に教わっていなかったのだ。僕が健康診断の実習をしたのは、この病院の並びにある退役軍人病院。そこにいた患者といえば、気管切開部に挿入したチューブからひっきりなしに煙草を吸っている末期の肺がん患者や、糖尿病か戦場の地雷に足を奪われた人ばかり。そうそう、古株の研修医たちが「今年のめずらしい症例ベストワン」と呼んだタクシー運転手もいたな。一〇年以上「ホワイト・キャッスル」チェーンの安いハンバーガーとコーラしか口にせず、とうとう壊血病（まだこの病気になる人がいたとは！）になった患者だ――。病院には、赤ん坊はおろか、女性の患者さえ見当たらなかった。だから僕にとって、いま目の前でベッドにしがみついている妊婦が、医学目的で手を触れることになる初めての女性だった。

ミッチは頰の無精ひげをなでながら言った。「分娩について読んだことはあるだろう？」

あります、と僕は答えた。確かに読んだことはある――昨日の晩、教科書を開いて、図やイラスト入りで出産について解説してある章を半分。所要時間は二〇分ほどだった。

「じゃあ大丈夫だな」

ミッチは僕の背中を叩いた。それから、患者の大きく開いた脚のあいだにある回転椅子を指して僕にすわれとうながし、「頭が見えてきたら呼んでくれ」とだけ言って消えてしまった。

そこに二時間ほどすわっていただろうか。ポケットの中身を入れ替えたり、聴診器を拭いたりして時間をつぶしていたが、やがて恥ずかしさを乗り越えて、見張りを命じられた相手――赤ん坊の頭が出てくるはずの女性――に話しかけた。

彼女の名前はトーニャ。僕より二か月若い。陣痛のあいまに聞き出してみたところ、この五年ほど、ダウンタウンの保険代理店で秘書をやっているという。今回が三回めのお産で、いちばん上の娘は二歳半。出産は死ぬほど嫌い。お産とナイフで刺されたときを比べると、出産のほうが痛い。いままで二度ナイフで刺されたことがあるけれど（どちらも人ちがいだったとトーニャは念を押した）、産みの痛みは「ナイフを刺され、ずっと抜いてもらえないような感じ」だという。僕は赤ん坊を産んだことも、ナイフで刺されたこともない。だから彼女の言うことを信じることにした。

陣痛はだんだん激しくなり、会話も途切れがちになった。陣痛の波が来るたびに、トーニャは痛みにあえぎ、金属製のベッドの柵を折れ曲がらんばかりの力でにぎりしめる。痛みが引くと、目を閉じてお腹を両手でさすっていた。

インターンのベンがなにかつぶやきながら、ずらりと並んだ分娩台のあいだを行きつもどりつしている。あいまに何度か僕たちのところに顔を出し、一度は僕と握手さえした。押し殺したような声で「うまくいってるかい？」と尋ね、答えを聞く前に「よかった、よかった」と言い、僕の肩をポンポンと叩くとそそくさと分娩室から出て行った。ベンが去ると、僕はまたポケットに手を入れて、反射神経ハンマー、音叉、ペン、消毒用脱脂綿などを別のポケットに移し変えたり、またもとにもどしたりしながら次の展開を待った。

突然トーニャが罵りはじめた。はっとして脚のあいだに目をやると、膣から小さな頭のてっぺんがのぞいている。僕は大声でミッチを呼び、つづいてベンを呼んだが返事はなかった。さっきまで最前線でスタンバイしていた看護師もどこにもいない。ふたりを手伝いに行ったのだろう。

青白い顔をした看護学生が現れた。「先生たちは手術中だと思います」彼女はクリップボードのうしろからトーニャの脚のあいだを見て、ぎょっとした顔になった。「私、先生たちを呼んできます」

と言うと、クリップボードを僕のひざの上に残して部屋から駆け出していった。彼女のうしろで、観音開きのドアがばたんと閉まる。分娩室には僕と罵りつづけるトーニャ、それと上部三分の一だけ外に出た赤ん坊の頭だけが残された。

僕は昨晩、教科書で見た写真を思い出した。そこでは、産科医が出てきた新生児の頭に、自信にあふれた表情で手を添えていた。僕はその真似をして、手袋をした右手を赤ちゃんの頭にあてがった。頭は温かく、湿っていて、思ったよりやわらかい。よし、接触成功。ここまでの時間が、永遠のように感じられる。ここでようやくひと息つけた。

だが、ほっとしたのもつかの間だった。出てきた赤ちゃんの頭に手を添える技は習得したけれど、次はどうすればいい？　赤ん坊は自然に出てくるのだろうか？　僕がふやけた頭皮をつかんで引き出すのだろうか？　ああ、あの章を最後まで読んでおけばよかった。ひっぱるべきか、ひっぱらざるべきか——。悩んだすえに、僕は妥協案を見出した。オランダの寓話に、洪水を防いだ少年の話がある。その少年は堤防の穴から水が噴き出しているのを発見し、その穴に指をつっこんで流れをせき止め、助けが来るまでしのいだのである。僕はこの少年にならって、赤ちゃんの頭を手で産道に押しもどした。こうやって流れをせき止めながら待とう。ミッチかベンが助けに来てくれるまで——。

最初のうちは痛みに向かっていたトーニャの罵倒が、だんだん個人攻撃の色合いを帯びてきた。最初のターゲットは夫だった。「あのクソ親父、付き添いもしないくせに、あたしばっかりこんなに痛い目に！　一度や二度じゃない、三度も！」つづいて怒りの矛先は僕に向かった。「ちょっとあんた、この赤ん坊をとっとと出しなさいよ！」トーニャは大きなお腹の向こうから僕をにらみつけ、金切り声をあげた。「出さないと、あんたを殺してやる！」

僕の作戦は失敗だった。せき止めることなどできない。僕の手のなかにはすでに赤ちゃんの頭全体が出ていて、顔もはっきり見える。鼻の穴からは泡立った羊水が流れ出し、口は呼吸をぎこちなくなぞるように開いたり閉じたりしている。トーニャに殺すと脅されたうえ、無限の時を経て進化した出産の営みに少し逆らってみごとに敗北した僕は、とうとう観念して目を閉じた。

そのとき、誰かの両手が僕を押しのけた。ミッチだった。うしろから手をのばし、赤ちゃんの頭をつかむと、身体が裂けるのではないかと心配になるような勢いで思いっきりひっぱった。頭を下にぐっとひっぱると、右の肩が産道から飛び出した。つづいて頭を上にひっぱって左の肩を出す。すると身体の残りの部分が、手品師が帽子からウサギを出すみたいに、するっと外に飛び出した。ミッチは、泣きわめくぬるぬるした赤ん坊を僕のひざに置き、長い止血鉗子をふたつ使ってへその緒を結わえてから切断する。それから母体から出ているへその緒をぐいっと引いて、胎盤をするりと取り出した。

看護師が白いおくるみに赤ちゃんを包み、トーニャに手渡した。三番めの我が子に、トーニャは涙と喜びに顔をくしゃくしゃにしながら赤ちゃん言葉で語りかける。僕を殺すと脅したことも、すっかり忘れているらしい。「あんたの名前はロバートにしよう。おじいちゃんの名前だよ。この割れたあごときたら、おじいちゃんにそっくりじゃないか」

「大してむずかしくなかっただろう？」

ミッチがカルテにペンを走らせながら言った。僕は答えなかった。いや、正確に言えば、答えることができなかった。口をぽかんと開けて、呆けたように回転椅子にすわっていた。白衣は汗びっしょり。靴下と靴は血まみれだった。ミッチは手袋をはずし、分娩台の脚元のゴミ箱に投げ込んでから、僕を廊下につれ出した。そこには車椅子に乗った妊婦がふたり、順番を待っている。「次、行くぞ」とミッチが告げた。

僕がもう少し冷静で、まわりを観察するだけの心の余裕があれば、気がついたはずだ――手を添えたときに、ロバートの頭が一方にぐるりと回り、産道から出るときには逆に回って、もとの位置にもどったことに。母親がいきんだり、こらえたり、痛みと闘いながら子を産み落とす苦しみに、思いを馳せることもできただろう。ひざの上のロバートの頭が、先のとがった魚雷のような形をしていることにも気づいたはずだ。それに、「あんたを殺してやる!」とわめいていたトーニャが、赤ちゃんを見たとたん、慈愛あふれる母親の顔になり、膣が裂けたのも気にしないことに驚嘆したことだろう(この裂傷はミッチが、僕を別の妊婦のところにつれていき、頭が出たら呼べと命じてから、またもどって縫合したらしい)。自分が見たことを整理する余裕があれば気づいたはずだ――あの一連のできごとに、数百万年分の人類の進化が凝縮されていたことに。

ヒトは長い進化の歴史のなかで、適応と淘汰を積み重ねてきたはずなのに、どうしてもっと簡単な出産のやりかたにたどりつけなかったのだろう。母親と胎児は、なぜこれほど苦しく危険な試練を乗り越えねばならないのか。ほかの動物は、もっとあっさり、楽に子どもを産んでいるというのに。鮭は産卵し、ニワトリは卵を産み、酵母菌は出芽する。どれも難しそうには見えない。なぜヒトだけがこれほど苦しむのか。どうしてヒトは、ゴリラのようなお産ができないのだろうか。

メスのゴリラは、安産の見本のような動物だ。[*1] 彼女たちは陣痛がはじまると、群れから静かに離れ、三〇分もすると、生み落としたばかりの子を抱いてもどってくる。痛がっているようすはほとんどない。お産は自分ひとりで行い、群れの仲間たちは出産するメスのことを気にも留めない。初産で平均一八時間も苦痛がつづき、他人の助けが必要なヒトのお産とはちがい、ゴリラはじつにあっさり子どもを産む。トーニャがもしゴリラだったなら、おそらくナイフで刺されるよりも、出産を選んだのではないだろうか。

ゴリラのお産が楽なのは、母親の身体が大きく、胎児が小さいという生体的な特徴のおかげである。母親の骨盤が胎児よりはるかに大きいため、子どもが産道を通過しやすい。ゴリラの胎児は、頭を下に、母親の顔と同じ方向に顔を向けた格好で産道をおりてくる。外に出るまでこの姿勢は崩れない。ただ身体を曲げたり、くねらせたりすることもなく、おりるために身体の向きを変える必要もない。真っ直ぐ下っていけば外に出ることができる。

ゴリラに比べると、ヒトの分娩はまるでオリンピックのボブスレー競技である。競技の参加者は、押し係《ブレーカー》の母親とカーブをうまく通り抜ける胎児《パイロット》のふたり。スタートとゴールのあいだには、危険な傾斜カーブが連なっている。ゴールの先に待つのは応援団。滑走中のトラブルに対処するべく控えている人たちや、カメラとシャンペンを持って待機する人たちがいる。

もちろん、出産とボブスレーではちがう部分もある。まず、お産の選手はヘルメットも高性能なレーシングスーツも着けていない。上から雪が降っていることもめったにないだろう。それに子どもが産道をおりる速度は、ボブスレーよりはるかに遅い。レース中盤のボブスレーは時速およそ一一二キロだが、胎児が出す最高速度は時速にして〇・四ミリ。もっともこの数値は初産婦のもので、経産婦では速度が二倍になることもある。

産科学では、分娩を三つの段階に分けている。[*2] 第一期は、子宮頸部と膣がやわらかくなり、薄くなって子宮口が開くまで。第二期は、胎児が出てくる段階、つまり分娩を指す。第三期は胎盤が排出される段階で、これで分娩は終了する。このなかでいちばん時間がかかり、痛みも激しいのは第二期だ。この段階でヒトの胎児が通る道は、親類であるゴリラの胎児が通過するまっすぐな道とはちがい、複雑に曲がりくねっている。

ヒトの女性の骨盤は、謎に満ちた構造になっている。ゴリラの産道はちょっと平たい円筒形というか、トイレットペーパーの芯を軽くにぎりつぶしたような形である。その断面は、上から下までどこを切っても縦長の楕円形だ。ところが類人猿からヒトに進化する過程で、この単純なつくりにひねりが加わった。[*3] ヒトの産道の断面を見ると、上の三分の一までが横長の楕円形なのに、残りの三分の二はゴリラと同じく縦長の楕円形になっている——まるでヒトの先祖がゴリラの体内から、「軽くつぶしたトイレットペーパーの芯」を取り出し、長い年月をかけて上の三分の一を九〇度回し、上の部分と下の部分の断面が垂直に交わる形にしたかのように。ヒトの胎児は外に出るために、この曲がりくねった道をなんとか通り抜けねばならない。産道のこうした複雑な構造のせいで、ヒトの出産は苦痛に満ちたものになっている。

妊娠の第三期〔妊娠期間を三等分した最後、七か月〜九か月のあいだ〕になると、胎児は頭を下にして逆さになり、あごを胸に寄せ、手と足をしっかり組んで、いつでも外の世界に出られるよう準備する。ゴリラもヒトもここまでは同じ。ところが、ゴリラの胎児の顔は母親のお腹の方向を向いたままなのに、ヒトの胎児は、顔が母親の背骨の方向に来るように身体の向きを変えてしまう。だから分娩がはじまると、そのままやわらかい産道におりていけるゴリラの胎児とはちがい、ヒトの胎児はまず、首だけをぐっと横に向け、ちょうどうしろを振り返るような姿勢をとる。その横向きになった頭が骨盤上口《じょうこう》——骨盤のなかで、骨が子宮頸部と膣を丸く囲んでいる部分——に入り、子宮収縮に押されるようにおりていく。産道のなかで胎児は身体を曲げたり、のばしたり、回したり、ヒト以外の霊長類には必要のない複雑な動きを駆使したすえ、やっと生まれることができるのだ。

どうしてヒトの分娩は、これほど複雑な手順を経なければならないのだろうか。オナガザルにしても、チンパンジーにしても、ボノボにしても、ほかの霊長類はゴリラと同じように、赤ん坊をストンと産み落とす。ヒトの分娩が果てしなく時間のかかるボブスレーの滑走だとすれば、他の霊長類のお産は直滑降でスロープを滑るスキーである。どうしてヒトの出産だけが、これほどちがうのだろうか。

二〇世紀の半ばまで、出産が苦行になった理由は聖書にあるとだけ言われていた。その根拠は、アダムとイヴのエピソード。イヴがアダムを誘惑し、禁断の実を食べさせたせいで、女たちは何千年にもわたってお産に苦しむことになったという（あとで説明するが、この解釈は聖書研究的に見ても疑わしい）。ところがヒトの祖先の化石が発見されるようになると、お産の痛みは神が与えた罰ではなく、類人猿からヒトへ進化する過程で積み重ねられた妥協の結果であることがあきらかになってきた。

何百万年も昔は、大型霊長類のほとんどがいまのゴリラと同じやりかたで出産していた。母体の骨盤は広く、脳が小さい胎児が通るのに充分だったから、あまり痛みを感じずに産み落とすことができた。ところが、ヒトがほかの霊長類から離れて独自の道を歩むようになるにつれ、分娩も複雑になっていく。

ヒトという種が誕生したきっかけは、私たちの遠い祖先が木からおりて、生活の場を緑豊かな中央アフリカのサヴァンナに移したことだった。これは賢明な選択だった。木の上で暮らすほかの霊長類――現在のサルや類人猿の祖先――と競う必要のないサヴァンナなら、食べ物も水もたっぷり手に入ったから。しかし、新しい生活には、チャンスだけでなく、これまでにない危険もあった。木から木へと飛び移り、四足で歩行するそれまでの移動のやりかたは、木の上の生活にはぴったりだった。ところが背の高い草が茂るサヴァンナで四足歩行をすると、視界がききにくくなり、獲物を探す肉食動物につかまりやすいという問題が出てきた。

だから彼らは地面から手を放し、二本の足で立つようになった。草原が見渡せるようになったおかげで、遠くにある食べ物を見つけたり、危険を察知しやすくなった。二足歩行はヒトの祖先の生活に大きな恵みをもたらしたのである。自然選択のすえ、立って歩くようになってから長い年月を経て、彼らの骨格、特に骨盤の形が変化していった。一九七四年にケニアのオルドヴァイ渓谷で発見され、ルーシーという名で知られるようになったアウストラロピテクスの化石を見ると、三〇〇万年前にはすでに骨格の変化がかなり進んでいたことがわかる。ルーシーの骨盤は類人猿のものより広く、骨盤上口は横長の楕円形で、すでに現代の女性の特徴を備えている。

しかし、ルーシーにはまだヒトになりきれていない部分もあった。まず、骨盤の構造は一部を除いて類人猿とほとんど同じである。それにアウストラロピテクスの脳の小ささを考えると、胎児はゴリラと同じように、頭を下に、顔を母親のお腹に向けた姿勢で、するりと産道を通過できたのではないだろうか。ただ、ひとつだけ大きなちがいがある。アウストラロピテクスの骨盤上口は横長の楕円形。だから胎児は現代の赤ん坊のように、産道に入る前に顔を横に曲げる必要があったはずだ。

つまりヒトの出産は、まず直立歩行に対応する形で大きな変化を遂げたのである。ルーシーやその子孫たちは直立歩行を習得すると、自由になった手を使い、ものを切ったり削ったりするための道具をつくりはじめ、やがて武器もつくるようになった。その結果、もっとも優れた道具をつくれる者の遺伝子が生き残るようになり、結果的にヒトの脳はだんだん大きくなっていく。女性の骨盤は、この変化にも適応しなければならなかった。

それでもアウストラロピテクスの骨盤は、まだ胎児の頭よりかなり大きかった。胎児の頭の大きさが出産の障害となったのは、それからずっとあとである。ヒトの分娩が危険な営みになったのは、およそ一五〇万年前のこと。胎児の頭は大きくなる一方なのに、メスの骨盤はある一定の大きさで止まってしまった。お尻が大きくなりすぎると、歩行がぎこちなくなり、敵から逃げられなくなるからである。母親か赤ん坊の片方か、下手すれば両方が命を落としかねない問題だった。ヒトという種がはじまる前に消滅しかねない危機に瀕し、母体と胎児は、「妥協」というもっとも人間らしい能力を発揮したのである。

問題は、新生児の頭が大きすぎて、産道にひっかかることにあった。生まれたての赤ちゃんの頭は、耳から耳までの幅が、肩幅よりも広い。新生児の頭と肩幅の比率のまま成長したら、普通のおとなの頭囲は一五〇センチ近くになってしまう。

道具づくりに長けた大きな賢い脳を、できるだけ母体と胎児を壊さないように子宮から取り出すこと。これはヒトが進化の過程で直面した最大の難問のひとつだった。ここでちょっと、ガレージのなかでボートづくりに没頭している人を想像してみよう。

最初は、日曜日に近くの湖に浮かべて遊ぶカヤックやカヌーをつくるつもりだった。ところが、つくりはじめると、想像力がむくむくとわいてくる。ただの舟ではつまらない。そうだ、ヨットか帆船にしよう！　そう思い立って舷牆《げんしょう》〔デッキの囲い〕をとりつけ、舷側《げんそく》厚板を貼り、見張り台までつくってしまった。ささやかなカヌーになるはずだった舟は、アメリカズカップにエントリーできるほどの堂々たる大型ヨットになった。

ところが、ここでひとつ問題が発生。ボートが大きくなりすぎて、ガレージのドアから出せない！残された選択肢はふたつだけ。ボートを小さくするか、出口を広げるか。彼は結局、両方を少しずつやることに決め、見張り台を低くして、ガレージの入り口を少し広げた。そしてある朝、「ＳＳ級ヨットめだちたがり号」は大喝采を浴びながら、そろりそろりと身をよじって出口を通り抜け、大きな生命の湖に出ていくことができた——。新生児の頭と女性の骨盤も、これとほぼ同じ妥協をしたのである。

ガレージにあたる部分から見てみよう。一五〇万年前に、アウストラロピテクスに代わって人類の直接の祖先、ホモ・エレクトスが登場した。ホモ・エレクトスの骨盤の化石を見ると、胎児を出すために必要な妥協がすべて行われていたことがわかる。骨盤がこれより大きかったり広かったりすれば、もたもたとしか歩けなくなり、彼女たちはトラの鋭い牙のえじきになったことだろう。こんなぎりぎりの状況なのに、子宮というガレージではさらなる進化を目指し、試行錯誤が繰り返された。どうやって外に出すかも考えず、胎児というボートの脳や身体に高度な機能を加えつづけていたのだ。

子宮には直接被害がないから、そうなったのも不思議ではない。行く手を阻むものがやわらかい腹壁しかないため、子宮はどこまでもふくらむことができる。満期出産で双子を産んだ女性なら、お腹が際限なく大きくなれることを知っているだろう。

子宮はどれだけふくらんでも、絶対に破裂しない。妊娠が進むにつれてお腹はどんどん大きくなり、皮がピンと張ってくる。初めて地球に来た宇宙人（または好奇心にあふれた人間の子ども）なら、妊婦のはちきれんばかりのお腹を見て、赤ちゃんがへそから出てくると思い込むのではないか。胎児が成長し、お腹の皮がどこまでものびていく状況に対し、母体は初めての適応を開始する。妊娠中の母体には多くの適応反応が起きるが、これは外から見てそれとわかる唯一のもの。皮膚を構成する三つの層の真ん中の、コラーゲンをたっぷり含む真皮に亀裂が入り、胎児がもう少し大きくなれるスペースができるのだ。経産婦のお腹には、この適応の証が刻まれている。お腹回りを中心に長くのびた紫から銀色の亀裂――そう、妊娠線のことである。

ただ、子宮がどれだけのびたとしても、出口は際限なく大きくなれるわけではない。一見しただけで骨盤はあまりに狭く、日々大きくなる胎児の頭は骨に邪魔され、とても通過できないように思える。骨は曲がることができないから、力がかかれば折れるしかない。母体の骨が折れることは、種の保存にとっては有害である。そこで人類は、「ＳＳ級めだちたがり号」の船長と同じく、胎児が通過しやすいように、進化の過程でいくつかの工夫をこらした。

出産のあらゆる局面でホルモンが働いている。このことはもはや常識だろう。胎児の大きな頭が小さな骨盤を通過する難局で活躍するのは、女性の卵巣が生涯にわたって分泌する少量のタンパク質、リラキシンと呼ばれるホルモンだ。その機能は、まだ全部は解明されていないが、妊娠した直後に、リラキシンの分泌量が急激に増えることだけはわかっている。このホルモンはかたい骨ではなく、骨と骨をつなぐ靭帯《じんたい》、とりわけ恥骨と仙腸関節とのつなぎ目をやわらかくする作用を持つ。リラキシンという名が示すように、このホルモンは妊婦の靭帯をリラックスさせて柔軟にする。その結果、かたい骨盤が前よりもやわらかくなり、出産中に胎児の頭が通過しやすくなる。ガレージの出口を少し広げる働きをするわけだ。

乗り越えるべき障害がもうひとつ。九か月にわたって胎児が子宮というボトルから流れ出ないよう栓をしていたコルク、つまり子宮頸部をなんとか開かねばならない。それも、ただ開くだけでは足りない。頭の大きなボートが子宮というガレージから出られるほど、大きく開く必要がある。


僕を指導してくれた研修医、ミッチはあまり教育熱心ではなかった。あと二、三か月したら郊外のお金持ち相手のクリニックに転職することになっていたから、優雅な生活を思い描くのに忙しく、学生どころではなかったのかもしれない。僕が出産についてなにか質問すると、ミッチの答えはいつも同じだった――「教科書を見てみろ。そこに書いてある」。

それでも実習生指導は彼の仕事のひとつだったから、たまたまそのへんにいた学生に産科医療のポイントをしぶしぶ伝授してくれることがあった。

僕にその機会が訪れたのは、ある朝のことだった。前の晩、急なお産があったせいで、僕たちは疲れ切っていた。ミッチは廊下でリネン用の台車に足をあげて椅子にすわり、ベーグルをもぐもぐ食べていた。僕がカルテを書いていると、突然ミッチの手がのびてきて、手からペンをとりあげた。「授業をやるぞ。手を見せてみろ」そう言って、僕の人差し指と中指を力まかせに広げる。「まあ、このくらいだな」とつぶやくと、「ついてこい」と命じた。

なんだろう？　痛む指を閉じてついていくと、せまくるしい研修医たちの控え室に着いた。ミッチはあちこちへこんだスチール製の戸棚から紙を一枚取り、部屋の隅の折りたたみ式テーブルのところへ行く。散乱したコーヒー用のカップを押しのけて場所をつくると、そこに紙を置いた。

「ちょっと見てみろ」

ミッチが紙を指差した。そこにはガリ版刷りの、大きさのちがう円が一〇個、小さいものから順に並んでいた。ミッチはいちばん小さな円を指し、「これは直径一センチだ。まだほとんどなにも通過できない」と言った。僕はそうですね、というようにうなずいた。ノートに書いたほうがいいだろうか？　念のため、白衣のポケットから予備のペンをとりだした。

「こっちは二センチ」ミッチの言葉に僕は再びうなずき、ペンを構えた。ミッチはあくびをかみ殺しながらつづける。「この広さなら、バービー人形の頭くらいは通れるかもしれないな」

小さい円からひとつずつ、アクションフィギュア、人間の身体の部位、動物の赤ちゃんなどを例にあげた説明がつづく。直径三センチの穴ならＧＩジョーのヘルメット。五センチだと人間の脾臓――。

彼の言わんとすることがだんだんわかってきた。

　ミッチはそこで話を止め、わきにどけた発泡スチロールのカップのなかから側面に「ミッチ」と書いてあるやつを選び出し、冷めた濃いコーヒーを注いでごくりと飲み干した。それから空になったカップを、直径八センチの円の上にうつぶせにして置く。カップの口は円にぴったり重なった――周りに広がったコーヒーのしみを気にしなければ。「普通のコーヒーマグじゃ、こうはいかないんだぜ」

　ミッチの言葉に、僕は真剣な顔でうなずいた。

「見てみろ」ミッチはいちばん大きい円のとなりの円を指差して「こいつは直径九センチ」とつぶやき、しばし黙って重々しく二回うなずいた。「人間の赤ん坊の頭が、あとひと息で通れる大きさだ」

　それから僕の手をもう一度つかむと、今度は指の股が裂けそうなほど力いっぱい広げ、「この人差し指と中指の先の間隔がだいたい一〇センチだ」と言いながら、いちばん大きな円の上に置いた。痛いほど開いた指と指のあいだが、円の直径にぴったり重なった。「いいか、ここまで開けば、だいたいの赤ん坊の頭が通過することができる。まあ、ときには通れない頭もあるが」

　説明が終わるとミッチは僕の手を放し、クリップボードをつかんで立ち上がった。「なにか質問は？」僕は首をふり、テーブルの下で指の股をさすった。「では今日の授業はここまで」そう言うと、ミッチは控え室を出ていった。

　ひとり残された僕は、円の並んだ図を見つめた。それからおそるおそる指を広げて円にあててみる。「股裂き」がない状態でぐっと広げた人差し指と中指の間隔は、ちょうど九センチだった。

円の図と指の股裂きを教材に、ミッチは僕に子宮頸管の開大——子宮の下側にある頸部が開いて胎児を通過させる過程——の基本知識を授けてくれたのだった。もっともこの授業には、僕を教育するためではなく、もっと実用的な目的があったのだが。この病棟で研修をはじめて一週間がすぎたころ、彼は僕のことを助けを呼ぶタイミングが早すぎる小心者だと見なしはじめていた。しかし、指をぐっと開けば九センチであることを学んでからは、妊婦の子宮口の開き具合を手で測り、ぴったりのタイミングで助けを呼べるようになった。おかげで、前より使える人間になれた。あの授業以来、ミッチは僕のことを「臆病者《チキンリトル》」と呼ばなくなったのである。

赤ちゃんを出すために、人差し指と中指の間隔よりも開かねばならないリング状の組織——これが当時の僕の子宮頸部に対する認識だった。これ以外にも大事な役割があることに気づくまで、このあと何年もかかっている。子宮頸部は、おりてきた胎児にこじあけられるだけの受け身の組織ではない。妊娠中、出産、分娩でそれぞれ積極的な役割を果たしている。人形やコーヒーのカップを教材にしたミッチの特別授業では、その重要性がほとんど伝わらなかったのだが。

一見ひしゃげた分厚いドーナツのような子宮頸部は、妊娠していない時期には弁になり、子宮から出入りするものを監視する。子宮口（ドーナツの穴にあたる部分）は、だいたい閉じていて、子宮に異物（精子や性病を起こす細菌やウイルス以外のもの）が侵入するのを防ぐ。生理のときはほんの少し開いて、不要になった血液や子宮の老廃物を排出する。誰にも感謝されない地味な仕事だ。妊娠経験のない健康な女性が子宮頸部の存在を意識するのは、子宮頸がんの検診を受け、わかりにくい場所にあるこの器官を調べられるときくらいだろう。

しかし妊娠したとたん、状況は一変する。子宮の門番に徹していた子宮頸部の単調な生活が、急に慌しくなる。それまでは弁にすぎなかったのに、予定日まで胎児を子宮というボトルにしっかり留めておくコルクに変身するのだ。ただ、コルクとは異なる点もある。ずっと同じ形のコルクとはちがい、子宮頸部は着床から誕生の瞬間まで、それぞれの時期にふさわしい形に変化しながら胎児を安全に守り、「そのとき」がきたら外に送り出せるように準備を進める。

子宮頸部はおもに、コラーゲン、平滑筋細胞、エラスチンと呼ばれる繊維状のタンパク質で構成されている。妊娠初期にはコラーゲンの分泌量が増え、結合してかたくなる。すると子宮が強くなり、胎児の重みを支えられるようになる。ここまでがコルク機能だ。妊娠が進むと、今度は子宮頸部が徐々にやわらかくなる。特殊な酵素が分泌され、それまで子宮頸部を強く保っていたコラーゲンや平滑筋繊維を少しずつ破壊する。壊れた細胞が水に溶け、子宮頸部がやわらかくなって——産科医の言葉を借りれば「熟して」——いく。

陣痛がはじまったとき、もしくはそのずっと前から、おりようとする胎児の頭に押されてエラスチンの層が薄くのび、子宮口が開きはじめる。つづいて子宮が収縮し、胎児の頭を子宮頸部へと押し出し、何分か何時間かの苦悶のすえ、子宮口が最大限の一〇センチまで開く。分娩が終わったら、子宮頸部は少しずつもとのすがたにもどり、再び門番としての生活を——少なくとも次の妊娠までは——送ることになる。

トーニャの出産でいちばん驚いたのは、痛みとともに罵倒がはじまったこと、殺してやると脅されたこと、赤ん坊の頭がぬっと出てきたこと以外に、お産の終わりごろに彼女がのたうち回ったことだった。トーニャはがっしりした女性である。腕の筋肉は僕と同じくらい発達し、脚も太くてたくましい。がっしりした太ももの片方には、夫の名前とはちがう「アーニー」という刺青があった。ミッチに助けてもらい、ようやくひと息つけたとき、僕はトーニャの愛を失った気の毒なアーニーはどうしているんだろうと考えた。

分娩がはじまると、彼女は僕が半分だけ読んだ産科の教科書で見た産婦のように、頭のうしろにひとつかふたつ枕をあてがい、仰向けの姿勢をとっていた。赤ちゃんの頭が見えると、看護師はトーニャの脚を、ひざを曲げた形でV字形の足台に乗せ、四五度ほど開かせた。赤ん坊の頭を監視する僕にとって、都合のよい姿勢である。

しかし出産が佳境に入るとこの格好がつらくなってきたらしく、身体を起こしたり、横にしはじめた。ところがそのたびに、見回り中の看護師に有無を言わさず仰向けにもどされた。

トーニャと看護師は、陣痛のあいまを縫って、何度か言い争った。にらみ合いときつい言葉の応酬がつづいたが、最後に看護師が切り札を出した。「これが赤ちゃんにとっていちばん安全な姿勢なんですよ。赤ちゃんを苦しめたくないでしょ？」とまくし立てたのである。しばらくにらみ合ってから、トーニャはため息をつくと背中を枕にもどし、天井を仰いで「最悪だよ」とつぶやいた。

結局、トーニャは仰向けになって足台に足を乗せ、教科書どおりの姿勢で出産した。しかし、最後は分娩台の上で身をよじり、お尻を浮かせて苦しんだ。彼女がのたうち回っているあいだ、赤ちゃんの頭から手を放さないようにするのは、嵐の海に揺られる空母に飛行機を着陸させるくらいむずかしかった——少なくとも「赤ん坊つかみ」の素人だった僕には。

あとで考えても、なぜトーニャがあれほど動き回ったのか僕には理解できなかった。お産がすごく痛いことはわかる。けれど、あんなに動き回ったら、なおさら痛くなるではないか。赤ちゃんが大事ならじっとしていればいいのに。ちらっとそう思ったものの、それ以上考えている暇はなかったから、ミッチの「人間、痛いときは、いろいろと変なことをするものさ」という投げやりな説明を信じることにした。

トーニャが正しく、僕たちがまちがっていたと気づいたのは、それから何年もあとのこと。彼女が身体を揺らしたり、姿勢を変えたりしたのは痛かったからではなく、本能がそう命じたからであり、じつは分娩に必要な手順のひとつだった。僕はのちに、母体にとっていちばん楽な姿勢は、陣痛の時期によって変わるが、どんなときも胎児が産道をもっとも通過しやすい姿勢であることを知った。トーニャは本能的に、自分がやるべきことを知っていたのである。

トーニャは最終的に砕石位と呼ばれる姿勢で出産した。砕石位という名称は、この体位が膀胱、肝臓、胆嚢《たんのう》から結石をとりだす手術に使われることからきている。仰向けになり、ひざを曲げ、脚を台の上に乗せて開く。現在、お産の現場でもっともポピュラーな体位だ。一七世紀後半には、背中もお尻も足も床につけ、完全に仰向けになる仰臥《ぎょうが》位が人気を博したが、それに二、三の改良を加えたのがこの体位である。

砕石位で仰向けになるのは、なんとも心もとなく、恥ずかしいものだろう。この体位を最初に思いついた人間を恨んだ妊婦は多いにちがいない。その人物はフランスのルイ一四世である。一六四三年から一七一五年まで王位に君臨した彼には、のぞきの趣味があった。特にお産にご執心で、愛人が出産した際は、じっくり観察するために、自分用の観覧席を設けさせたほどである。

これは信じられないほど大胆な命令だった。当時、医師や助産師以外の男性が分娩室に入るのはご法度。医師や助産師でさえ、お産の現場をまじまじと見ることは許されなかった。妊婦の会陰《えいん》——骨盤の下側の膣と直腸を含む部分——は服のすそや毛布で隠すのが礼儀だった。医者は妊婦を立たせ、その前にしゃがんで毛布や服のなかに手を入れ、感触だけを頼りにお産を介助した。絶対的な権力を持つ王でさえ、分娩室で好きなようにふるまうことは許されなかった。ルイ一四世も、医者の背後に立って出産をながめることはせず、カーテンの陰から一部始終をのぞき見たという。

仰臥位が王様のお気に入りだと知られるようになると、フランスじゅうの産科医が妊婦を仰向けに寝かせて出産させるようになった。それまでのお産は、しゃがんだり、うずくまったり、分娩椅子にすわったりなど、思い思いの姿勢で行われてきたが、少なくとも医者が分娩に立ち会うような地域ではこうした体位は使われなくなった。フランスは当時、ヨーロッパでもっとも産科技術が進んだ国だったので、ほかの国々でも仰臥位がスタンダードになっていった。

王様のお墨つきだけでなく、産科技術の進歩も仰臥位の普及を後押しした。一六〇〇年ごろに鉗子が発明されたのである。この道具を持った医師が、子宮口の開き具合を目や手で確かめるには、妊婦を分娩台に仰向けに寝かせた姿勢がもっとも都合がよかった。出産が助産師の手から医師の手に移るにつれて、仰臥位は理想的な分娩体位——母子双方にとっていちばん楽で安全な姿勢——として社会に浸透していった。もとはと言えば王様と医者が分娩を見やすい姿勢として考案されたのだが、その経緯はすぐに忘れ去られた。
仰臥位全盛の時代は、少なくとも世界の進んだ地域では、二〇世紀に入ってもつづいた。僕がメディカルスクールに入学したころには、砕石位やその改良型がすっかり出産現場に定着しており、ほかの体位は一切話題にのぼらなかった。教科書だって、イヴの時代から女性はひとり残らず砕石位で子どもを産んできたと言わんばかりだった。
しかしながら、一八〇〇年代の半ばにも、仰向けで行う分娩を疑問視する産科医がわずかながら存在した。一八五七年に、ロンドンのリグビーという医師が、なにかしらの事情で医療的介入が受けられず、ひとりで出産した女性たちの報告を分析し、分娩にとって自然な体位とはどのようなものか探ろうとした。ところが、医者や助産師の指導がない状態では、妊婦たちがそれぞれちがう体位で出産していたことが判明。混乱したリグビー医師は研究を打ち切った。彼はこう書いている。「出産に自然な体位というものは存在しない——西インド諸島発の食中毒にかかった患者の症状が百人百様であるように［お産に適した姿勢も人それぞれである］」（当時、鉛が混入した西インド諸島産ラム酒が市場に出回り、飲んだ人が激しい腹痛を起こす事件が相次いでいた）
ミネソタ州セントルイスの産婦人科医、ジョージ・エンゲルマン（一八四七－一九〇三年）も分娩体位に強い関心を寄せ、リグビー医師より多くの患者を調べている。彼は産科医になって間もなく、大学で教わった仰向けの姿勢がじつは出産に向いていないのではないかと思うようになった。「出産の現場で常識とされている体位について調べるうちに、妊婦がお産の終わりごろになると、本能的に体を動かしていることがわかってきた。これまで私は妊婦が身をよじるたびに、動かないように言ってきた。仰向けのまま我慢して、じっとしていなさいと。しかしこの研究をはじめてから、彼女たちが動き回るのには重要な意味があると思うようになった」

彼はまた、「砕石位は現代の産科学では常識になっている。しかし自然に則って考えると、この姿勢では女性の負担は軽くならない」とも書いている。産道の角度だけを見ても、仰向けの姿勢ではちょうど坂道を上るように、胎児を上向きに押し出さねばならないことがわかる。「便意をもよおしたときに、自分から仰向けになる人はいない。出産もこれと同じく、腹筋と重力を使う作業である。なのにどうして女性たちは赤ちゃんを産むときだけ、仰向けになることを強いられるのだろうか」一九世紀の上流階級らしい遠まわしな表現で、そう指摘している。

エンゲルマンは民俗学研究にも傾倒していた。人間文化を研究するうちに、「未開人たち」の分娩事情に関心を持つようになった。異国の産科医や宣教師、遠く離れた土地で働く軍医などに聞き取り調査を行い、一八八二年にその結果をまとめた『未開人たちの出産（*Labor Among Primitive Peoples*）』という本を出版する。彼によると、アイルランドの田舎やアビシニア（現在のエチオピア）から喜望峰のホッテントット（現在はコイ人と呼ぶ）の村まで、調査した四七の文化圏すべてにおいて、妊婦はすわったり、立ったり、しゃがんだり、うずくまったりして出産しているだけでなく、しょっちゅう姿勢を変えていたという。いきみやすい体勢をつくるために、柱、ロープ、布を結んだもの、ハンモック、レンガ、石、砂山、分娩椅子や足乗せ台などの道具も使われていた。なによりも衝撃的な発見は、砕石位を使っている文化が見当たらなかったこと。それどころか、どの文化もこの体位を避けてさえいた。「未開人たちは、どうすればいちばんいいか知っているらしい」と彼は結論している。

エンゲルマンは無名の医者ではなかった。当時の米国でもっとも有名な産科医のひとりで、米国産科婦人科学会の創立メンバーでもあり、国際産科婦人科学会の会長も務めた人物である。そんな彼が「陣痛の早期は、妊婦が本能の命じるまま動けるようにして」、最終的な出産は、ひざまずくか、しゃがむか、半横臥位――ベッドの頭の部分を高く、足を低くした姿勢――で行うべきだと主張したにもかかわらず、その意見はほとんど無視されてしまった。

それから一世紀がすぎ、エンゲルマンの考えが正しかったことが証明された。ここ二〇年間の研究を見ると、出産の早期、つまり陣痛がはじまってから子宮口が全開になるまでのあいだに、自分にとっていちばん楽な姿勢を自由に取れた産婦は、そうでない産婦に比べ、骨盤の出口が三〇パーセントも大きく開いていたことがわかった。当然ながら出産も楽だったという。出産のあいだずっと仰向けになっていた妊婦より、会陰切開を受けた人も少なかったし、分娩の第二期――子宮口が開き切ってから赤ちゃんが生まれるまで――も短く、痛みも軽かった。最近の数件の研究は、「産婦にとっていちばん楽な姿勢をとらせるべきだ」と結論している。

つまり、トーニャはエンゲルマンが推奨する行動をとっていたわけだ。それなのに、近代的な病院のスタッフである僕たちは、ルイ一四世の呪縛にとらわれて、トーニャの動きを止めていたのである。しかし、当時に比べて状況は大きく進歩した。トーニャがいま僕の勤めている病院で出産したとすれば、陣痛のあいだは立ったり、しゃがんだり、廊下を歩いたり、シャワーを浴びたり、出産用の手すりにつかまったり、痛みがいちばん楽になることならなんでもやっていいと言われるだろう。空気を入れた大きな「陣痛用ボール」も貸してもらえる。このボールの上にすわれば、足腰が弱くなった現代の女性たちでも、エンゲルマンお勧めのしゃがむ姿勢を簡単にとることができる。

ロバートがいよいよ外に出てくるというときには、半横臥位になり、助産師が見守るなか、友達や家族に囲まれて出産することができるだろう。未開人とまったく同じとはいかないが、ジョージ・エンゲルマンが満足できるレベルか、それに近いお産ができるはずだ。


皮膚がのび、関節がやわらかくなり、子宮頸部が厚くなって締まり、それから再び薄くなって口を開く。大きな胎児を育てて外に出すために、母体はこのような妥協をする。陣痛がはじまると、今度は胎児が産道を通過しやすいように、せまい空間を最大限に使えるようにする——。このとき、ガレージのなかで大きくなりすぎたボートである胎児は、母親を楽にするためにどんな努力をしているのだろうか。

まず大きな頭を見てみよう。胎児の頭は「組み立て必要」のシールが貼ってあってもおかしくない状態だ。おとなのかたい頭蓋骨とはちがい、胎児のそれは弾力のあるプレートがゆるくつながったものにすぎない。生まれる前の胎児の頭蓋骨は、太古の地球の地図のよう。骨の大陸がつながってひとつづきになってはいるが、成人の頭蓋骨のようにしっかり固まっているわけではない。骨のプレートが集まった頭蓋骨のてっぺんには、大きな「大泉門」と呼ばれるすきま（頭頂部のやわらかい部分）が、後頭部にはそれより小さい小泉門というすきまがある。

陣痛がはじまると、胎児の頭蓋骨は城門を破る槌に変身する。陣痛のたびに頭蓋骨が下がって子宮頸部に打ちつけられ、子宮口を少しずつこじ開けるのだ。産道が広くなると、逆に胎児の頭は小さくなるか、少なくとも細長くなっていく。骨板《プレート》が押されてくっつき、少しずつ重なり合って、胎児の頭が円錐形になる（新米パパやママの多くが、この形を見てショックを受ける）。そのなかには少々のダメージでは壊れない脳がある。脳はちょうど濃いプリンのようなかたさで、陣痛の進度によって形が変化する頭蓋骨に合わせて柔軟にすがたを変えていく。

新生児の頭に指で触れてみよう。予定帝王切開で生まれ、産道を通らなかった子の頭はだいたい滑らかである。円錐のようにとがってもいないし、奇妙なでこぼこもない。ところが、経膣分娩で生まれた子の頭には、頭頂部から後頭部にかけて、大泉門と小泉門をつなぐ突起が尾根状に走っている。この尾根は、骨の大陸同士がぶつかり、大陸の端と端が重なり合って出現する。この突起が心配になるほどめだつ子もいるが、一時的なものだから心配はない。二、三日もすれば、骨のプレートがあるべき位置にもどり、頭は本来の丸い形になって、パパやママを安心させるだろう。

頭蓋骨がその弾力性をいかして器用に形を変え、骨板が動いて少しずつ重なり合った結果、胎児の頭の幅は四センチも狭くなる。出口が一〇センチたらずだから、この四センチはとても大きい。

頭がうまく産道を通過できても、さらに大きい問題が待っている。頭より二・五センチほども広い肩だ。しかし、今度も自然がうまく取り計らってくれる。鎖骨を中心とした肩帯の骨には、頭蓋骨と同じく弾力があり、胎児が下におりるのに合わせて曲がったり、ねじれたり、縮まったりする。これがうまくいかないと、骨が折れてしまう。

赤ちゃんの三〇人にひとりは、鎖骨が一、二本折れた状態で生まれてくる。設計ミスだろうか？いや、そうではない。こうした骨折は、赤ちゃんが最後の最後に身体を小さくしようと工夫した結果である。折れた鎖骨は、頭蓋骨の骨板のように動いて重なり合い、肩幅を二、三ミリほど狭めてくれるのだ。不思議なことだが、新生児は鎖骨が折れても、おとなほど痛くないらしい。骨折している赤ちゃんは、まず腕を網タイプのガーゼで身体にしばって固定される。ほとんどの場合は痛くないようだが、少しでも痛みがあるようなら、アセトアミノフェンのような単純な鎮痛剤を投与してやわらげる。折れた鎖骨はすぐにくっつき、あとで問題になることはほとんどない。

自然の働きにより、身体を曲げたりねじったり、ときには骨を折ったりしながらおりてきた胎児の最後の仕事を、医師か助産師が手伝う。幅広い肩を、片方ずつうまく外に出してやるのである。トーニャの出産では、ミッチがベッドの横にいた僕を押しのけ、ロバートの頭をつかんで下向きにひっぱり、上側の肩を外に出してから、今度は上向きに引いて下側の肩を出した。このようにひっぱる向きを変えながら、片方ずつ肩を出してやれば、両方の肩を同時に出すよりも胎児や母体へのダメージが少なくてすむ。

胎児と母親の骨盤との妥協のなかには、前述したものほどめだたないけれど、はるかに重要で、もっと昔に行われたものがある。赤ちゃんゴリラの頭を触れば、人間の赤ちゃんのそれとまったくちがうことがわかるだろう。やわらかい部分もでこぼこもなく、円錐形とはほど遠い。ゴリラの頭蓋骨の骨板は生まれる前にしっかりくっついているから、動いて重なり合ったりしない。いずれにせよ、ゴリラの頭蓋骨が柔軟である必要はない。産道がとても広く、すでに固まった頭蓋骨もすんなり通過できるからだ。

ヒトとほかの哺乳類には、もうひとつ大きなちがいがある。それは出生時の身体の発達状態だ。ヒトはほかの動物にくらべ、ずっと未熟な状態で生まれてくる。馬の子は生まれてすぐ走ることができるし、イルカは泳ぐことができる。ゴリラの赤ちゃんも生まれたときから母親の身体にしがみつき、体毛をつたって、赤ちゃんを待っているお乳まで這っていける。サルのなかには、胎児がみずから分娩を手伝う種さえいる。彼らは上半身が外に出ると、自由になった両手を使って自分の下半身を母親の身体から引き抜くという。人間の赤ん坊がこんなウルトラCを繰り出したら、スポーツ新聞の一面を一年間は飾ることだろう。

生まれたばかりのヒトの赤ちゃんは無力である。すわることも、立つことも、歩くこともできない。目もろくに見えないし、食べ物を探すどころか、頭をまっすぐに支えることさえできない。哺乳類の赤ちゃんのなかで、ヒトの新生児ほど親の手を多く、長期にわたって必要とする動物はいない。

頭蓋骨にいくつかやわらかい部分があり、骨板がしっかりと接合されていないことと、赤ちゃんがおとなの助けなしには生きられない状態で生まれてくること。このふたつは、ほかのサルにはないヒトの新生児の大きな特徴だが、じつはどちらも生まれるために行った妥協の産物なのである。ルーシーを含むアウストラロピテクスが絶滅してから一〇〇万年ほどで、ヒトの祖先の脳の重量は三倍近くまで増えた。進化のなかで見れば、これは驚異的な速さである。メスの骨盤は、二足歩行と巨大化する脳や頭に合わせて急速に構造を変えたが、このペースにはついていけなかった。

母親の骨盤と胎児の頭があらゆる妥協を重ねてから、賢明なるヒトの祖先はもうひとつの進化を遂げる。胎児の頭が大きくなって産道を通過できなくなる前に、より早い段階で産むようになったのだ。これにより分娩時の頭の大きさをある程度で抑え、産道を比較的安全に通せるようになる。しかし胎児は脳がまだ未発達、身体はぐにゃぐにゃ、なにもわからない、なにもできない状態で出てくることになった。それまでは子宮内で終えていた頭の成長や脳の発達のうち（ゴリラはいまでも子宮ですべて終わらせている）、誕生後に持ち越される分が増えていった。霊長類の解剖学者R・D・マーティンの見積もりによると、ヒトの妊娠期間は本来、二一か月であるべきだという。子宮ですごす九か月以外に、類人猿の新生児レベルの運動スキルを獲得するまでに一二か月かかるからである。

つまり、こういうことだ。マーティンによると、ヒトの母親は本来なら、胎児が九キロくらい――生後一二か月の赤ちゃんの平均体重――になったときに出産すべきである。そうすれば、新生児は生まれたてのゴリラ並みの身体機能を持って生まれることができる。しかし頭囲はいまよりも三〇パーセントも大きくなる。そんな大きな子を産む苦しみに比べれば、一年間、おむつを替えたり、ベビーカーを押したり、夜泣きにつき合ったりするほうがはるかにいい。

お産がむずかしくなったことと、子どもが未熟な状態で生まれるようになったことは、ヒトの進化に大きな影響を与えた。あとの章で説明するが、胎児の頭がこれほど大きくなったうえに、顔が母親の背骨のほうを向いているせいで、他人の手を借りないと出産できなくなったのだ（僕自身はトーニャの助手として、まったく役に立たなかったが）。また、赤ちゃんが無力な状態で外に出てくるようになったせいで、ひとりで育てることがむずかしくなった。その結果、母親だけの仕事だった赤ちゃんの世話を、父親も手伝うようになっていく。

一九七七年の僕にとって、ゴリラも、ホルモンも、ルイ一四世も遠い世界の話だった。医師も看護師も足りず、「忙しすぎ」か「きりきり舞い」のふたつのモードしかない産科病棟で、なんとか実習をこなすのが精一杯だったから。実習の前半は毎日、妊婦たちのうめき声、赤ん坊の泣き声、点滴、血液検査に埋もれてすごした。寝る暇のない医師たちがガソリン代わりに流し込むコーヒーの力を借りて、なんとか乗り切ったようなものだ。

出だしはあまりよくなかった。トーニャの出産での失態と、臆病者のレッテルを貼られたこと以外に、初めの一、二週間は不器用が災いしていろんなへまをしでかした。ある夜など、ベッドの横板につまずいてとっさに壁かけ電話につかまったら、電話機ごと床に転倒。その音で、産後病棟で寝ていた一二人の患者が目を覚ます騒ぎになった。このあと、僕はもうひとつ失態をおかした。慣れない採血をしてようやく集めた血液のサンプルを検査室の遠心分離機にかけたのはいいが、試験管の入れかたが雑だったせいでだめにしてしまったのである。五分たってから遠心分離機を開けると、なかは血の塊と粉々になったガラスだらけ。僕はこのあと、遠心分離機を掃除するのがいかに大変か、身をもって知ることになった。

それでも赤ちゃんたちとひと夏をすごし、僕は変わった。不器用なふるまいも影をひそめ、臆病さもすがたを消した。特に問題のない経膣分娩に何度も立ち会ってすっかり自信をつけ、自分のことを――少なくとも心のなかでは――一人前の産科医だと思うようになっていた。とは言え、産科医になりたかったわけではない。あんな狭いところから大きな赤ん坊が出てくるのがまだこわかったし、どちらかといえば母親よりも生まれてくる新生児に興味をひかれていた。

それでも僕の自信は、狂信的な信者か医学生だけが到達できるレベルに達していた。現実の問題を知らないがゆえの自信である。僕は内心、分娩のことならどんな問題でも自分で解決できると信じており、できない人間を哀れむようになっていた。ミッチが僕に、いちばん簡単でリスクの低い患者だけを割り振っていたことにちっとも気づいていなかったのだ。

ある朝、ミッチはドアの枠に寄りかかり、産気づいた患者の名前をリストに書き込んでいた。出産を終えた人の名前の上には線が引いてある。ミッチの前には、真新しい白衣に身を包み、院内を見学中の新入り実習生たちがいた。明日から彼らが、僕らの過密スケジュールを少し楽にしてくれるはず。実習生たちはミッチの言葉を待っている——明日からの実習に役立つ賢明なアドバイスを。

「ここが赤ん坊を産む部屋だ」ミッチはリストに目を落としたまま言った。それから産後病棟の方向をあごで指した。「で、終わったらあっちへ行く」沈黙が流れる。リストにすべての名前を書き入れてから、ようやくミッチは顔を上げ、「明日からよろしく頼む」とだけ言ってそっけなく手を振った。実習生たちはぞろぞろと廊下に移動し、ミッチがさっきあごで指した方向に消えていった。白いジャケットを着たウズラの群れのように。

僕は悟ったような笑みを浮かべながら、彼らの背中を見送った。戦いに疲れた白髪まじりの古参兵が、交替要員として到着した若い兵士たちを見ているような気持ちだった。かわいそうな若者たち。ここがどんな大変なところかも知らないで——。

「スローン！」ミッチが叫んだ。「三番と四番を頼む。経過は順調だし、問題はないだろう。どっちの患者も何回か出産経験のあるベテランだ」僕はしわの寄った白衣をはおり、分娩台に向かった。

三番のベッドでは、背の低い黒髪の女性が陣痛にあえいでいた。カルテによれば、これが四度めの妊娠。経産婦の貫禄で、今回のお産もあっという間に進んだ。子宮口の開き具合を見てみると、すでに僕の人差し指と中指を広げた大きさ、つまり九センチに達しており、それから二〇分後に赤ちゃんが生まれてきた。

教科書に載っているような模範的なお産だったと思う。産道から羊水と一緒に飛び出してきた頭を冷静につかんで下にひっぱり、それから上に引き上げて両肩を外に出す。次の瞬間には、残りの部分がするりとおりてきて、僕のひざの上に羊水にまみれた女の赤ちゃんが現れた。へその緒を切ってひっぱると、胎盤も難なく取り出すことができた。

看護学生——トーニャから出てきた赤ん坊の頭を見て逃げた子だった——が赤ちゃんを抱いて近くの台に乗せ、おくるみで包んだ。僕はお母さんと少し話した。彼女はお産がぶじに終わり、女の子が生まれたことを喜んでいた。家にはやんちゃな息子が三人いるという。お礼を言ってくれたうえ、赤ちゃんのとりあげかたがとても丁寧だったとほめてくれた。自分でも本当にうまくできたと思う。僕は自分にうっとりしながら四番ベッドに向かった。

四番ベッドの患者、ダヌータは、市街地の総合病院の産科病棟ではあまり見かけないタイプだった。すらりとした長身で、とても色が白く、長くのばした金髪を三つ編みにして入院着の背中に入れている。持ち物は十字架と聖書だけ。付き添っている人はおらず、英語も話さない。大忙しの病院付き通訳ハビエルに来てもらったが、ダヌータと少し話しただけで、こりゃだめだという顔をした。彼はメキシコシティ出身で二か国語を話すが、彼女の話す言葉はそのどちらでもないという。

ダヌータが話していたのはポーランド語。それもほんの少しだけ。彼女は寡黙で、陣痛がきているとは思えないほど静かだった。僕はカルテから、彼女にかんするわずかな情報を入手した。カルテによると、ポーランドのクラクフから最近シカゴのポーランド人街に移民してきたばかり。八歳と一〇歳の子どもがいる。一時間前に、親戚を名乗る男につれられて救急外来にやって来た。その男はダヌータの健康状態についてなにも知らないと看護師に告げると、通りに消えていったらしい。そしていま、ダヌータは故郷からはるか遠くの病院の四番ベッドで、静かに痛みに耐えている。夫や子どもたちは一体どこにいるのだろう？　シカゴにいるのか、それともポーランドか？　カルテには書いてなかった。ダヌータにしたって、相手に通じない言葉でおしゃべりを楽しめる状態ではない。

僕はこれからやることを、できるだけわかりやすく説明した。いまになって思う――ベッドの足もとにはりつき、両手の指をめいっぱい広げてなにやら騒いでいる自信過剰の医学生は、ダヌータの目にどう映ったのだろうか。

さいわい彼女には二回の出産経験があった。だから子宮口の開き具合を調べる必要も理解しており、僕に内診をさせてくれた。手袋をした手で膣をさぐると、子宮口が全開ではなかったが開いていて、すべすべした毛のない頭の感触があった。「八センチですね」僕はエスペラント語を教えるかのように指を八本立てた。彼女は僕を不安げに見た。「八？　赤ちゃんが生まれるまでの時間のこと？　それとも八つ子がいると勘ちがいしてるんじゃないかしら？」そう思ったかもしれない。「ミレック」ダヌータはそうつぶやいて、お腹を指差した。ミレック？　赤ん坊の名前か、ポーランド語で八のことだろう。そう推測して、僕も八本の指を動かしながら、「ミレック」と答えた。ダヌータはうなずき、襲ってきた陣痛に顔をゆがめた。

彼女があまり静かなので、僕は落ち着かない気分になった。痛みの状態がはっきりわかったトーニャのときとは勝手がちがう。僕は何度か指を立てたり下げたりする仕草で、痛いかどうか尋ねた。そのたびに彼女は横目で僕を見てうなずき、肩をすくめる。言葉は通じなくても、「痛いけど、我慢するしかないでしょ」と言いたいのが伝わってきた。僕とのジェスチャーを通したやりとりのあいまに、ダヌータは十字架の鎖をぎゅっとにぎりしめ、祈りの言葉をつぶやいた。

三〇分ほど経つと、祈りの声が大きくなった。診察してみると、子宮口は全開になっていて、産道の出口からピンク色の頭皮がのぞいている。「いきんで！」僕は大声で叫んだ。「いきんでください！」部屋の隅のほうのベッドから、ミッチがぬっと顔を出した。「大丈夫か？」と聞いてくる。「はい！」僕は己の優秀さを確信する男の声で答えた。「ひとりで大丈夫です！　なにも問題ありません」そして、出てきた赤ちゃんの頭に手をあてがい、シカゴでの新しい生活に迎え入れる準備をした。ところが、頭の感触がちょっと変だった。いつもよりやわらかいし、頭蓋骨の縫合線も異常に深い。かたい突起があるはずなのに、これではまるで肉の谷じゃないか。ヒトの頭の多様性に感心する間もなく、手袋をはめた手になにやら温かいものが勢いよく落ちてきた。よく見ると黒みがかった緑色のペースト状のものが、赤ちゃんの頭の真ん中からひものようにつながっている。そのひもがどんどん長くなるではないか！　僕は呆然とそのようすを眺めた。そして、正常で問題のないお産だけに立ち会ったわずかな経験から、結論を導いた。大変だ、赤ちゃんの頭が割れている！

そのとき、僕のうしろで看護学生が悲鳴をあげた。「大変、お尻が出てきたわ！」

赤ちゃんの頭の代わりにお尻が現れたというニュースは、光の速さで分娩室の隅々まで伝わった。

ふたつの怒声が、けがをした水牛のデュエットのように重なって響きわたった。ミッチとベンが一瞬のうちに、別々の方角から駆けてきて四番ベッドに集結した。ミッチがトーニャのときと同じように、今回はもっと強い力で僕を押しのける。「スローン、お前、何やってるんだ！　逆子がわからないのか？」ミッチは僕の答えを待たず、すぐ処置にかかった。

ミッチがどうやって取り出したのかは覚えていない。とにかく赤ちゃんはぶじに出てくることができた。いま産科の教科書を読むかぎりでは、おそらくお尻を先に出してから、足を出したのではないだろうか。肩甲骨がのぞいたら、手を片方ずつひっぱって外に出す。それから指で上あごを引き出し、頭をするりと出したのだろう。足からはじまり、頭で終わる――完全な逆子分娩だった。

けれど、僕はなにも見ていない。部屋の隅の椅子に腰掛け、ベンやミッチや、集まってきた看護師や実習生の背中だけを見つめていた。ただ呆然とすわり、ダヌータの赤ちゃんが死んだら僕のせいだとひたすら動揺していた。永遠につづくかのような一分間がすぎ、元気な赤ちゃんの泣き声が響いた。ミッチは立ち上がり、産声をあげる赤ちゃんを母親に渡す。それからうしろを向いて、スタッフに会釈し、初めから逆子だとわかっていたかのように僕にウインクしてみせた。

この出産は、ダヌータやミレックよりも、僕に大きな打撃を与えた。ふたりは元気で二日後に退院していったけれど、僕のもろい自信は崩れ去った。正常なお産ばかりを扱って自信満々だった僕は、自分はなんでもわかっていると勘ちがいしていた。妊婦が分娩台に乗り、僕が何度か診察して、やがて赤ん坊がひざの上に落ちてくる――それだけがお産だと思っていた。ところがお尻が先に出てきただけで、すっかりうろたえてしまった。産科医失格である。[*4]

その日は僕の産科実習の最終日だった。シフトが終わってから詰め所に寄って、ミッチにお別れを言った。彼はスーツを着てネクタイを締めていた。白衣以外の服装も、髪の毛をとかしつけたすがたを見るのもこれが初めてだった。僕の驚いた顔を見て、ミッチは「これから彼女とクラシックのコンサートに行くんだ。血まみれの靴を履いていくわけにもいかないからな」と弁解した。「外まで一緒に行くか」と言ってくれたので、僕は彼のうしろについて出口まで歩いていった。

外はシカゴの夏の夜らしい、むっとする暑さだった。ミッチは僕の肩に手を回し、甥に大切なアドバイスをするおじさんのように、ぐっと力を入れた。僕はうつむいて、医師として新たな世界に足を踏み出す後輩へのはなむけの言葉を待った。「なあ……」彼なりに精一杯やさしい声で言う。「赤ん坊のケツと頭の区別もつかないようじゃ、この仕事には向いてないかもしれないぜ」僕の肩をもう一度ぐいっと引き寄せると、そのまま病院の前の雑踏に消えていった。

口調はぶっきらぼうだったが、ミッチの言ったことは正しかった。そのときは知る由《よし》もなかったが、あれが僕にとって最後のお産になったのである。次の実習先の小児科では、最初からとても楽しくすごすことができた。僕は小児科医として、赤ちゃんたちと運命をともにすることに決めたのだった。

2 初めの五分間——胎児から新生児への変身

エイミー・リンカーンは途中まで生まれている。一八時間の陣痛を経て、「世の中」に顔を出したエイミーを、水道工事の職人で、初めてパパになるジャックが目をこらして見守っている。エイミーの半身——胸と肩は産道に、脚はまだ子宮にはさまれている——は、まだママの身体のなかにある。

この瞬間、エイミーは魚でもなければニワトリでもなく、もはや胎児でもない。最初の呼吸まであと二、三秒あるのに、すでに口を大きく開けて空気を探している。しかし、どくんどくんと脈打つへその緒で母親の胎盤とつながっている彼女は、まだ完全な赤ちゃんではない。

母親の胎内から世の中へ出ようとしているエイミーの身体のなかを見ることができたなら、生命の最大の奇跡を目のあたりにできるだろう。[*1] 子宮を出たあとの五分間ほど、大きな身体的変容を経験する時期はほかにない。死でさえも、これほど大きな変容はもたらさない。この世に生まれることは、根源的で、創造的で、生きることのすばらしさを教えてくれる変化である。信じられないようなレベルの適応が必要な変化でもある。暗い場所から明るい場所へ、暖かいところから寒いところへ、水のなかから空気のなかへ。たった一日で急激な変化が矢継ぎばやに起きるのだ。胎児の身体は、子宮での暮らしにじつに都合よくできている。それなのに、赤ちゃんは誕生してからの五分間で、慣れ親しんだ子宮の生活を捨てなければならない。

ジャックには、エイミーに起きている変化がまったくわからない。彼の目に映っているのは、妻とよく似た赤毛の頭だけ。あと半分出ればいいだけなのに、どうしてこんなに時間がかかるのか。そう思ってじれている。

時間がかかっているのには理由があった。出産の途中でへその緒が絡まり、エイミーの首に軽くまきついていることがわかったからだ。そのせいで、二、三分前から心拍数が心配な下がりかたをしていた。だから僕が呼ばれたのである。

助産師がベスに「いきむのをちょっと我慢して」と言った。ベスはあっけにとられ、「そんな簡単に言わないで！　もう生まれるわ！」と言わんばかりの顔をした。助産師がテキパキとへその緒を二か所、クリップで留めて切断し、エイミーの首を解放する。もう大丈夫。心拍数も安定した。

お許しをもらったベスが、力いっぱいいきむ。産道からエイミーの右肩が、つづいて左肩が現れた。羊水がどっとあふれ、産声が聞こえたと同時にエイミーが飛び出して助産師のひざの上で産声をあげた。これで彼女は、名実ともに一人前の人間である。

この時点で赤ちゃんはまだ、パパやママが夢見ていたのとはまったくちがう見かけをしている。ベスとジャックはこの九か月というもの、ピンク色で愛らしく、満ちたりたほほえみを浮かべ、キューピッドの弓のような形のくちびると、ベビーフードのラベルさながらのくるくる巻き毛を持つ娘を想像していた。ところが助産師がベスのお腹に乗せたエイミーは、想像とはかけ離れている。まず血色が悪い。おまけに羊水と血に胎便で全身ぬるぬるだ。巻き毛があるはずの頭には、もつれた髪の毛がはりついている。しかも失敗作のかつらのように、頭皮がゆがんで片方に寄っているではないか。脚はひどいガニ股で、眼は斜視。おまけにぎゃあぎゃあ大声で泣き叫んでいる。ベスとジャックが不安げにこちらを見た。僕はにっこり笑い、「まあ、見ていなさい」というようにうなずいた。トーニャの出産で失敗し、ミッチが別れ際にアドバイスをくれてから何十年かを経て、僕はこのようにふるまえるほど成長したのである。

そして本当に、二、三分という短い時間ですべてが変わるのだ。ベスになでられ、お腹のなかでずっと聞いていた声で話しかけられて、エイミーは泣きやむ。青白かった身体の色は紫色になり、それからピンク色に変わる。エイミーは目を開け、周りを見回し、まずベスの顔を、それからジャックの顔を見つめる。身をよじりながら、ベスのよく張ったお乳にたどり着き、口を開けて、慣れた仕草で吸いつく。やがて、血や粘液や形のゆがんだ頭が目に入らないという新米パパとママ特有の能力も手伝って、エイミー・リンカーンは彼らが夢見ていた天使のような、ふわふわのかわいい赤ちゃんに変わっていく。

エイミーがいびつな胎児から、親の夢見た赤ちゃんに変身するさまはドラマティックである。けれど、出産に立ち会った人が見ているのは全体のほんの一部。物語の表面だけだ。本当のドラマは外から見えない、エイミーのなかで起きている。ほとんどの赤ちゃんはこの驚くべき変容をぶじに終えるが、これはまさに奇跡としか言いようがない。僕は医師として三〇〇〇件ほどのお産に立ち会ってきたが、いまでも誕生からの二、三分のあいだに起きる変化ほど驚きに満ちたものはないと思う。

子宮のなかはまったくの別世界である。そのようすをうまく表現したいが、うまいたとえが思いつかない。胎児が子宮から出る体験を、ダイバーが水面に出てくる瞬間にたとえた文章を読んだことがある。なるほど、どちらも水に囲まれた環境から、空気に満ちた世界に移動する。胎児もダイバーも酸素の供給源――ダイバーは空気ボンベ、胎児は胎盤――を持っている。ちがう世界に入るときに、いらなくなった潜水用の道具を投げ捨て、新鮮な空気を胸いっぱい吸い込むのも同じだ――。

残念ながら共通点はここまでである。ダイバーが本当に胎児と同じなら、肺にも水が詰まっていなければならない。それに空気ボンベがへそにつながり、血液の半分が袋に入って身体の外に浮いていなければならない。また、海の底から浮かび上がるときは、外に浮かんでいる袋を押して血液を身体に移し、肺のなかの水を外に出したうえで、血液が心臓を通るように循環の仕組みを完全につくり変え、一糸まとわぬすがたで外に出て、驚きと不安に目をみはりながら泣きわめかねばならない。ダイビングと誕生が本当にそっくりだとしたら、海洋学者のクストーも海に潜ろうなどと思わなかったのではないだろうか。

生まれる瞬間を待っている胎児は、新生児とはずいぶんちがう。ましてやパニックになって浮き上がってくるダイバーとはまったく別の生き物だ。まず、胎児の空気ボンベであり、血液の袋でもある驚きに満ちた臓器、胎盤から見てみよう。

正常な妊娠で臨月を迎えた胎盤はどす黒い血の色で、直径およそ一八センチ、厚さ三センチくらいの円盤型をしている。胎盤は非常に複雑な臓器だが、大ざっぱに言うと基底脱落膜（子宮壁に接している母体側の層）、絨毛膜板《じゅうもう》（胎児側のへその緒がついている層）、そのあいだの母体の血液に満たされた絨毛間腔《かんくう》の三つの層からなっている。

妊娠中、母体は子宮壁と絨毛膜板を通して、絨毛間腔へと血液を送り出す。すると指のような形をした絨毛が、絨毛膜板から母体の血液に満ちた間腔へとのびていく。ある産科の教科書は、そのさまを「イソギンチャクが潮だまりの海水のなかで、ゆらゆらと触手をのばしているかのよう」[*2]と、医学書らしからぬ詩的な表現で説明している。胎児の絨毛と母体の血液が間腔で触れ合い、母体と胎児がそれぞれ必要な化学物質を交換し合う。これだけ密に触れ合っているのに、母子の身体は完全に独立しており、血液が混ざり合うことは決してない。

胎盤はじつに多様な機能を果たしているが、なかでも重要なのは、母体の血液が胎児の出した老廃物を受け取り、尿と一緒に排泄するかたわら、水分やタンパク質、脂肪分、糖分、ビタミン、ミネラルなどの栄養分を母親から胎児へと運び、成長をうながす働きである。胎盤は妊娠中ずっと母体の抗体を胎児に送りつづけ、その抗体が外の世界に出たあとも赤ちゃんを病原体から守る。また妊娠初期から誕生の瞬間まで、ホルモンを分泌し、酸を中和し、酸素をとぎれなく供給する。胎盤は自分の役目を終えると子宮から剥がれ、胎児のあとを追うように外の世界に出ていく。

胎児の成長に欠かせない酸素は、母親の呼吸を通して取り込まれる。母親が吸い込んだ空気は気管を通って、肺に何百万もある肺胞という小さな袋に届く。肺胞の壁は肉眼では見えないほど薄く、酸素の分子は吸気から肺の毛細血管を流れる赤血球に飛び移り、難なく通り抜けることができる。酸素をたっぷり受け取った血液は母体の肺を通り、心臓を経由して動脈に入り、酸素が必要なあちこちの臓器に運ばれていく。

臨月の妊婦の臓器のなかで、酸素をもっとも大量に消費するのが子宮である。心臓を通る血液の二〇パーセント近くが子宮で使われるが、これは妊娠前の五〇倍の量だ。この増加分の多くが、子宮壁につながる胎盤で消費される。母体の血液が絨毛間腔に達すると、運ばれた酸素の分子はほんの何秒か前に母体の肺胞をあっさり通過したように、胎児の絨毛の毛細血管にすんなり入っていく。お産が終わると、酸素を失った母体の血液は絨毛間腔から肺にもどり、再び酸素を受け取る。胎盤は胎児の肺――ダイバーにとっての空気ボンベ――の役割を終えた。これからは赤ちゃんが自分で酸素を取り込まねばならない。

　今度はへその緒を見てみよう。胎盤の絨毛膜板から出ているこの部位にも、お産とダイビングよりも苦しい比喩がある。へその緒が胎児の人生に果たす特別な役割に着目して、強引に地理用語にこじつけた表現だ。よくあるのが「へその緒は母親と子どもをつなぐ橋」だとか、「高速道路」。食料や水、酸素を胎盤から胎児に運ぶ唯一の通り道ということで、「子宮のパナマ運河」と表現した本さえあった。けれど僕は、宇宙を舞台にした比喩を使いたい。へその緒で胎盤につながっている胎児は、科学少年だった僕の英雄《ヒーロー》、一九六〇年代に宇宙遊泳に成功した宇宙飛行士のように見えないだろうか。

　米国人にとって父親的存在だったCBSのアンカーマン、ウォルター・クロンカイトが報道した一九六〇年代の宇宙遊泳は、一二歳の僕に強烈な印象を残した。この人類史上初の試みを生中継したクロンカイトは、宇宙カプセルから宇宙服のお腹につながるチューブを「へその緒」と呼んだ。出産についてほとんど無知だった当時の僕には――赤ちゃんがキャベツ畑から来るのではないことにようやく気づいたところだった――その言葉の意味するところがよくわからなかった。それでも尊敬するクロンカイトの言うことに、異論があろうはずはない。彼がもしへその緒のことを「世界一長いスパゲティ」と表現していたら、その比喩をここに紹介したことだろう。

ところがクロンカイトをもってしても、へその緒の働きをうまく言葉で表現することはできなかった。彼の比喩では、宇宙飛行士と宇宙との位置関係が胎児と子宮のそれとは逆になっている。宇宙飛行士を胎児にたとえたいなら、飛行士と「へその緒」が一緒に宇宙カプセル（または宇宙船）のなかにしっかり収まっていなければならない。宇宙にひとり放り出され、隕石にぶつかってもおかしくない状態でうろうろすることはありえない。まあ考えてみれば、胎児にとっての宇宙は子宮だけなので、クロンカイトの比喩は案外、的を射ていたのかもしれないが。

ピンと来ない比喩を使わずに、へその緒について説明してみよう。へその緒は四五センチほどの、胎児と胎盤をつなぐ弾力のある管である。この管の大部分を占め、管に弾力を与えているのがワルトン膠質。一七世紀にこのゼリー状の物質を初めて記述したロンドンのトマス・ワルトン医師にちなんで、こう呼ばれるようになった。この厚いゼリーのなかに、管と同じ長さの血管（臍血管《さいけっかん》）が三本走っている。このうち太い一本は臍静脈で、酸素をたっぷり含む血液を胎盤から胎児へと運ぶ。あとの二本は静脈に絡まるようにのびた臍動脈で、酸素を渡したあとの血液を胎盤にもどす。へその緒は胎児の臍輪――のちにへそになる部分――につながっているが、ここから先の構造が――少なくともおとなの身体と比べると――変わっている。

いま自分のへそを見ても、これが自分の生死をにぎっていた時期があったとはちょっと信じられない。産科医が僕をとりあげ、ひざに乗せて糸でしばり、メスで胎盤から切り離した瞬間にへその緒の役目は終わった。胎児の命綱（またはパナマ運河）として栄華をきわめていたのに、あっという間に新生児のお腹の中心にあるひからびた干しぶどうになり、最終的にはジョークのネタに甘んじるしかなくなった。娘と息子がまだ幼いころ、僕のへそに豆やビーズや、目についた小さなものを押し込むのに夢中になったことがある。その時期をのぞいて、へそはゴマだけを相手にひっそりすごしてきた。しかし、へそが僕の世界の中心であり、生命の維持に必要な食べ物や酸素が運び込まれる唯一の港だった時期があったのだ。

近代的なあらゆる港のように（おっと、比喩を使ってしまった。もうしわけない！）、胎児にも、入ってきた物品を消費者により速く届けるための特殊な構造が備わっている。臍動脈は、臍輪を通って胎児に入ったところで臍静脈とはなればなれになる。臍静脈（ここから呼び名が静脈管に変わる）はこのあと急に上に向きを変え、胎児の心臓めざしてまっすぐ進む。この静脈管は心臓に到達する前に、下大静脈――胎児の下半身から心臓に血をもどす大きな静脈――とドッキングする。ふたつの静脈が交わることで、酸素をたっぷり含む新鮮な血液が心臓により速く届くというわけだ。母親が呼吸を通して取り込んだ酸素が胎児の心臓に到達するまで、ほんの二、三秒しかかからない。

胎児の構造のなかでも、特に精巧にできているのが心臓の内部である。胎児を卒業した赤ちゃんの場合、酸素を失った血液が心臓の右心室から肺動脈を経由して肺に届き、そこで酸素をたっぷり補充する。酸素を受け取った血液は左心室を通って大動脈に流れ込み、さまざまな臓器や組織に運ばれる。そこから再び右心室にもどり、肺を通過する――。世の中に出た瞬間から、この循環が果てしなくつづくことになる。

しかし胎児の場合は、肺に血液を送っても意味がない。なんといっても肺は空気ではなく羊水でいっぱいだし、胎盤から心臓に流れる血液にはすでに必要な酸素がすべて含まれているからだ。水浸しの肺にせっせと血液を運んでも、時間と労力の無駄である。胎児はこうした無駄をどう回避しているのだろうか。その答えは、心臓と肺のバイパス構造にある。

胎児の心臓はこのバイパス構造を維持できるよう、じつにうまく設計されている。左心房と右心房のあいだには、「卵円孔」という一方にだけ蓋が開く孔があり、ここを通して右心房に運ばれた血液の半分がそのまま左心房に流れ込む。残りの半分は通常どおり肺動脈を経て肺に向かう。ところが肺に届くずっと前に、その血液のほとんどが肺動脈から動脈管——胎児に特有の肺動脈と大動脈を結ぶ血管——を通り、肺を迂回して大動脈にじかに流れ込む。胎盤から出た血液のうち、肺に到達するのはわずか一〇パーセント。これだけで、肺組織の成長に必要な栄養をまかなうことができる。

酸素をたっぷり含んだ血液は、卵円孔を通って左心房・左心室経由、あるいは動脈管からじかに大動脈に流れ込んで身体全体に届き、やがてエイミー・リンカーンになる何兆もの細胞の成長をうながす。酸素を配達した血液は、臍動脈を通って胎盤にもどり、また新たな酸素を受け取る。

陣痛がはじまった時点では、まだこの状態である。胎児の血液は胎盤と胎児のあいだを行ったり来たりしながら、母親の血液中の酸素を受け取り、胎児の組織に届けている。肺はとりあえずスタンバイはしているが、まだほとんど働いていない。腎臓や脳やその他の臓器と同じように、静かに成長をつづけている。そのあいだ、肺を迂回してつながっている血管のバイパスがフル稼働する。胎児は暖かく、居心地のいい場所で、満ち足りた日々を送っている——起きて、外に出る時間が来るまでは。

胎児は誕生の日が近いことをどうやって知るのだろう？　正確なことはわかっていないが、血流の微妙な変化が合図になっているのかもしれない。陣痛がはじまると、子宮が断続的に収縮しはじめ、長い時間を経て出産に至る。子宮が収縮するのは当然ながら、胎児を押し出すためである。しかし、このほかに同じくらい大切な役割があるのだ。じつは子宮が収縮するたびに、胎児が胎盤から自分の血液を受け取っているのである。

臨月の胎盤には、一七〇グラムほどの血液が入っており、これは新生児の血液量の約半分にあたる。絵的にはぞっとしないが、おとなの男性に換算すれば、約三・三リットルの血液が入った袋をへそからぶら下げて歩いていることになる。これほど大量の血液を体外に置いておくのはおとなには不便だが、胎児にとっては都合がいい。大量の血液を要する肺、肝臓、腎臓といった臓器が、胎児のあいだはほとんど血液を必要としないからである。これらの臓器で使われる分の血液が、胎盤に保存される。そして生まれる日が来ると、この血液が胎児の身体に移っていく。

血液が胎盤から胎児に移る仕組みをお教えしよう。子宮が収縮するたびに胎盤を圧迫し、圧迫された部分から押し出された血液が臍静脈を通って胎児に流れ込む。バグパイプを吹くと、ふくらんだ袋から空気の一部が押し出され、外に出るときに音がする——大きな音こそ出ないものの、仕組みはこれとだいたい同じである。胎児の心臓は臍動脈を通して血液を胎盤に返そうとするが、胎盤はどんどん小さくなって血液がもどれる余地が減っていく。胎盤を追い出された血液はしかたなく胎児の身体にもどり、胎児の血液量が増えるというわけだ。

増えた血液量の一部が、胎児の肺の血管に流れ込む。そこに子宮収縮の圧力——小柄なおとなの血圧と同じくらいの力――が加わると、羊水が詰まっていた肺胞の毛細血管があっさり開く。あとは世の中に出ると同時に力いっぱい泣いて、肺に空気を満たせば完了である。

赤ちゃんは生まれた瞬間に力いっぱい息を吸うが、これはなぜだろう。息をしなければ死んでしまうからだろうか。たしかにそうかもしれないが、この答えでは赤ちゃんが生まれた瞬間に泣く、つまり産声をあげる理由は説明できない。ちょっと考えてみてほしい。生まれる前のエイミーは呼吸していなかった。呼吸は彼女にとって、まったく未知の作業である。妊娠が進むと胎児はときどきゲップをするようになるが、これは気管から羊水を出し入れするためで、生まれた瞬間にターザンのごとく泣きわめく練習をしているわけではない。新生児はなにをきっかけに泣き出すのだろうか？

これにはさまざまな説がある。外の寒さ、光、騒音、痛いなど、さまざまなものが産声の誘因としてあがっている。守られた子宮から突然外に出た赤ちゃんが、重力に驚いて泣くという意見もある。一部の研究者は、赤ちゃんが泣くのは息を長いあいだ止めたせいで血中二酸化炭素濃度が上がり、パニックを起こしたからであり、純粋に化学的な現象だと言っている。

おそらく、これらすべてが絡み合った結果なのではないだろうか。僕は、これを「バケツに入った氷水効果」と呼んでいる。あなたの夫か彼がお風呂からあがってきたところに、バケツに入った氷水を浴びせたらどうなるだろう？　一瞬あぜんとして、それから大声でさけぶのではないだろうか。冷たさ、びしょぬれの不快な感覚、驚き――。これらに一度に襲われたら、どんなおとなでも悲鳴をあげるだろう。新生児が跳び上がって驚くのも無理はない。

初めて呼吸したエイミーには、氷水を浴びせられたおとなにはない大きな問題がある。そう、エイミーの肺にはまだ羊水がたっぷり入っているのだ。これを空にしないかぎり、どれだけ激しく泣きわめいても、なんの役にも立たない。

エイミーは、羊水をどのように処理したのだろうか。僕がまだ医学生だった一九七〇年代、胎児の肺の羊水は血液中に送り込まれるか、産道を通るあいだに胸が圧迫されて口から出て行くと教わった。ところが、この理論にはひとつ重大な欠陥がある。これが本当であれば、産道を通過せずに帝王切開で生まれた赤ちゃんは全員呼吸ができず、死んでしまうはずではないか。あとになって、この説がまちがいであることがわかった。産道内で圧迫されることには、じつはあまり意味がないという。せいぜい口のなかや気管の上部にたまっていた羊水が出るくらいらしい。母体から出たばかりの赤ちゃんの肺は、まだ水浸しの状態である。じつはこの状態には利点があるのだ。

ここでちょっとした実験をしよう。スーパーで売られている安物でいいから、新品の風船をふたつ用意してほしい。そのうち、ひとつに息を吹き込んでみよう。なかなかふくらまないと思う。なかがぺったりくっついていて、空気が入ってもすぐにしぼむゴム風船に息を吹き込んでいると、顔が赤くふくらんでくる。ここでもうひとつの風船に、水を二滴ほど入れてからふくらませてみよう（羊水は、いくつもの化学物質が混じり合った複雑な物質である。近所のドラッグストアには売っていないが、水道の水で充分代用できる）。ひとつめの風船より、ずっと簡単にふくらむはずである。

産道を通過したときに、肺の水が全部出たとしたらどうだろう。新生児は乾いた風船をふくらますような苦行を強いられるのではないか。粘膜に包まれたぺしゃんこの肺胞を開くためには、ものすごい力が必要だ。非力な赤ちゃんが、どれだけ泣き叫んでも無理だろう。しかし、賢明な自然の摂理により、早すぎる段階で肺から水が全部抜けないようになっている。

肺のなかから羊水が抜ける仕組みを、順を追って説明しよう。まず、「バケツに入った氷水効果」により、新生児は生まれたとたんに泣き出す。それから呼吸をするたびに、水が少し入った風船状態の肺胞がひとつ、またひとつと開いていく。空気中の酸素量は母親の血液中より多いため、それを吸い込んだ新生児の血中酸素量は急激に増加する。酸素が急に増えると、肺の動脈や毛細血管に「ゆるみなさい、開きなさい」という信号が送られる。その結果、肺への血流が一気に増え、何十億という赤血球が新しく開いた肺胞にどっと流れ込み、外から入ってきた酸素を吸収しはじめるというわけだ。

エイミーの子宮での生活を支えていた胎児特有のバイパスは、役目を終えてふさがっていく。まずへその緒が切断され、臍輪や静脈管から胎児に流れ込んでいた血液が止まる。空気でふくらんだ肺に血がスムーズに流れ込み、右心室・右心房の血圧が下がる。右心房から勢いよく流れ込む血液のおかげで開いていた右心房と左心房をつなぐ卵円孔は、血圧の低下とともにパタンと閉じて二度と開かなくなる。血中酸素濃度の上昇によって化学現象の連鎖が起き、その結果、胎児の肺を迂回して血液を運んでいた動脈管が閉じるのである。この変化は、生まれてから五分間で完了する。エイミーはもはやダイバーではなく、呼吸する一人前の人間になった。

エイミーは首にへその緒こそ巻きついていたが、生まれてきた瞬間にこの子は大丈夫だと思った。肺全体を使って、大きな産声をあげたからである。最後の二、三か月間に子宮でとっていた姿勢もしっかり維持していた。心拍数もすぐ正常値にもどるだろう。こんなに元気な泣き声なら、聴診器をあてる必要はない。エイミーが出てきたとき、助産師が「診察しますか？」というようにこっちを見たが、僕は首を振った。元気いっぱい泣いている新生児にお似合いの場所は診察台ではなく、お母さんのおっぱいの上である。分娩室の隅っこから見ただけで、知りたいことはすべてわかった。

　それからもう少しだけ残って、へその緒が絡まっていた後遺症が本当にないか確認した。父方と母方のおばあちゃん、おばさん、家族たちが母子の周りに集まってくる。さっきまで心配そうに廊下で待っていたおじいちゃんもやってきた。僕はエイミーの人生初のカルテにペンを走らせる――「アプガー・スコア〔血色、心拍数、反射応答などの採点〕八－九点。蘇生処置の必要なし」。

　ジャックがうるんだ目で僕を見る。なにか言いたげに口を開いたが、すぐに閉じて肩をすくめた。あまりの感激に口もきけないのだろう。「おめでとう！　かわいい女の子ですよ」僕はそう祝福してから、喜びにわきかえる家族たちの邪魔にならないよう、静かに出ていった――もう僕がやるべきことはなにもない。

　エイミー・リンカーンは、子宮から世界にかなり楽に出ることができた。現代の出産のほとんどが、このように問題なく進む。重大な問題が起きるケースはきわめて少ない。生まれるときに起きる変化の複雑さを思えば、これは驚くべきことである。新生児の九五パーセントは変化をぶじに乗り切り、助産師や医師の助けが必要になることはほとんどない。

　だが、それほどうまくいかないケースもある。僕が呼ばれるのは心配のあるお産だが、進展を見守っているうちに問題が解決し、出番のなかった雇われガンマンのごとく、静かに病院の夕日のなかに消えていくこともある。しかし緊急事態が発生し、白髪が増えそうなピリピリとした緊張を強いられながら、処置にあたらねばならないこともある。エイミーの誕生は順調で理想的だったが、問題が起きてもおかしくなかった。首に巻きついたへその緒は陣痛で子宮が収縮するたびに絞まり、胎盤から届く酸素の量が減る。もう少し巻きがきつかったり、分娩にあと二、三分長くかかっていたら、酸素が届かなくなってエイミーの脳や心臓に障害が出たかもしれない。そうなっていたら、新しい家族を迎える喜びの瞬間が、胎児モニターやカテーテルなど、最新の新生児蘇生の機器に埋もれて消えていただろう。

首が絞まって苦しんでいたエイミーは、ママの腕のなかであっという間にピンク色の天使に変わったが、これこそ胎児や赤ちゃんの特徴である。そう、彼らは僕たちが思うより、はるかに強いのだ。そうは言っても、限度はある。生まれたての赤ちゃんがママの胸に抱かれることになるのか、集中治療室で命をかけて闘うことになるのか。運命を分ける重要なカギはただひとつ、酸素が途切れることなく供給されていたかどうかである。エイミーの誕生から二、三時間後に生まれたショーン・オコナーは、ここでつまずいてしまった。

ショーンのママ、ウェンディはこれまで僕が見たなかでもっとも健康な妊婦のひとりだった。学生時代は体操とロッククライミングにあけくれ、おとなになってからはトライアスロンや水泳をやっている。出産予定日の二、三日前まで精力的に身体を動かし、ショーンが生まれる前日も夫のビルと長いハイキングを楽しんだ。予定日の一週間前に、やんちゃでけがの絶えない長男のマイケルを診察につれてきたので、僕は「もうすぐお産ですね。お大事に」と言った。なんの心配もしておらず、ただのあいさつのつもりだった。

ところが予定日がすぎても陣痛がなく、一向に出てくる気配がない。それでもウェンディはさほど心配しなかった。長男のときも一週間遅れたからである。最後の健診で、産科医も「大丈夫ですよ」とうけあった。問題はどこにも見当たらず、すべてが順調だった。

予定日から二週間がすぎた日の早朝、ウェンディは下腹に刺すような痛みを感じて目を覚ました。前の出産では感じたことがない、普通の陣痛とはちがう痛み。ビルはあわてて起きだし、マイケルを隣人に預けると、新車のワゴンにウェンディを乗せて五キロの道を猛スピードで飛ばし、僕が勤務する病院の救急外来にやってきた。

救急外来の看護助手がウェンディを車椅子に乗せ、ダッシュで産科病棟までつれてきた。そのうしろをビルがスーツケースを片手に抱え、寝室用スリッパを履いたまま追いかける。ウェンディの痛みはますます激しくなり、着ていたガウンに血の染みが広がって、ポタポタと床に落ちた。

看護師はウェンディをベッドに移し、胎児の心拍数を調べるモニターをお腹に巻きつける。患者のようすを見て、胎盤剝離が起きていると判断した。ウェンディの胎盤は、自然が決めた四〇週間という使用期間をとっくにすぎて機能しなくなり、ショーンがまだなかにいるのに、子宮壁から剝がれてしまったのだ。もはや一刻の猶予も許されない。緊急帝王切開が行われることになった。僕は帰宅したところを呼び出され、手術室の向かいにある新生児集中治療室に大急ぎで駆けつけた。

帝王切開が決まり、手術着とマスクを着けた医師や看護師たちが集まった。妊婦と夫は不安におののいている。個性的なお産やラマーズの呼吸法など、出産が遅れるようなことは一切できない。ウェンディはビルのキスを受け、手術室に運ばれて行った。茶色い消毒薬が塗られた腹部には、青い手術用ドレープがかかっている。麻酔医ができるだけ早く効き、身体に負担にならない薬を使ってウェンディを眠らせた。

産科医が手早く下腹部にメスを入れ、子宮を開いた。ここまでにかかった時間は、一般的な帝王切開にかかる三〇分より短い。最初にメスを入れてから五分後に（この五分間がどれだけ長く感じられたことか！）、ショーンが誕生した。僕は滅菌タオルに包まれたショーンを受け取り、手術室の隅にある新生児蘇生台に乗せた。

これだけ問題があったわりには、ショーンの状態はそう悪くはなさそうだった。筋肉の緊張が弱く、肌の色はまだ胎児のように青白かったが、心臓の鼓動はしっかりしており、自力で呼吸もできていた。看護師と僕で身体を拭き、肺から羊水を排出させるためにしばらく泣かせて、血色がよくなるのを待つ。看護師は天井のノズルから下がったチューブで、ショーンの顔に酸素を吹きつける。そのまま五分が経過。ショーンの泣き声は大きくなり、僕の指をにぎる力も強くなった。ところが、肺に酸素が流れ込んでいるはずなのに、呼吸は速くなっている。肌もピンク色に変わってこない。呼吸困難を示す不吉な兆候だった。

僕たちはショーンを厚い毛布に包み、祝福にかけつけた家族や友人たちのあいだを縫って、新生児集中治療室に運び込んだ。治療室に入っていいのは父親のみ。ほかの家族には廊下で待ってもらうことにした。

点滴、レントゲン、血液検査、抗生物質、酸素吸入に次ぐ酸素吸入――。集中治療室であらゆる処置を施した。細いカテーテルを臍動脈に入れ、いちばん大きな動脈である大動脈に通す。カテーテルから生理食塩水を落とし、輸血を行い、血圧を上げるためにドーパミンまで注入したが効果はなかった。ショーンは苦しそうにあえぎ、それに合わせて胸とお腹が激しく上下する。血色は悪くなる一方だ。血中酸素濃度は、恐ろしいほど低い。

ショーンには、この病院ではできない高度な治療が必要だった。僕は重症の新生児を受け入れているサンフランシスコの大病院に電話し、そこの新生児専門医に事情を話して転院させることにした。ここからが大変だ。サンフランシスコの病院から迎えの車が到着するまで、少なく見積もっても二時間。交通事情によってはもっとかかるかもしれない。

治療の持ち駒はほぼ使い果たした。ショーンも体力を消耗し、自力呼吸がむずかしくなっている。僕はショーンの口をこじ開け、喉頭鏡を使って喉に気管内チューブ——ストローのハイテク版——を差し込んだ。僕がチューブを固定しているあいだ、看護師がもう一方をベンチレーター——ショーンに代わって呼吸してくれる機械——につなぐ。それから痛みを抑えるためにモルヒネを、患者がベンチレータを嫌がって暴れ、肺が破裂するのを防ぐために麻酔薬を投与した。ほどなく彼の身体から力が抜け、ベンチレータがたてる小さな音に合わせて胸が上下しはじめた。

息詰まる三時間がすぎ、ようやく救急車が到着した。救急搬送スタッフがショーンを、つながっているチューブやモニターごと保育器に移し、術後回復室にいるママのところへつれていく。ウェンディはビルに支えられながら、保育器の穴から息子の手に触れ、顔をなでてささやきかけた。

搬送班を率いる看護師が落ち着いた声で、転院先の病院と担当者の名前を告げた。ウェンディの質問に答えたあとで、ビルに地図と電話番号のリストを手渡した。それから搬送スタッフがショーンの入った保育器を押して、回復室を出たところの貨物用エレベータに運ぶ。僕はふたりと一緒に、入り口で待っていた救急車にショーンが運び込まれるのを見守った。その一時間後、全身青ざめてはいたもののなんとか持ちこたえながら、すごい速さでゴールデンゲートブリッジを渡っていた。

僕はショーンを見送ると、すぐに回復室にもどった。まだ麻酔でぼんやりしているウェンディのとなりに、ビルが立っている。彼女は不安ともうろうとした意識のせいで、僕の言葉がほとんど理解できないようだった。ショーンには一度しか会えていない。たくさんの医療機器につながれた小さな息子のすがたは、あまりに大きな衝撃だった。僕はベッドの横の椅子にすわり、これまでの状況とこれからの見通しを、できるだけわかりやすく説明した。

まずプラス面から話しはじめた。ショーンの健康状態はとても悪いが、それ以外はすべて正常である。レントゲンなどの結果を見ると、心臓や肺など、臓器は全部きちんと発達している。転院先の病院で、これからの二、三日を乗り越えられたら、完全に回復する可能性が高い——。

ウェンディが僕の言葉を疑っていることが表情でわかった。ビルが泣きじゃくる妻の髪をなで、ティッシュで涙をぬぐってなぐさめる。「あの子、普通じゃなかったわ……真っ青だった」ビルの手をにぎりしめ、ウェンディが僕に聞いた。「あの子はどこが悪いんですか?」

僕はベッドのそばのテーブルから紙と鉛筆を取り、下手な図を描きはじめた。四角形をふたつ並べて描き、ひとつに「胎児」、もうひとつに「新生児」と書く。つづいてふたつの四角形に、それぞれ心臓、肺ふたつ、心臓と肺とほかの臓器をつなぐ血管など、基本的な臓器を描き加える。ただ、「胎児」には胎盤を描いたが、新生児には描かなかった。それから僕は図を鉛筆の先で指して話しはじめた。「息子さんの問題は、まだ自分を胎児だと思っていることです」ウェンディは目をぱちくりさせた。ビルは首をかしげて、「どういうことですか？」と聞いた。

僕はできるだけわかりやすい言葉を選んでつづけた。ショーンの病名は新生児持続性肺高血圧症（PPHN）[*3]。赤ちゃんの病気のなかでもっとも説明がむずかしい症状である。僕は胎盤剝離の瞬間から説明した。問題の発端は、ウェンディの子宮壁から胎盤の一部が剝がれ、ショーンに酸素を運んでいた血液が母体に漏れはじめたことにある。血流が減ったせいで、ショーンの血中酸素濃度が急激に下がった。その結果、低酸素血症と呼ばれる状態におちいり、正常な分娩のように肺の動脈や毛細血管が拡張できなかった。このため血液が肺に運ばれず、低酸素状態がつづいて、肺の血管は収縮したままになった。新生児持続性肺高血圧症は昔、「胎児循環持続症」と呼ばれていたが、この名称はショーンの問題をみごとに言い表している。酸素に満ちた世界に生まれたというのに、彼の心臓や肺は子宮にいたときと同じつもりで動いているのだ。

僕は薬や点滴、輸血などでこの循環を壊そうとしたが、うまくいかなかった。ショーンの肺には必要な酸素量の半分も届いていない。転院先の医師や看護師たちは、彼が胎児時代の循環に別れを告げ、肺を使えるようにするためにあらゆる手を尽くすだろう。それまでに何日も、場合によっては何週間もかかるかもしれない――。

エイミーは胎児から新生児への変身をみごとにやってのけた。肺を開いてバイパスを閉じ、新しい生活にしっかりと足を踏みだした。しかしショーンの変身はうまくいかなかった。母親の子宮からひっぱりだされる前に、命を落としかけていたのだから。どうしてそうなってしまったのだろう？

ショーンの変身は、はじまる前にすでに失敗していた。母親が下腹に刺すような痛みを感じたのが陣痛前だったからである。胎盤剝離が起きたとき、ショーンがどんな気分になったか知る由もないが、おそらく失神する前のようにめまいがしたのではないだろうか。しかし彼の場合、失神ではすまなかった。胎盤剝離がきっかけで、次から次へとショック症状に襲われることになった。

人間の身体は生涯を通じて、体内のどこかで出血が起き、運ばれる酸素の量が急激に減少すると、皮膚や腸など、生存にそれほど深くかかわっていない部位に運ぶ血を減らし、もっと重要な臓器に回すよう調節する。子どもやおとなの場合、身体が優先して血液と酸素を送るのは肺、脳、心臓の順である。しかし、胎児の身体はこれができない。集まった血液が酸素を受け取るために向かうのは、肺ではなくて母親の胎盤である。胎児のあいだは酸素が肺に取り込まれないからだ。

ショーンの場合は出血している胎盤に、身体が一生懸命血液を集めたせいで悪循環におちいった。胎盤の機能が低下するにつれ、ショーンの身体に運ばれる酸素はどんどん減っていく。身体はこの状態をなんとかしようと、身体のあちこちから必死に血液を集め、酸素を受け取れる唯一の場所、胎盤に送りつづけた。しかし、こんな自転車操業は長くはつづかない。まさに力尽きんとしたときに緊急帝王切開が行われ、救出されたのである。

残念ながら、生まれたあともこの悪循環は止まらなかった。胎盤は生まれて二分後に取り出され、消えてしまったのに、ショーンの身体は血液を肺に送ることをかたくなに拒否した。なぜだろう？
それは、僕がビル・オコナーに説明したように、彼の身体が胎児の段階にとどまっていたからである。

通常の出産では、赤ちゃんが産声をあげると、血液中の酸素が増加し、心臓と肺を結ぶ動脈が緩んで拡張する。その結果、赤ちゃんは普通の人間のように呼吸しはじめる。しかしショーンの場合、子宮内に酸素が不足していたせいで、肺の血管はかたく閉じたままだった。だからベンチレータでどれだけ酸素を送り込んでも、それを受け取った血液はまったく肺に届かず、酸素は口に入ったそばから出てしまった。彼の身体は血液を、生きるために必要な酸素がもらえる肺ではなく、もはや存在しない胎盤に必死で送りつづけるという悪循環にはまったのである。

回復室ではウェンディが、麻酔と疲労のため、うとうとしたり目を覚ましたりを繰り返していた。看護師たちがときどき立ち寄って、傷口の状態や点滴をチェックし、励ましの言葉をかける。ビルはそれを黙って聞いていた。僕の説明が終わったころ、ウェンディはいったん目を覚ましたが、ビルが枕をまっすぐにして頭を起こし、コップの水を飲ませると、また寝てしまった。

「先生がおっしゃったことが、理解できた気がします」ビルは僕の図を指して言った。「この、持続……持続性……なんでしたっけ、とにかくこの病気を除けば、ショーンは普通の子どもなんですね」

僕がうなずくと、ビルはつづけた。「心臓にも問題はないし、奇形もない」僕が再びうなずくと、彼は目をこすってため息をついた。「では、ようすを見るしかないのですか」僕はこれまで救急車で大病院に送った赤ちゃんたちのことを思った。その多くが完全に回復したが、しなかった子もいた。

「そのとおりです。待つしかありません」

夜中の一二時すぎに、サンフランシスコの病院の新生児集中治療室に電話して、当直の専門医に状況を聞いた。ショーンは重度の新生児持続性肺高血圧症であり、誕生してから一八時間たっても危篤状態を脱していないという。いまは一秒に六〇〇回も酸素を送り出す高性能のベンチレータを使い、弱っている組織をできるだけ傷つけないようにしながら、肺に酸素を一定のペースで送り込んでいる。この処置が効いたらしく、血中酸素濃度がやや上昇したらしい。肺に届く血液が増えた証拠である。まだ問題は山積みだが、治療が効を奏していることに僕は希望を持った。

ふたりにこのニュースを伝えるべく回復室に行くと、ウェンディは完全に目を覚まし、ベッドの上で身体を起こして誰かと電話で話していた。両腕には点滴がしてあり、左胸からのびたコードは、ベッドのとなりに下がった心臓モニターにつながっている。泣きじゃくったのと、睡眠不足のせいで、顔がはれぼったい。目の下にはマスカラが溶けてにじんでいる。

僕のすがたを見ると、ウェンディはビルに受話器を渡した。ビルはさようならもろくに言わずに電話を切った。「サンフランシスコのお医者さんは何とおっしゃいましたか?」ウェンディがかすれた声で聞く。起き上がろうとしたが、痛さに顔をしかめて背中を枕にもどした。「息子は……息子は助かりますか?」

僕は、簡易ベッドにすわっているビルのとなりに腰をおろした。早朝に妻を連れてきたときから着替えていないから、彼の服はよれよれになっている。いつもはコンタクトレンズなのに、いまは分厚い眼鏡が鼻からずり落ちそうだ。「どうしてこんなことに……」弱々しく指で眼鏡をはじくと、そう言って黙り込んだ。

僕はウェンディの手をにぎり、サンフランシスコの医師と話したことを、少しだけあったよいニュースを強調して伝えた。彼女はわっと泣きだした。「私はいつ退院できますか?」空いている手をぐいっと動かすと、点滴のチューブが犬の鎖のようについてくる。「あの子のそばにいたいんです」

ここに来る少し前、僕は当直の産科医から、ストレスか手術のせいかわからないが、ウェンディの血圧が上がっていると聞かされていた。サンフランシスコに行かれる体調ではない。「今夜は無理です」僕はベッドの横にある血圧計を指差した。「まずお母さんが元気にならないと」

ウェンディは、生まれたばかりの息子が病気なのに一緒にいられないのがどれだけつらいか訴え、僕はその言葉を静かに聞いた。そのときふと、ベッドの足もとに置かれた真新しい搾乳器が目に入った。「搾乳をはじめないと。息子さんが元気になったとき、飲むものがないと困りますよ」そして白衣のポケットからメモを取り出し、彼女に渡した。「ショーンを担当している看護師の名前と電話番号です。いつでも電話していいそうですよ」ウェンディはメモを見るなり受話器をとってプッシュボタンを押しはじめた。僕はビルと握手を交わし、仕事にもどった。

次の日、ウェンディは一日じゅう身を切られる思いですごした。ビルは朝、まだ暗いうちにサンフランシスコのショーンのところに向かった。病室には、友人、親戚、同僚など、見舞い客が訪れては、気まずい顔で帰っていく。長男のマイケルがおじいちゃんとおばあちゃんと一緒にやってきた。まだ小さいマイケルはベッドにもぐりこみ、ママにくっついて二時間ほどすごした。ウェンディは息子を心配させまいと、できるだけ明るくふるまったが、お腹を指差して「あかちゃん?」「あかちゃん、イナイノ？」と何度も聞かれ、限界に達してしまった。おじいちゃんとおばあちゃんは、好きなだけアニメを見ていいし、夕食にアイスクリームを食べてもいいからと孫をなだめすかし、なんとか家に連れ帰った。

新生児の健診、緊急呼び出し、心配な分娩の立ち会い――。僕は日々の仕事に追われながらも、時間を見つけて何度か病室に立ち寄った。ウェンディはたいてい電話中だった。サンフランシスコのビルや、両親や、親しい友人と話しているらしい。落ち着かないようすで、眠っても、痛みや悪夢ですぐ目が覚めるという。ただ待つしかないのがつらくてたまらないと訴える。

僕もその日、ビルから聞いたことを確認するため、二回ほどサンフランシスコに電話をかけた。ショーンの病状は一進一退の状態。着実な改善を見せたかと思うと、がくんと悪化し、またゆっくりと回復するという新生児持続性肺高血圧症に特有の経過をたどっている。ただ、全体的には回復に向かっているという。まだ暗い森から完全に抜けたわけではないが、少なくとも出口に近づいていて、少しずつ光が見えてきたのではないだろうか。

僕は帰宅する前に、もう一度ウェンディの部屋に寄った。ずいぶん回復したようだ。歩けるようになったし、シャワーを浴びて入院着を着替え、別人のようにこざっぱりしている。僕のすがたを見てほほえんだ。ショーンが生まれてから初めての笑顔だった。

「私、明日退院します」彼女は高らかに宣言した。「シーツを縄にして壁を伝ってでも、ここから出ていくつもり」

「病院の窓は固定されているから無理でしょうね」と言うと、今度はこう返してきた。「じゃあ、明日はトンカチを持ってきてください。そのとき私がまだここにいたら使えるように」

次の朝病室に行くと、ベッドはもぬけの空だったが、窓は割れていなかった。緊急呼び出しがあり一〇時まで処置にあたっていたせいで、来るのが遅くなったから状況がわからない。看護師に聞いてみると、ウェンディの血圧が正常値にもどって退院が決まり、そのまま夫とサンフランシスコに向かったという。ふたりからのメッセージが置いてあった。僕が描いたふたつの四角形のうち、「胎児」の下に赤いマーカーで「よくなっています！」と、その下にビルの字で「行ってきます！」と走り書きしてあった。

病棟の事務員がもう一枚、メモをくれた。サンフランシスコの医師からの伝言だった。「オコナーさんの赤ちゃんがよくなってきたそうです」よかった――。このメモとふたりが残した図を見て、思わず口もとがほころんだ。

「先生！」廊下の向こう側から元気な声が聞こえた。僕がはっとしてそちらを見ると、ジャック・リンカーンがいた。「先生、おれたちのところにも来てくださいよ！」シャワーを浴び、こざっぱりしたすがたで、透明なプラスティックのカバーがかかった新生児用ベビーカーを押している。なかにいるのはエイミーだ。彼は「今日、退院するんですよ」と言いながら、早足で僕のところに来た。「その前に、ベスに会いに来てやってくれませんか」

出産の立ち会いがひとつ終わってから、僕はベスの部屋に行った。彼女は疲れたようすだったが、とても幸せそうだった。入院着はぬいで、ゆっくりとしたマタニティドレスに着替えている。部屋のなかは、窓から入る光がさえぎられるくらい、花や風船で埋め尽くされていた。荷造りされたスーツケースが三つ、ドアのそばに並んでいる。

エイミーは、おばあちゃんがピンクと金色の毛糸で編んだおくるみにしっかり包まれ、ママの腕のなかで寝息をたてていた。僕はベッドの端に腰かけ、慎重におくるみを開いて退院前の健診にかかった。ママとパパが順番に質問してくる。パパは「エイミーはいつごろ走りますかね？」「キャッチボールはいつできますか？」など、先のことを知りたがった。

ママの質問はもっと現実的だった。エイミーの皮がむけているけれど、なにかローションを使ったほうがいいでしょうか？　寝息がすごいけれど、大丈夫でしょうか？　母乳をやっているあいだ、避けたほうがいい食べ物はありますか？　僕たちはエイミーの視力や聴力のこと、太ももにある小さなあざなどについても話した。それからお客さんには赤ちゃんに触れる前に、かならず手を洗ってもらうようアドバイスした。「おれの友達は、手を洗ったことがないようなやつばかりだからなあ」ジャックは、油が染みついた手を見ながら言った。

最後に新生児の安全についてざっと説明した。車に乗せるときはベビーシートを使うこと、家には火災報知機を設置すること――。「娘さんに野球のボールを投げないようにしてください。せめて投げ返せるようになるまで待つことです」そう言うと、ジャックはにっと笑い、僕としっかり握手してからスーツケースを手に持った。「大丈夫だって、先生。そんなことはしませんよ。第一、おれがやってるのは野球じゃなくてラグビーだし」

僕は、ベスが車椅子に乗るのを手伝った。車椅子でエレベータに乗り、車のところまで行くと、新米ママはややぎこちない手つきで娘を抱いた。「先生、なにからなにまでありがとうございました」

半分閉じたエレベータの扉の向こうから、声が聞こえる。「二週間後に健診に来ますから」

家に帰る前、僕はサンフランシスコの病院にその日最後の電話をかけた。ショーンの状態はまた悪くなっていた。新生児担当の医師たちは、肺を開こうといくつか手段を講じたが、いずれも失敗したという。あとは模型人工肺を使うしかないように思われた。これは人工の胎盤のように働いて肺の機能を補う機械だが、危険性が高い。さいわい模型人工肺を使う前に、当時まだ実験段階にあり、現在はもっと成人向け《アダルトな》の症状に広く使われている薬を試してみたら、これがうまく効いてくれた。

ここからはややアダルトな表現が入ってくるが、お許しいただきたい。ショーンを救うために使われたのは一酸化窒素。この物質は新生児の肺に対し、バイアグラが勃起しなくなったペニスにすることとまったく同じ作用をもたらす。勃起不全に悩む男性がバイアグラを飲むと、ペニスの血管内の一酸化窒素が増える。その結果、ペニスの血管が広がり、そこに血液がどっと流れ込む。するとどうだろう。ぐんにゃりしていた臓器がピンと張り、むっくり起きあがるのだ。

これと同じように、気管内チューブから送る酸素に一酸化窒素をほんの少し混ぜた。すると、かたく閉じたままの、肺につながる動脈が少しずつ広がりはじめ、肺に血液が流れ出した。こうして血液は、心臓にもどる前に肺で酸素を受け取れるようになった。血中酸素濃度が徐々に高くなると、ショーンの身体はようやく悟ったらしい――なくなった胎盤を探しつづけるのはやめて、もっと生産的なことをすべきだと。

それでも彼が危機を脱するまで、このあと数日かかった。新生児持続性肺高血圧症の赤ちゃんの肺の状態は、猫の目のように変わることで有名である。回復には時間がかかり、よくなったり悪くなったりを繰り返す。血圧がちょっと下がったとか、ベンチレータをはずす時期がやや早かったとか、そんなささいなことで、一日かけて進んだ回復が二、三秒でパーになる。ショーンの症状は二度ほど後退したが、だいたい順調に回復し、生後六日でベンチレータをはずすことができた。それから一週間後には、母乳を飲めるほど体力がついた。

エイミーが健診に訪れたころ、二台の車のパレードが、ゴールデンゲートブリッジを北に向かって渡っていた。先頭の車に乗っているのは、父方と母方のおじいちゃん、おばあちゃんとマイケル。マイケルはお菓子の袋を抱え、うれしそうに食べている。二台めの車を運転しているのはビル。後部座席にはウェンディがすわり、シートベルトで固定したベビーシートに手を回している。シートの奥から、小さな寝息が聞こえる。ショーン・オコナーの待ちに待った帰宅のときである。生後二〇日で家族と家に向かう彼は、ほとんどの赤ちゃんが生後五分間で完了する変身をようやく終えることができたのだ。

3　もうひとつの選択肢――帝王切開の歴史

僕の机の上には、二番めの子ジョンが帝王切開で生まれた瞬間の写真が飾ってある。一九九一年の大晦日のことだった。写真の真ん中にジョンがいる。二秒ほど前に出てきた身体に光があたり、おとなたちの影が彼を囲むように写っている。血と羊水にまみれ、まだ母親の胎盤とへその緒でつながっている息子は、世界が急に変わったことに呆然としているようだ。口をぽかんと開け、目をぎゅっと閉じたまま、両手を広げて天を仰いでいる――。

赤ちゃんが見えるように低くした手術用ドレープの向こう側には、麻酔医に頭を支えられたエリザベスが写っている。その目は息子に釘づけだ。さいわい写真には写っていないが、下腹の傷口がまだ開いていることも気にしていない。左では小児科医が、手にタオルを広げ、ジョンを受け取る準備をしている。エリザベスの足もとには、手術道具を片づけている看護師の背中が見える。手術は大成功だった。この大晦日、病院では数人の赤ちゃんが息子と同じく予定帝王切開手術で誕生した。

この写真を見て、血まみれの赤ん坊をグロテスクだと感じる人もいるだろう。しかし僕の目には天使に見える。背中に丸っこい羽をつければ、ミケランジェロが描いた無垢な天使そのもの。弓矢を持たせれば、小さなキューピッドだ。

前置胎盤でリスクの高い妊娠だったので、早いうちから帝王切開で産むことに決めていた。妊娠中期に出血があり、驚いて超音波検査で調べたところ、胎盤が子宮のあるべき位置よりずいぶん下にあって、産道をふさいでいることがわかった。経膣分娩で産むには危険すぎる。ジョンが外に出るには、まず胎盤を押し出さねばならず、大出血が起きる可能性があった。そうなれば母体も赤ちゃんも危険にさらされる。だから何週間も前に、大晦日を息子の誕生日にすることに決めていた。

病院に着いたとき、僕は緊張してはいたが、ほっとする気持ちのほうが強かった。この何か月というもの、心配しどおしだったからである。初めのうちは、妻が流産するのではないか、出血が起きるのではないか、未熟児が生まれるのではないかと気をもんだ。最後の二週間は、このまま予定日までいけそうだと喜びながらも、「いつなにがあってもおかしくない」という不安が消えなかった。

だから、エリザベスが手術室に運ばれていくのを見て、僕はようやく息をつくことができた。これでよほどのことがないかぎり、ジョンもエリザベスも大丈夫。大きくなったら釣りにつれていこう、キャッチボールもしたい——。父親が息子に対して思い描くような夢を見ることを、初めて自分に許した。手術のあいだ、僕はふたりの命を一度も心配しなかった。

帝王切開による分娩がこれほどあたりまえのことになったのも、父親が手術に立ち会うようになったのも、出産の歴史のなかでごく最近のことである。息子が五〇年前に生まれていたら、手術を写真に撮るなんてことはできなかっただろう。妻は全身麻酔をかけられ、手術中ずっと意識を失っていただろうし、僕も手術室から離れた待合室を行ったり来たりするしかない。息子との初対面にしても、新生児室のガラス窓越しに、白い布に包まれたピンク色の顔をつつくのが関の山だったはずだ。

その一世紀前であれば、手術のあいだ、僕は母も子もその半数以上が命を落とす危険な手術の成功を、近所の教会で必死に祈りながら待つしかなかっただろう。

二〇〇年前に僕の先祖が住んでいたアイルランドの村だったら、もっと恐ろしいことになっていた。胎盤が剝がれて大出血を起こし、母子ともに亡くなっていたにちがいない。帝王切開をする場合も、ふたりが死に瀕したときだけである。エリザベスの腹を切り裂くのは、ジョンがまだ生きているあいだに洗礼を受けさせるため。手術後は、そのまま別々のお墓に埋葬されたことだろう。

帝王切開は二世紀のあいだに、臨終のときに行う恐ろしい儀式から、僕の不安を取り除き、安堵させてくれるほど成功率の高い手術に生まれ変わった。昔なら出産で母子が命を落とすことは悲しいほどありふれたできごとだったが、いまでは信じられないほど稀なことになった。これから、その偉大な変容とそれを可能にした人々について語りたい。

伝説によると、帝王切開を発明したのはゼウスである。[*1] オリンポスの神らしい並外れた性欲と気まなふるまいが招いた悲劇に対し、思いつきで取った行動だったという。彼の処置は産科の技法としては独創的かもしれないが、ギリシャ神話に登場する荒唐無稽なエピソードのなかにあっても相当にぶっ飛んだものである。

恋多き神ゼウスはあるとき、兄ポセイドンの孫娘セメレーに恋をした。オリンポスの神々のあいだでは近親相姦は普通のことだったので、ゼウスはやがてセメレーとベッドをともにした。ゼウスの浮気に苦しみつづけてきた妻ヘラは、ふたりの関係をかぎつけたが、そのときセメレーはすでにゼウスの子を身ごもっていた。復讐に燃えたヘラが画策し、ゼウスをだまして激しい稲妻を起こさせた。稲妻はゼウスの寝室を吹き飛ばし、哀れなセメレーを焼き殺してしまう。ゼウスはとっさの判断でセメレーのお腹から胎児を出し、お産のあらゆる常識をくつがえす行動をとった。なんと胎児を自分の腿のなかに縫い込んだのである！　月が満ちると、ゼウスは自分の腿を切り、成長した胎児を取り出した。こうして生まれたのが、酒の神として知られるディオニソス（ローマ神話ではバッカス）である。父子ともに術後の経過もよく、すぐに元気になったという。

少なくとも、ギリシャ神話ではそういうことになっている。ギリシャ文明以外にも、さまざまな古代文明に、手術による出産の記述が残っている。ローマ、エジプト、中国には帝王切開を思わせる分娩が登場する民話が伝わっているし、ほかにも多くの土地にそうした伝承がある。しかし経腟分娩以外の出産法の多様さと衝撃的なまでの創造性において、インドの神話の右に出るものはない。

釈迦は母親の右脇の下から生まれ落ちたという。サンスクリット語の大叙事詩「マハーバーラタ」に登場する双子、サティヤヴァティーとマツヤは魚の腹から生まれた。ガンダーリ王妃に至っては、二年に及ぶ長く苦しい妊娠に業を煮やし、自分の子宮から胎児を取り出して細かく切り裂いた。その肉片は小さな胎児になり、王妃はそれをバターを溶かした鍋のなかで育てた（この胎児たちはやがて成長し、物語の主人公の敵となる）。聖者アウルヴァの誕生もすごい。対立する一族にお腹の子を襲われることを恐れたアウルヴァの母親は、子宮から自分で胎児を出し、自らの腿のなかに縫い込んで守ったらしい。なんだかゼウスの伝説に似ているではないか！

それから永遠のごとく長い年月がすぎた僕の高校時代のこと。通っていたカトリック系の高校では、生物の実験授業以外の場で人間の生殖行動について語るのは完全なタブーだった。そんなことしようものなら地獄に落ちるか、さもなくば居残りになったものである。この学校の西洋史入門の授業で、古代ローマの帝王ユリウス・カエサル（Julias Caesar）が世界で初めて帝王切開で生まれたことから、開腹手術による分娩を帝王切開（caesarian section）と呼ぶようになったと教わった。おとなになるまでずっとこの説を信じていたが、のちに高校で教わった多くのこと——たとえば「自分を穢す行為《マスターベーション》」にうつつを抜かすと近眼になる——と同じく、これも誤った知識だと知るようになった。

カエサルが「帝王切開」で生まれるのは、時代的に不可能というわけではない。八世紀のローマ法には、すでに帝王切開にかんする記述がある。ユスティニアヌス一世の在位中（五二七－五六五年）に編纂された古代ローマ法の集大成『ローマ法大全』を見ると、「死者の埋葬と墓の建設について」という項目には、帝王切開分娩について次のように書かれている。「王の法により、子を身体から出す前に妊婦を埋葬してはならない。これを怠った者は、妊婦の埋葬とともに子が生きられる可能性も奪った罪を問われる」

ユリウス・カエサルが生まれた時代、帝王切開は新しいローマ市民（生まれてくる子どもたち）を救うための最後の手段であった。母親は助かる見込みがないとされ、救命処置は一切行われなかったらしい。カエサルの母親が出産後も生きつづけ、カエサルが長じて戦争や内乱を闘ったときも存命していたことを考えると、やがてローマの覇者となる人物は、ノーマルな経膣分娩で生まれた可能性がきわめて高い。カエサルが帝王切開で誕生したという説は、ラテン語で「切る」という意味の caedare

が「カエサル」と誤訳されて生まれたのではないだろうか。ローマ時代に帝王切開で生まれた子どもは、生きている子も死んだ子も同様に、caesones（母の死後生まれた子）と呼ばれていたという。

母子ともに助かった帝王切開の最古の記録は、一五〇〇年のスイスに見つかる。執刀したのは、ブタの去勢を生業としていたヤーコプ・ヌフェル。彼の妻は、数日にわたって陣痛に苦しんでいた。助産師が一三人がかりであれこれ試しても、赤ん坊は出てこない。ヌフェルは過去に、ブタの腹を切って赤ん坊をとりあげた経験があり、いくらか解剖学に通じていた。町役場と苦しむ妻から許可をもらい、鋭利なナイフでお腹を切って元気な男の子を取り出すことに成功。この奇跡的な偉業は世間をあっと驚かせた。しかし、手術中の夫人のようすを書いた記録はなぜか残っていない。彼女は帝王切開手術を生き延びただけでなく、その後双子を含む五人の子どもを──さいわいなことにすべて経膣分娩で──出産し、七七歳まで生きたという。

しかし、この話はかなり眉唾ものである。いま残っている記録の日付は、実際に手術が行われた年の八二年後。つまり、当時を知る人たちは誰も生きていなかった。それでもヌフェルの成功はしばしば人々の口の端にのぼり、当時の助産師や医師たちに、ある程度の希望や手術に挑む勇気を与えたのではないだろうか。

それから三〇〇年のあいだ、分娩手術はほとんど進歩しなかった。ヌフェルのブタたちやゼウスの腿や魚の腹から生まれたインド人の双生児に敬意を払いつつ、一九世紀の夜明けとともに本格的にはじまった、近代的な帝王切開分娩の歴史を振り返ってみよう。

僕よりはるかに肝がすわった人間でなければ、一九世紀に医者になることはできなかった。当時、医者の往診かばんに入っていたのは、病根を切断し、取り除き、切り刻むための人間用の工具一式。僕だったら当時の医者の必需品だったハンマー、のこぎり、締め具、カンナなどを見ただけで、脱兎のように逃げ出して、教師とか、銀行員とか、司祭とか、とにかく意識のある患者から壊疽《えそ》におかされた手足を切断する必要のない職業についていたことだろう。

田舎の医者は特に大変だった。農村地帯では、医者を呼ぶのはあらゆる民間療法を試しても感染症が治らないとか、事故で大けがをしたとか、そういうのっぴきならない状況になったときだけ。赤ちゃんが産道でひっかかり、出られないときも、医者が呼ばれることが多かった。

むずかしいお産に呼ばれた男性医師――当時、医者はほとんど男だった――は、たいていお産のことをよく知らなかった。お産にかんする知識といえば、自分がそれまで立ち会ったケースだけ。単純なお産にはだいたい助産師が呼ばれていたから、医者の臨床経験はごくかぎられたものだった。あとは、出産についての本をかじった知識くらいしかなかっただろう。馬に乗ってかけつけると、待っているのはぐったりと身を横たえ、ひどいときは出血や感染症で死にかけている妊婦。医者はなけなしのレパートリーを駆使して治療にあたる。鉗子分娩、死んだ胎児を取り出すための胎児頭骨切開など、いずれも危険で恐ろしい措置ばかり。帝王切開は、あらゆる手を尽くしてもだめだったときの最後の手段であった。

産科鉗子は一六〇〇年あたりに、英国のチェンバレン一族によって発明された。[*2] ヌフェルが納屋で帝王切開を行ってから一九世紀前半までの三〇〇年間で、ただひとつ注目に値する進歩である。しかしながらチェンバレン一族は、人道的な考えを持つ人々ではなかった。鉗子の発明で財を成しても、産科医学の発展にはまったく貢献せず、一世紀以上もデザインを企業秘密として守り抜き、利益を独占しつづけたらしい。これはさほどむずかしいことではなかった。当時は、男の医師たちが女性の慎みを守るため、かけた毛布に手を入れて手の感覚だけを頼りに赤ん坊を取り出していたから、秘密を盗もうとする人々の目から容易に鉗子を隠すことができたにちがいない。一族は企業秘密を守るため、妊婦と助手にも目隠しを強要したという。

　鉗子はサラダつかみのような形の道具である。これでサラダの代わりに胎児の頭をつかめば、難産で疲れ切った産婦の正常な産道から比較的安全にひっぱり出すことができる。しかし生まれつき骨盤が小さすぎる人や、病気やけがで骨盤が損傷している人には使えない。また、分娩の早い段階で胎児が産道にひっかかり、感染症が起きていきめなくなった産婦にも使えなかった。こんなお産は母子にとって、まさしく生死をかけた闘いとなった。

　このような場合、親が医者や、ときには牧師と相談したうえで、赤ん坊を犠牲にして母親の命を助けることが多かった。[*3] そのために行われたのが胎児頭骨切開である。これは胎児の頭を切断して外に出し、残った身体を小さく切り分けながら産道から掻き出す手術だった。当時の医者のかばんには、かぎ状の突起のついた棒や特殊な鉗子など、この処置に使う道具一式が入っていたらしい。背筋が寒くなるような手術ではあるが、おかげで母親の生存率はかなり高くなった。当然ながら、胎児を救う試みはまったくなされなかった。

　最後の手段である帝王切開分娩は、ヤーコプ・ヌフェルの時代からほとんど進歩していなかった。

当時はまだ、母親が亡くなったか、または瀕死の状態におちいったときに、子どもの命を救うためだけに行われており、その致死率は驚くほど高かった。ある記録によると、一七八七年から一八七六年のあいだ、パリで帝王切開で出産したのち、生き残った女性はひとりもいなかったという。[*4] ヨーロッパのほかの地域や米国で、帝王切開手術を生き延びた女性が何人かいたが、ほとんどが骨盤のひどい損傷や腹部の傷がもとで一生苦しんだ。それでも、ごく稀に帝王切開が成功し、母子ともに助かったというニュースが流れると、さじを投げかけていた医師たちに希望を与えたらしい。

英語圏で初の帝王切開の成功例として詳しい記録が残っているのは、一八二六年に南アフリカのケープタウンで行われた手術である。手術を受けたのはマニック夫人。かぎ煙草の貿易で成功した裕福な商人、トマス・マニックの若妻だった。執刀医はジェームズ・ミランダ・スチュアート・バリーという三〇歳の外科医。英国軍の将校で、見るからに変わった男だった。

バリーがマッチョぞろいの英国軍人のなかにいると、熊の群れに混じったカニのように人目をひいた。[*5] 赤毛で、あごひげがなく、身長は一五〇センチたらず。「甲高い」と評された声は、怒るとしばしば金切り声になった。貧弱な体型を隠すようにシークレットブーツを履き、軍服に大きな肩パッドを入れていたらしい（そのため、陰で「詰めもの先生」と呼ばれていた）。そのうえ、どこに行くときも騎兵用の大きな刀を下げていた。彼の私生活は謎に包まれており、外出するときはいつもジャマイカ人の男の召使と「サイケ」という名のプードルをつれて歩いたという。

バリーは軍の医療関係者のあいだで有名ではあったが、好かれてはいなかった。現状維持を最優先する軍の世界のなかで、情熱的で議論好きな彼は完全に浮いていた。彼は兵士や囚人、心を病む人々、ハンセン病患者たちを守るため、しばしば上官に歯向かい、その結果、昇進することもあったが、降格や譴慎を食らうことも多く、大英帝国の領土をほとんど隅から隅まで回ることになった。銃で名誉の決闘をしたことも、少なくとも一度はあったらしい。同僚を中傷したかどで訴えられたときは、禁固刑を言い渡そうとした裁判官に対し、「お前の耳をそぎ落としてやる」と脅したという。一八五三年に、コルフ島からクリミア半島に異動が決まったときは、地中海のコルフ島の上官がクリミアの上官に前もってこんな手紙を出している。「もうすぐそちらに悪名高いバリー医師が赴任することになりましたので、ひと言申しあげたくペンをとりました……彼の傍若無人ぶりは目に余ります。あなたに会ったらまず、自分がしてきたけんかをひとつ残らず語って聞かせるにちがいありません。そのけんかの数が少なくないことはご存じかと思いますが……」

クリミア半島にいたときは、近代看護の母で改革者だったフローレンス・ナイチンゲールと一緒に働いていた。ふたりはたびたび、激しく対立したという。ナイチンゲールは一度、クリミア公衆衛生委員会に提出し、物議を醸した報告書について、バリーに公衆の面前で怒鳴りつけられたらしい。ナイチンゲールは後年、このできごとについて次のように回想している。「太陽が照りつけるなか、ナイトキャップだけかぶって病院広場を歩いていたら、馬に乗ったバリーが目の前に現れ、私をいきなり怒鳴りつけた。たいていの女性より、はるかに多くの人から非難されてきたが、あれほどの罵詈雑《ばりぞう》言《ごん》を浴びせられたことはない。バリーは大勢の兵士、兵站将校、使用人、軍隊の随行者たちが行き来する広場に私を立たせたまま、けだもののように罵りつづけたのである。通行人たちはみんな紳士らしく、見て見ぬふりをしてくれた」

クリミアのぎらぎら照りつける太陽の下でナイチンゲールを怒鳴りつけたころ、彼の軍隊生活はすでに終わりに近づいていた。入隊以来ずっと病気に悩まされてきたバリーだが、慢性気管支炎が悪化して一八五七年にとうとう退職を余儀なくされた。最後の赴任地となったロンドンとジャマイカでは、軍医としての評判をとりもどそうと必死で画策したらしい。結局、一八六五年七月二五日、帝王切開分娩の成功という偉業を果たした三九年後に、コレラで息をひきとった。

その一か月後に、『マンチェスター・ガーディアン』紙に衝撃的なニュースが掲載された。

軍人たちのあいだに、にわかには信じがたい噂が流れている。あまりに荒唐無稽で、ちょっと公表できないような話である。一五から二〇年前にケープタウンに赴任していた軍人ならば、バリー医師のことを覚えているだろう。かなり腕の立つ医者で、特にむずかしい手術での揺るぎない態度、決断力、迅速な手さばきが高く評価されていた……彼は一か月ほど前に亡くなったのだが、死後、女性だったことが判明したというのだ。……つまり、女性が四〇年にわたって英国軍で将校を務め、銃での果たし合いに勝ったり、正規の医学教育を受けて医師免許を取得したり、外科医として世間にもてはやされるほどの腕を発揮したということになる。もし本当であれば、これは稀代の詐欺行為ではないか。

この記事は、「なぜこんなことが可能だったのだろうか」という文章で、驚きをもって結ばれている。多くの英国人が同じ感想を持ったことだろう。

バリー医師がどうやって四〇年間も人目を欺けたのかはわからないが、事実は事実である。完全に男の世界だった一九世紀の西洋医学界で、帝王切開手術に初めて成功したのは女性の医師だった——。

バリーの人生について、ナイチンゲールは次のように締めくくっている。「バリー医師は死後、女性だったことがあきらかになった。……彼は私が生涯出会った人々のなかで、もっとも冷淡な人間だったと思う」

ジェームズ・バリーが一九九一年に、僕の息子ジョンが生まれた手術を見たとしても、なにが起きているのかほとんど理解できなかったことだろう。明るい電灯、光り輝く手術道具、奇妙なほどの緊張感のなさ——。それらになんとか慣れたら、今度は男性の少なさに目を見張ったのではないか。息子の誕生に立ち会った八人のうち、産科医、小児科医、手術助手、器械出し看護師〔手術用具の手渡しなどを行う〕、外回り看護師〔手術室看護師のうち、執刀医の直接介助を行う器械出し看護師に対し、間接介助に携わる〕、新生児室の看護師の六人が女性だったから。麻酔医はエリザベスの大学時代の友人の夫だったが、本当は女医が担当する予定だった。ふたりが交替していなければ、手術室にいる男は僕だけだったはずである。

この妙な服を着た人々が小柄な男性ではなく女性だということに、バリーはなかなか気がつかないかもしれない。気づいたとしたら、おそらく彼らの扮装をうらやましがったことだろう。目以外の全身をすっぽり包む手術衣に手袋と帽子。そのいでたちはバリーが手術で着用した厚手の重苦しい軍服に比べてずっと涼やかで軽い。詮索好きの同僚の目から、性別を隠すのに最高の服装だ。そのためにデザインされた服だと思ったかもしれない。

執刀医のアンドレア・ビアレック先生は、シークレットシューズと肩パッドこそ使っていないが、バリー医師によく似た背格好の女性だった。朝、手術の前に、手袋をした手を身体の前で組み、手術道具の最終点検を行っている看護師のとなりで、エリザベスのお腹を静かに確認した。帝王切開の手順は一九世紀の初めと比べると原型をとどめないほど洗練されているが、それでも医師の腕の見せどころはある。子宮から赤ちゃんを、母子ともにできるだけ傷つけないように取り出すところだ。

先生がトレイに並んだ道具のなかからメスを取り、執刀を開始した。まずは、下腹をすばやく一五センチほど切る。メスが通ったあとの傷口が開き、切断された無数の血管から血があふれ出した——。

白状しよう。僕はビアレック先生や助手たちのとなりで、手術の一部始終を冷静に観察し、いつか出産についての本を書くために淡々とメモをとった——。そう書きたいところだが、そんなことできるはずがない。なんといっても切られているのは僕の愛する妻であり、生まれようとしているのは僕の第二子なのだから。手術のあいだじゅう、ドレープの向こうのエリザベスの頭があるほうに移動して手をにぎり、「操縦席、異常ありません」と言うときのパイロットのように、できるだけ冷静な口調で話しつづけていた。妻の手術を見る勇気こそなかったものの、何例も帝王切開手術に立ち会ってきたので、ドレープの向こうで行われることはだいたいわかる。

最近の帝王切開術は、まず腹部の下の「ビキニライン」——恥毛の生え際のすぐ上あたりに走るしわ——に沿って横一文字にメスを入れる「ファンネンスチール切開」からはじめることが多い。[*6] 以前は正中縦切開が一般的で、腹部にへそから恥骨まで縦一直線につづく傷が残ったが、ファンネンスチール切開の人気が高まるにつれ、使われなくなっていった。ファンネンスチール切開の人気が高くなったのは、術後の痛みが少なく、予後もよいという医学上の事情もあったが、美容上の理由によるところが大きかった。へそ出しファッションでは、縦よりも横に残った傷のほうがずっと隠しやすい。

皮膚とその下にある脂肪を切ったら、傷口を金属製の開創器具で留め、今度は腹筋を支え、腹部を守る結合組織の層である筋膜に取りかかる。この部分を刃先の丸い包帯ばさみで切ると、なかから腹直筋――妊娠前にジム通いをしていたときは「割れて」いるが、妊娠後期には膨張した子宮にひっぱられ、存在がほとんどわからなくなる腹筋――が顔を出す。産科医が指か、先の丸い棒を使って腹直筋を周りの組織から離し、助手が開創器を使って筋肉を大きく開く。

次に出てくるのは腹膜だ。腹腔全体を包み、その中身――胃、腸、膀胱、子宮など――と上にある筋肉や筋膜を隔てる薄い二層構造の組織のことである。腹膜にメスを走らせると、いよいよ主役の登場だ。ピンク色に光る子宮が、開口部いっぱいに広がっている。安全のために、子宮の下にある膀胱を離し、サラダつかみから鋭い歯を取り除いて弓なりに曲げたような器具で留めておく。

ここまではとんとん拍子に進んできたが、この先は注意が必要だ。メスと胎児を隔てるものは、厚さ二センチほどの子宮筋だけ。医者は子宮壁の下側に、横方向にメスを入れる。なかの胎児に気をつけながら、慎重に少しずつメスを奥に入れていく。子宮筋の下までメスが通ったら、指か金属棒で切り口を広げる。そこからのぞく頭、肩、小さな指――。いよいよ赤ちゃんと対面だ。医者が「全部出して」と短く指示する。

腹部から、開創器、ガーゼスポンジ、タオルなどが全部出たのを確認したら、子宮に手を入れて赤ちゃんの頭に手を添え、開口部へと引き寄せる。次に来るのは、産科の教科書に「子宮底に適度な圧力を加える」と婉曲に書かれた作業だ。ここでかける圧力は、大蛇が獲物を締めあげる力に比べれば、適度と呼べるかもしれないが、生易しいものではない。産科医が頭を子宮の開口部にひっぱりだしているあいだ、助手たちは妊婦の胸の下から腹部の上あたりに手を置き、ぎこちなく心臓マッサージをするように力いっぱい押しつづける。

帝王切開で赤ちゃんを取り出すのには、驚くほどの力が必要だ。術後の回復をできるだけ早め、合併症の危険をできるだけ抑えるために、子宮を最小限しか切開しないからである。だから胎児の頭を傷つけずに取り出すために真空吸引を行うことが多いし、実際に使われることはめったにないが、万一の場合に備えてシンプソン産科鉗子も準備してある。

手で上から圧迫する作業は、子宮から赤ちゃんの頭が出るまでつづく。医者は出てきた頭をひっぱり出し、つづいて経膣分娩と同じ要領で、肩を片方ずつ外に出す。

両肩が子宮から出たら、残りは自然に飛び出す。全身が外に出ると、赤ちゃんが産声をあげる。医師はへその緒をクリップで留めて切断し、赤ちゃんを持ち上げて親たちに見せる。それから生まれたばかりの赤ん坊を小児科医に渡す。小児科医は赤ちゃんを近くの台に乗せ、健康状態をチェックしてから、待ちきれないようすの父親に見せる。まだ意識のある母親のところに赤ちゃんをつれていくころには、胎盤も完全に排出されている。あとは傷口を縫い合わせて、もとどおりにすればいい。

初めて帝王切開を受けた産婦であれば、傷口の縫合はさほどむずかしくない。子宮は溶ける糸でしっかり縫い合わせ、腹膜はそのままにして自然な回復を待つ。膀胱と腹直筋はもとの位置にもどし、筋膜を縫い合わせ、最後に皮膚をホチキスで閉じる。手術の開始からここまで、一時間もあればすむ。

ビアレック先生がお腹にメスを入れたのが一〇時三〇分。その七分後にジョンが生まれ、一一時を少しまわったころ、エリザベスは術後回復室に運ばれていった。

妻の手術は、ほとんどの予定帝王切開と同じく、ぶじに終了した。手術は一日の早い時間に行われ、スタッフは元気で、普通の妊娠とちがう部分――エリザベスの場合は胎盤の位置――も前もって周知されていた。僕はこれまで何例も帝王切開手術を見てきたから、執刀医がもし手術中に気を失ったとしても、おそらく代わりにメスを持ち、半分くらいはまともに手術を終えることができたと思う。

しかし、これほど簡単にいかないケースもある。母親に高血圧、糖尿病があったり、感染症が起きたりすると、手術がむずかしくなることが多い。がん、昔の外傷、血友病などの問題を抱える妊婦にも注意が必要だ。肥満している、子宮の機能が悪い、帝王切開の古傷があるといった母親の身体的特徴や、母体が未成熟、多胎妊娠といった特殊事情のせいで、手術が非常に困難になることもある。

スピードがなによりも大切な緊急帝王切開では、また事情はがらりと変わってくる。大急ぎで手術すれば、赤ちゃんを即座に取り出し、小児科医がすみやかに救命処置を施すことができるだろう。しかしスピードを追求しすぎると、母親の腹部の内臓や組織を傷つけ、術後の回復が遅れることになりかねない。それでも私の経験では、あらかじめ予定されたものも緊急に行われるものも含め、帝王切開分娩が成功して母子ともに健康というケースが圧倒的に多い。

ジェームズ・バリーなら、手術のスタッフが女性ばかりであることにも度肝を抜かれただろうが、帝王切開を「前もって計画する」なんて、とても信じられないだろう。ましてや僕たちが一週間前に先生と話し合い、息子の誕生日を決めていたということは、絶対に理解できないはずだ。

一八二六年には、予定帝王切開などというものは存在しなかった。帝王切開はゼウスの時代と同じく、やけくそで繰り出す最後の一手であり、もっとも蛮勇のある医者でさえ避けたがる恐ろしい賭けだった。母子のうち一方でも生き残る確率はないに等しく、たいていは双方が命を落とした。残念ながらバリーは、帝王切開分娩に成功した歴史的な朝のことを記録に残していない。彼女は、母子ともにとは言わないまでも、どちらかは生き残ることを予感していたのだろうか。

当時の手術には、痛み、出血、感染という三つの大敵があった。[*7] 出産の場でも、患者はこの三つの敵と闘わねばならなかったが、経膣分娩であれば人間の身体にはそれらに対処するメカニズムが備わっている。まず、分娩時に数々のホルモンが分泌され、それらが混じり合って鎮痛作用をもたらす。最近ではこうした自然の鎮痛作用に加え、ハーブや硬膜外麻酔まで、あらゆる手段を使って痛みをやわらげている。子宮はお産が終わるとひとりでに収縮して血管を圧迫し、出血が自然に止まる。つづいて傷ついた子宮の組織や産道が膣内に常在する細菌に感染しないよう、妊娠中は母体の免疫系が活性化。同時に、父親の遺伝子を半分持った胎児がちがう型の血液や移植された腎臓のように母体に拒絶されないよう、防御システムのほかの部分の働きが低下する。そのさまは、まるで見事な曲芸だ。

しかし、マニック夫人のお産は帝王切開だったから、こうした身体の自然な働きに頼ることはできなかった。手術の痛みは通常の経膣分娩よりはるかに激しく、出血も多く、感染症を防ぐのもむずかしかったことだろう。バリー医師が帝王切開を決めたのは、どうしても経膣分娩は無理だと判断し、よくよく考えたすえのことだったはずだ。

施術中の痛みにどう立ち向かうか——。これがバリーにとって、もっとも差し迫った問題だったのではないか。当時は痛みを抑えるためのまともな手段がなく、激痛にのたうち回る患者を医師や看護師が押さえつけながら手術を行った。レスリングと見まがうような様相だったらしい。その朝、バリーが痛みをやわらげるために使うことができた選択肢はごくかぎられていた。

一八二六年には、エーテル吸入麻酔も発明されていなかったため——開発されたのはこの二〇年後のことだった——手術の成功は執刀医がどれだけ迅速に手足を切断し、傷口を縫い合わせることができるか、帝王切開の場合は、どれだけすばやく赤ん坊を子宮から取り出せるかにかかっていた。戦場で兵士の手当てをするときはモルヒネを使ったが、ないときは患者を泥酔させたらしい。手や足を撃たれた兵士には、まず安ウイスキーをしこたま飲ませる。そのうえで屈強な男たちがよってたかって押さえつけ、そのあいだに外科医が足を切断した。患者がショック症状を起こしたり、気がついて医者のあごにパンチを食らわせたりする前に仕事を終わらせねばならなかった。

帝王切開も、だいたい同じ状況だった。兵士にお酒を飲ませたのは、麻酔効果よりも、酔っ払わせて押さえやすくするためだった。しかし泥酔はしばしば嘔吐を招くため、帝王切開のような腹部の手術には向かない。医者たちはまた、帝王切開にモルヒネを使うことも躊躇した。子宮の収縮を妨げ、出血がひどくなる心配があったからである。当時、使える麻酔の選択肢はほかになかったから、マニック夫人の帝王切開はおそらく麻酔を一切用いないで行われたのではないだろうか。

手術は時間との闘いだったから、子宮につづく動脈や静脈からの出血が止まったのを確認し、それから傷口を縫い合わせるような悠長なことはできなかっただろう。バリーはここで出血という二番めの問題にぶつかったはずである。

　二〇世紀の前半まで、出血は帝王切開分娩の成功を阻む大きな足枷になっていた。皮膚の切断面からの出血なら、クリップで留めたり、縫い合わせたり、圧力を加えたりして止めることができる。ところが、子宮自体から流れる血を止めるのは非常にむずかしい。普通の出産なら、分娩後に子宮が収縮し、出血は自然に止まる。ところが帝王切開の傷では、そうはいかない。現代の医師たちは、組織が回復すると徐々に吸収される糸で子宮を縫合し、この問題を解決している。しかしバリーにこの選択肢はなかった。当時、溶ける糸はなかったし、溶けない糸で子宮を縫ったら手術後も体内で出血が止まらないだけでなく、ますますひどくなったことだろう。

　バリーが子宮からの出血を止めるためにできたのは、子宮に直接手を置いてできるだけ長く圧迫することだけ。これがうまくいかなかったら——実際、失敗することが多かった——大出血が起き、当時は点滴も輸血もなかったから、患者は出血性ショックで命を落としていたことだろう。バリーは当時の手術の基本に従って、子宮の開口部は自然にふさがることを祈りながらそのまま放置し、筋肉や皮膚だけを縫合した可能性が高い。

　なにをやったにしろ、成功したことはまちがいない。医者の腕がよかったからなのか、運がよかったからなのか、そのふたつが重なったおかげなのかはわからないが、夫人は手術後も生き延びることができた。最終的に回復したことはわかっているが、術後しばらくは一触即発の状態がつづいたのではないだろうか。なぜなら三番めの難敵である感染症が、止血がうまくいったケースも含め、ほとんどの帝王切開の足をひっぱっていたからである。

一八二六年も現在も、帝王切開分娩では経腟分娩よりはるかに感染症が起きやすい。バリーがすばやくメスで切り、損傷した組織――皮膚、脂肪、筋膜、子宮――には、あっという間にばい菌が繁殖したはずだ。滅菌消毒と最新の抗生物質がある現在でさえ、帝王切開で出産した女性の二〇人にひとりがなにかしらの感染症を起こす。いまでは命を落としたり、危険な状態になることはめったにないが、当時の衛生状態は控えめに言っても「原始的」だったから、重い感染症には打つ手がなかったことだろう。この状態は、それから半世紀もつづいた。そんな時代に生き延びることができたマニック夫人は大変な強運の持ち主だったのではないか。

帝王切開後の感染症を防ぐ旅は、普通の分娩のあとにしばしば起きた恐ろしい合併症、産褥《さんじょく》熱を克服するための苦しい闘いからはじまった。現在は分娩後子宮内膜炎と呼ばれる産褥熱は、子宮内膜、つまり子宮の内側の炎症によって起きる。膣内に常在する細菌が出産で損傷した子宮や産道の組織に侵入し、血液を介して身体中に感染が広がっていく。敗血症と呼ばれる症状である。抗生物質がない時代には、この病気がしばしば命取りになった。一九三〇年代になっても、米国とヨーロッパで産褥熱にかかった女性の四分の一が亡くなっている。

産褥熱は、経済状態や階級に関係なく、あらゆる階層の女性に襲いかかった。犠牲者のなかには有名人もいる。たとえば女性解放運動の先駆者だったメアリー・ウルストンクラーフトは、娘のメアリー・シェリー（『フランケンシュタイン』の作者）を産んだ直後に息をひきとった。また、背が高すぎたせいで父親から嫁のもらい手がないだろうと心配され、高等教育を受けて科学者になり、のちにヴォルテールの愛人となって、ニュートンの著書『プリンキピア』も翻訳したエミリ・デュ・シャトレ公爵夫人や、一九世紀の英国で著書の『家政読本』が大ベストセラーになり、「元祖マーサ・スチュワート」と称される作家イザベラ・メアリー・ビートン夫人も産褥熱で亡くなっている。

さらに有名どころでは、英国のヘンリー八世の六人の妻のうちふたりが産褥熱に命を奪われている。三番めの妻ジェーン・シーモアは、待望の息子で王位継承者であるエドワード六世を産んだのち、一二日間苦しみつづけ、一五三七年一〇月二四日に息をひきとった。六番めの、王にとって最後の妻となったキャサリン・パーはヘンリー八世を看取ってから、トマス・シーモア——皮肉なことにジェーン・シーモアの弟だった——と再婚し、産褥熱で亡くなっている。

富裕層、貧困層にかかわらず、産業革命までは産褥熱は比較的めずらしく、ほんのときどき、突発的に発生するだけの病気だった。人間の免疫系はずっと昔に膣内細菌がほかに広がるのを巧みに防ぐ働きを獲得していたし、ほとんどの赤ちゃんが農場や個人の家など、他人との接触が比較的かぎられた環境で生まれていたからである。ところが、一七世紀に入って産院が一般化すると、そこが産褥熱の流行に格好の舞台となった。[*8] もっとも悲惨なケースでは、入院患者の六割が亡くなった産院もあったという。

こうした産院が、純粋に妊婦のためを思って建てられたというのは皮肉な話である。田舎の農民たちが工場の仕事を求めて大都市に押し寄せ、その妻たちが安アパートや救貧院で出産して命を落とすことが増えた。あまりの死亡率の高さに驚いた自治体が、なんとかしようとロンドン、ダブリンなどの大都市に次々と産院を建てた。「貧しく勤勉な工員と、気の毒な妻たち」が経験豊かな助産師の立ち会いのもと、安心して子どもを産めるようにするための施策であった。

設立の目的こそ崇高だったが、産院はやがて患者たちでごった返すようになり、過密状態におちいった。産婦たちは、プライバシーが守られ、設備が整った現代の分娩室からは想像できない状況で出産せざるをえなかった。だだっ広い倉庫のような病室にはすきま風が吹きつける。衛生状態は劣悪で、ケアも行き届かず、どこもかしこも人であふれていた。二、三人の妊婦が不潔なシーツを敷いたベッドで、同時に分娩することも珍しくなかった。医師や看護師たちは具合の悪い産婦たちを同じ場所に集め、次から次へと手も洗わずに内診を行った。産褥熱はすさまじい勢いで広がっていく。いまの常識で考えれば、原因が衛生状態の悪さにあることはすぐわかる。しかし産褥熱が流行するのはなぜなのか、医学的に解明されない状態が二〇〇年もつづいた。

一九世紀の半ばには、科学者たちが微生物と感染症の関係を疑うようになった。特に有名なのは、ルイ・パスツール。[*9]この高名な微生物学者は、長い研究生活のなかで、細菌やウイルスなどの病原体が、ワインの劣化、ジャガイモの疫病、炭疽《たんそ》病などさまざまな現象にかかわっていることを証明してみせた。

それなのに医師たちはまだ、沼、汚水、ごみなどから立ちのぼる悪い空気が病気を媒介するという「瘴気《しょうき》説」をかたく信じていた。細菌説を裏づける証拠が次々に出てきても、医師たちは産褥熱の流行に細菌が絡んでいることに気がつかなかったのか、またはうすうす気づいていたとしても、頑として否定しつづけたのである。

一八三〇年代後半には、オリヴァー・ウェンデル・ホームズ医師が産褥熱と細菌の関連を疑った。[*10]ハーヴァード大学メディカルスクールの教授だったホームズは、産褥熱で死亡した患者の検死解剖にあたった医師本人が感染症で亡くなったケースを調査。産褥熱が医者の手を通して妊産婦のあいだに広がった可能性を示唆し、のちに古典となった論文「産褥熱の伝染性」の結びで、医師にとっては耳の痛い事実を訴えた。「これだけは、どれだけ声を大にして訴えても、訴えすぎることはない。産褥熱という名で知られる病気は、医師や看護師を通して患者から患者へ運ばれて拡大しているのである」

ホームズは自分の考えを述べたあと、産褥熱の感染を防ぐために産科医がやるべきことを八つあげている。まめに手を洗い、清潔な服に着替える。生きている患者の出産に立ち会っているあいだは、絶対に解剖を行わない。産褥熱の流行を防ぐために、短期間にひとり以上の患者が産褥熱にかかった医者は一か月間、お産を扱ってはならない――。

信じられないことだが、ほかの医者たちは詳しい調査からホームズが導いた結論と提言をあざけり笑った。フィラデルフィアのジェファーソン医科大学で産婦人科部長を務めていた権力者、チャールズ・デルシーナ・メグズ医師の発言に、当時の医者たちの反応がよく表れている。「医者は紳士である。紳士の手は清潔だ」[*11]

まともな医学雑誌は、ホームズの荒唐無稽な論文を掲載しようとはしなかった。「産褥熱の伝染性」は一八四三年に、初めて『ニューイングランド医学クォータリー』という無名の医学誌に掲載されたが、この出版社は二、三か月後に倒産した。その後、この論文はほぼ埋もれたままになっていたが、一八五五年に『医学論文』という雑誌に発表され、ようやく日の目を見ることができた。

一八四四年に、ウィーン産院の第一産科の講師だったイグナーツ・ゼンメルヴァイス[*12]が、ホームズと同じ疑いを抱いた。ゼンメルヴァイスは自分が所属する第一産科で、医師や医学生たちの立ち会いのもと出産した女性たちが、同じ病院のちがう病棟で助産師が立ち会って出産した女性に比べ、産褥熱にかかる確率が八倍も高いことに気づいた。このふたつの病棟で異なる点はいくつもあったが、そのうちのひとつが特に彼の目をひいた。医師たちは産褥熱で亡くなった患者の解剖をしていたが、助産師たちはしていなかったのである。

ホームズの論文はまだほとんど知られておらず、ゼンメルヴァイスもその存在を知らなかった。だから彼は仮説を次々に立てては検証し、考えをなんとか形にするまでに三年も費やさねばならなかった。パズルの最後のピースがはまったのは、産褥熱の患者の症状と、解剖のせいで感染症を起こして亡くなった同僚の症状の、あまりの類似性に驚いたときだった。ゼンメルヴァイスはこう書いている。「突然、私はひらめいた。ついさっき行った解剖で汚れた医学生や医師たちの手や指に、患者に死をもたらした毒が付着して、それが分娩中の女性の性器に入ったのではないだろうか」

彼はすぐに第一産科の医師と医学生全員に、患者の診察・治療にあたる前はかならずさらし粉の水溶液で手を消毒するよう命じた。その結果は驚くべきものだった。一八四七年の前半は一八パーセントの産婦が産褥熱で亡くなっていたのに、同じ年の一一月にはその割合が三パーセントまで減ったのである。しかし、米国のホームズと同じように、ゼンメルヴァイスの大発見も、当時ウィーンでもっとも高名な産科医、フリードリッヒ・スカンツォーニをはじめ、ほとんどの医師たちに冷笑された。

この発見が最終的に、ゼンメルヴァイスのキャリアと健康を奪った。一八四九年にウィーン産院をクビになったのも、同僚と激しく口論するようになったことが大きい。職場を追われ落胆した彼は、母国ハンガリーの病院で二、三年ほど無気力にすごしてから、ウィーンに舞いもどった。そして猛然と、産院時代の同僚を糾弾する論文や手紙を書きはじめる。妊婦が次々に亡くなっているのに、自分のアドバイスを無視する同僚たちは「医学界のネロ」であり、殺人者である――。そんな痛烈な批判を繰り返した。ゼンメルヴァイスはやがて重いうつ病になり、一八六五年に精神病院で、皮肉なことに指の切り傷からばい菌が入ったことが原因で息をひきとったのである。

それから一〇年ほどして、ようやくゼンメルヴァイスとホームズの発見が認められることになった。まず一八六〇年代に、グラスゴーのジョゼフ・リスター医師が手術創の感染を防ぐ手段として「消毒法」を発表した。[*13] リスターは、王立グラスゴー病院の「男性救急処置室」という不思議な名前の部署で働く外科医。手足の切断手術を行ったあと、傷口を石炭酸で洗っておくと、壊疽《えそ》で死ぬ人の数が目に見えて減ることに気づいた。医学の世界ではまだ瘴気説が有力だったから、瘴気による感染も一応警戒し、手術室に石炭酸をスプレー撒布《さんぷ》してから手術を行ったらしい。石炭酸には知覚をゆがめ、幻覚をもたらす性質があるから、そんななかで行った手術はさぞ見ものだったことだろう。

ホームズとゼンメルヴァイスと同じく、リスターの発見も初めは医師たちに無視され、嘲笑された。ところが一八七〇年に起きた普仏戦争をきっかけに事態は一変する。まずはプロイセンの軍医たちがリスターの消毒法を採用し、目覚ましい成果をあげた。それを見て、一般の外科医たちも実践するようになっていく。同じ年、スイスの産科医ヨハン・ビショフが、石炭酸を使った消毒法を出産の現場に導入。何週間かのちには、産褥熱で死亡する患者数が目に見えて減ったという。

一九世紀の終わりごろには、リスターが提案した消毒法に代わって、手術前に部屋を消毒する、手を洗う、マスクやビニール手袋を使うなど、あらかじめ細菌を取り除く「無菌法」が使われるようになった。一九三〇年代に抗生物質が導入されるまで、帝王切開後の感染はずっと大きな危険要因だったが、亡くなる人は減っていった。産褥熱を完全に克服できたわけではなかったが、うまく飼いならせるようにはなった。いよいよ近代的な帝王切開分娩の幕開けである。

僕の息子ジョンは、一九九一年の米国で帝王切開によって誕生した九〇万人以上の赤ちゃんのひとりである。[*14]この数字を見たとき、僕は深い感慨にとらわれた。ジェームズ・バリーが苦心惨憺《さんたん》のすえ初めて成功してからほんの一六五年のあいだに、帝王切開分娩がこれほどあたりまえで、家族旅行のように前もって計画できるものになったとは！

一九九一年にあったお産のうち、二二パーセントが帝王切開だった。当時は、これ以上帝王切開の割合が増えることはないと思われていた。帝王切開分娩は、一九八〇年代の半ばからだいたい二〇パーセント前後にとどまるようになり、帝王切開経験者にも経膣分娩を勧めるようになったこともあって、世界保健機関が推奨する一〇パーセントから一五パーセントに落ち着くのではないかと医師たちは考えていた。ところがそうはならなかった。帝王切開による分娩は、一九九〇年代にやや減少したものの、二〇〇〇年代に入って著しく増加する。二〇〇三年には米国で誕生した赤ちゃんの二六・一パーセントが、二〇〇六年には三一・一パーセント――数にすると一二〇万人以上――が帝王切開で生まれている。この数が減る兆しはまったく見えない。

これは実際、ものすごい数である。帝王切開は現在、米国の病院において、もっともありふれた手術になっている。これほど一般化するまでに、さほど時間はかかっていない。僕が高校を卒業した一九七一年、つまり四〇年ほど前には帝王切開で生まれた赤ちゃんは全体のたった六パーセントにすぎなかったのである。

この傾向は米国だけにかぎったものではない。トルコ、英国、香港などでも、一九八〇年代から帝王切開分娩が激増している。一九八四年から九四年のあいだに、韓国では帝王切開で生まれる赤ちゃんの割合が四倍に、ニュージーランドでは二倍に増えた。いくつかの発展途上国――特に産科医や手術設備が足りず、帝王切開が望ましい場合でも行うことができないアフリカ南部の国々――をのぞく世界各国で帝王切開分娩が著しく増加している。これは一体どういうことだろう？

帝王切開が二〇世紀に人気を博すようになるまでには、長い時間が必要だった。一九世紀の後半には、麻酔と無菌法のおかげで安全性が格段に高まってはいたが、帝王切開はまだ危険な手術であり、行われることはほとんどなかった。一九二〇年代に入っても、帝王切開分娩が出産に占める割合は一パーセントにも満たなかった。

ところが二〇世紀の前半になると、医学の進歩にともなって、二度ほどちょっとした帝王切開ブームが訪れる。一九一〇年代には、帝王切開の手術中に大出血が起きたら子宮を摘出するしか術《すべ》がなかった。ところが一九二〇年代に入ると、様相が一変する。外科技術が進歩し、輸血が行われるようになったおかげで、失血死する人の数が激減したのである。そのあとを追うように、帝王切開の件数もだんだんと増えていく。たとえば、シカゴ産科病院では一九一〇年には全体の〇・六パーセントだった帝王切開が、一九二八年には三パーセントまで増加している。

二度めのブームが起きたのは、一九三七年、産科治療に抗生物質が使われはじめたのがきっかけだった。産婦の死亡率や、感染症による障害の発生率が下がり、帝王切開分娩は昔ほど危険なものでなくなった。その結果、医者たちは陣痛のまだ早い段階で、母体が疲労や出血で危険な状態になったり、感染症で手の施しようがなくなったりする前に手術に踏み切るようになる。それでも米国の全出産に帝王切開が占める割合は依然として低く、一九六〇年代になるまで五パーセントに満たない状態がつづいていた。

帝王切開の第一次「黄金時代」[*15]がはじまったのは一九七〇年代半ば。ちょうど僕がメディカルスクールに入学したころである。なぜ帝王切開の人気に火がついたのかは定かではない。医者、弁護士、政治家、保険会社というおなじみの顔ぶれが、この新しいパイに群がった結果なのかもしれない。ほかにも米国の母親像の変化とか、訴訟がさかんになるにつれ、医師が現実離れした要求に応えざるをえなくなったことなど、想定外の要因もこの人気にひと役買ったのではないか。

数あるお産のなかにはかならず、妊娠中に問題が起きたり、陣痛が普通とちがっていたり、出産が突然おかしくなったりするケースがある。帝王切開は救命手段ではあるが、その手段をいつ使えばよいか判断する基準はあいまいなことが多い。出産を連続体として見た場合、その一方にはエリザベスの前置胎盤などのような、帝王切開以外の選択肢はありえないケースがあり、もう一方にはほとんどの出産、つまり経膣分娩がもっとも安全で最良の選択というケースがある。このふたつのあいだにあるのが、過去に帝王切開を受けたことがある経産婦、糖尿病、高血圧などの持病のある母親、妊娠中になにかしらの身体的症状が出た女性など、ややむずかしいケースである。産科医たちはこうしたケースに頭を悩ませ、帝王切開をすべきかどうか夜通し考え込む。

一九七〇年代と八〇年代に帝王切開による出産が急増した原因は、煎じ詰めれば、胎児の心拍数を継続的にモニタリングできる装置が使われるようになり、「難産」と「胎児仮死」と診断されるケースが増えたことにある。二、三年後には医学界で、帝王切開経験者が経腟分娩を行うのは危険と発表されたことも手伝って、初産で帝王切開を受け、次の出産でも手術を選ぶ妊婦が爆発的に増加した。

僕が新米だった時期は、ちょうど第一次ブームに重なっていた。当時、研修医として立ち会った帝王切開分娩は、だいたい選択帝王切開か緊急帝王切開のどちらかであった。本人が選択し、計画的に帝王切開を受けたのは、健康上の問題があって陣痛に耐えられそうもないとか、経腟分娩では危険だと判断された妊婦が多かった。僕が覚えているのは、重度の先天的心疾患を持っていた患者、予定日の直前に階段から落ちて臀部《でんぶ》をひどく骨折した妊婦、エルサルバドルから移民したばかりの、くる病と小児麻痺のダブルパンチで骨盤が変形した妊婦などである。二〇年ほど前なら、お産が命取りになりかねない人ばかりだった。

緊急帝王切開は、予想外の事態が起きたときに行われる。たとえば、それまで元気だった妊婦が肺塞栓症《そくせんしょう》で急に意識を失った、ひどい痙攣発作が起きた、夫にめちゃくちゃに殴られたなど、さまざまな理由で胎児が危険におちいったとき。こんな場合は、医者や看護師が全速力で駆けつけて手術を行う。白衣やマスクやメスが行き交い、目にも止まらぬ速さで処置が進む。産科医は赤ちゃんが出てくるやいなや、投げんばかりの勢いでこちらに渡し、僕の腕のなかにいきなり重態の赤ちゃんが現れる。

また、胎児モニターの普及にともなって、医療事故を防ぐために帝王切開を行うケースも増えてきた。僕が立ち会った帝王切開分娩は、ほとんどが順調で、リラックスした雰囲気で行われていたから、手術を選べるようになったのはいいことだとみんな思っていた。胎児モニターのおかげで、状態の悪化をすぐに察知できるようになり、障害が残る前に赤ちゃんを取り出せるのだから。

分娩台の横に設置されたモニターは絶えず音を出し、医者や助産師たちに胎児の状態を知らせてくれる。問題がなければ単調な音がつづくが、胎児がちょっとでも変わった動きをするとモニター音が鳴り響き、スタッフのあいだに緊張が走る。その結果、モニターがない時代には自然に解決し、経膣分娩でぶじに生まれたはずの赤ちゃんでも念のため帝王切開を行うケースが増えた。

難産と胎児仮死が発見されやすくなると、産科医たちは鉗子分娩など、「手術的な経膣分娩」をだんだん行わなくなっていった。一九八〇年代には、吸引分娩以外の手術的経膣分娩は激減し、その代わり、安全性が向上した帝王切開分娩の件数が大きく増加した。

一九七〇年代に帝王切開分娩が急増した背景には、社会変化もかかわっている。まず、一九五〇年代から六〇年代にかけて、家族の人数が減っていった。女性たちは母親の世代より遅く子どもを産むようになり、初産の平均年齢も著しく上がった。一九七〇年に初めて子どもを産んだ母親のうち、三〇歳以上は六パーセントしかいなかった。ところが二〇年後の一九九〇年には、二五パーセントまで増えている。不妊治療が発達したことで、「出産には賞味期限がある」という常識も変わった。一九七〇年と九〇年を比べると、四〇歳以上で出産した女性の数は倍になっている。妊婦の年齢が上がれば、妊娠合併症のリスクも高くなるから、いきおい帝王切開分娩になるケースも増える。

二〇世紀の半ばには、胎児も患者として扱われるようになった。母親が若いうちに八人、一〇人と子どもを産み、そのうち何人かがぶじに生まれてくれればいいと思っていた時代はもはや遠い過去の話。母子ともにめったに出産で命を落とさなくなり、健康な子どもが生まれるのがあたりまえという風潮になっていく。そのため分娩室のスタッフは、ますます胎児モニターに釘づけになり、少しでも異常があると帝王切開に踏み切るようになった。

難産と判断されるケースの増加、胎児モニターの普及、帝王切開経験者の経膣分娩は危険という認識の広がり、出産年齢の上昇、健康な赤ちゃんが生まれるのは当然だと親が思うようになったこと――。これらが束になれば、一九七五年に一〇・四パーセントだった帝王切開の比率が一九八五年に二二・七パーセントに跳ね上がったのも無理はない。二一世紀に入るまで、この状況は変わらなかった。

現在、帝王切開分娩は数年前からはじまった二度めの「黄金時代」を迎えている。二〇〇五年に米国で帝王切開により誕生した赤ちゃんは、二〇〇〇年に比べて三三万人も増えたが、これは予想外のできごとだった。一九九〇年から九九年にかけては、帝王切開の件数が五パーセント減少した。この流れがつづくかと思われた矢先に、六年間で五〇パーセント近くも跳ね上がったことになる。帝王切開分娩が一九九〇年代に少しだけ減ったあと、二〇〇〇年代に急増したのは、帝王切開経験者のあいだで経膣分娩の人気が一度高まったのち、すぐ低下した[*16]せいだろう。

妊婦が帝王切開手術で命を落とさなくなると、産科医たちは次のお産のことを考えるようになった。帝王切開経験者が次に出産するときは、経膣分娩に挑戦したほうがいいのか、それとも帝王切開で産むほうが安全なのだろうか？

一世紀前には、どちらも茨の道だった。外科技術が未発達だったため、経膣分娩を選べば子宮破裂

――いきんだ拍子に帝王切開の古傷が破れて、子宮から胎児が飛び出し、大出血になって命を落としかねない大事故――が起きるリスクがあった。しかし医者にとっては、反復帝王切開も子宮破裂と同じくらい危険だった。前回の帝王切開で傷ついた組織や傷口が癒えていないことが多く、手術が困難をきわめたからである。

当時の研究文献を見ると、有力な産科医のエドウィン・クレーギン博士は一九一六年に、ニューヨーク市東部地区医師会で「帝王切開で出産した女性は、決して経膣分娩を試みてはならない」と演説し、反復帝王切開支持の姿勢を明確に打ち出している。[*17] 博士の「一度帝王切開を受けたら、ずっと帝王切開で産むべき」という見解は、六〇年後に僕がメディカルスクールに入った当時も、全米の産科病棟で広く支持されていた。

しかし一九八〇年代に入ると、事情が変わりはじめた。外科技術が進歩したおかげで、子宮の状態が手術前と同程度まで回復するようになり、医者や助産師や看護師の多くが「帝王切開後はかならず帝王切開」のルールに疑問を抱くようになる。クレーギン博士たちがなによりも恐れた子宮破裂は、もはやほとんど起きなくなっていた。一九八〇年代から九〇年代の初期に行われ、帝王切開後の経膣出産の成功率を六〇から八〇パーセントとした研究の結果を見ると、子宮破裂が起きたケースは全体の一パーセント以下だったことがわかる。よって、出産全体に帝王切開が占める割合を減らすには、帝王切開後の経膣分娩を増やすのがいちばんの早道ということになった。この戦略はしばらくうまくいった。一九九六年には帝王切開後の経膣分娩がピークに達し、一一万六〇〇〇件以上の成功例が報告されている。その年の帝王切開分娩の比率は過去二〇年間でもっとも低かった（二〇・七パーセント）が、これは偶然ではない。
だが、このバブル人気は崩壊した。一九九〇年代の半ばの研究によると、帝王切開後に経腟分娩で出産した妊婦たちのあいだで子宮破裂が起こり、子宮を摘出せざるをえなくなった人が、反復帝王切開を選んだ妊婦たちに比べて二倍以上も多かったという。しかしながら、こうしたケースは帝王切開後の経腟分娩全体の一パーセントであり、絶対数は依然として低かった。それでも米国産科婦人科学会は、帝王切開経験者が経腟分娩を試すときは、なにかあったらすぐ帝王切開手術ができる病院で行うよう提言した。この条件を満たす施設には、二四時間いつでも産科麻酔が受けられる体制が必要である。ところが、そんな病院はごくわずかしかない。そのため産科医も患者も、帝王切開後の経腟分娩に二の足を踏むようになっていく。二〇〇四年になると、帝王切開経験者が経腟分娩に成功した例は四万五〇〇〇件まで落ち込み、その数はいまも減少の一途をたどっている。

帝王切開後の経腟分娩が減ったことに加え、ブリトニー・スピアーズの発言が帝王切開分娩の増加に拍車をかけた。子役から人気歌手になり、いまやスキャンダルの女王になったスピアーズは、最近増えてきた、「陣痛が嫌」という理由で選択帝王切開[*18]――医学的必要性のない帝王切開――を受ける女性たちの広告塔的存在になっている。

産後に受けたインタビューで、帝王切開を選んだ理由を聞かれた彼女は、あっけらかんと答えた――「痛いのが嫌だったからよ」。この理由は、まさに典型的である。選択帝王切開を受ける理由のなかで「陣痛が嫌だから」がいちばん多く、「緊急事態になると困る」「胎児を危険にさらしたくない」「尿漏れや性機能不全などの後遺症を避けるため」「（選択帝王切開のほうが）都合がいいから」とつづく。

出産にかんする新しい技法の例に漏れず、選択帝王切開も激しい論争を引き起こす。二〇世紀に入って以来、帝王切開技術が着々と進歩していたから、こうした議論がいつ起きても不思議ではなかった。二〇〇〇年にはすでに米国産科婦人科学会の理事長が、選択帝王切開分娩が母子にとってますます安全で手軽になってきたと言ったうえで、「母親が帝王切開を選択する時代がやってくるだろう」と述べた。いまがその時代ではないだろうか。二〇〇三年の『産科と婦人科』誌の論説で、イングリッド・ナイガード医師は次のように書いている。「子どもを多く産む予定がない健康な女性にとって、選択帝王切開は、個人的なニーズを満たすために行えるほど安全なものになった」この言葉は、スピアーズと同じニーズを持つ女性たちに、選択帝王切開の扉を開くことになった。

自然分娩と消費者の権利を擁護する人々は、すぐさま反撃を開始。産婦人科医たちは研究のデータを操作し[*19]、選択帝王切開と経膣分娩が母子に与えるリスクを正確に伝えていないと主張した（スピアーズの主治医は、帝王切開もかなり痛いということをきちんと説明したのだろうか？　それに、もし子どもをもっと産みたくなったら、三回めの手術の危険性――彼女は帝王切開を二回受けている――は、一回めよりはるかに高くなることを伝えたのだろうか?）。反対派の人々は、選択帝王切開を支持する高名な産科医たちに共通した利害があると指摘した。お金である。医者にとっては、帝王切開のほうが経膣分娩よりたしかにずっと割がいい。

産科医のあいだでも意見は二分している。米国のベイラー医科大学にある医療倫理・保健政策センターの研究者たちは、共同で総説を執筆した。そのなかで選択帝王切開を奨励する産科医たちを批判しながらも、「健康な女性が選択帝王切開のプラス面とマイナス面を正しく理解し、そのうえで受けたいと望むなら、その希望をかなえるべきだ」と述べている。一方、国際産科婦人科連合は「現在のところ、医療に無関係な理由で帝王切開を行うことは正当化できない」と明言している。

選択帝王切開をめぐる論争は、まだ収束しそうもない。だからこそ、国際産科婦人科連合の「現在のところ」という表現に大きな意味があるのではないだろうか。年取ったときに尿失禁を起こしにくいなど、これまで宣伝されてきた選択帝王切開の利点はすでに疑問視されている。研究が進めば、選択帝王切開のよい点も悪い点ももっとわかってくるだろうし、時間がたてば状況も変わってくるだろう。いまのところ、世論の振り子は選択帝王切開に反対する方向に振れそうな気がする。最近生まれた女の子たちがおとなになったころには、自分の意思で帝王切開を受けるなんて不自然だと思うのではないだろうか。

産科医のあいだで起きる議論が、当然のように母親を中心に語られていることに注目してほしい。母親の選択の倫理、手術の安全性、老後に尿失禁になる可能性――。すべて母親のことばかりである。胎児や赤ちゃんは母親ほど重視されておらず、選択帝王切開が赤ちゃんにもたらすよい影響（分娩外傷を受けにくいなど）や悪い影響（呼吸困難を起こしやすくなる、予定日をまちがえると、未熟児で生まれる可能性があるなど）と言われていることも、短期的なものばかりである。[*20]

選択帝王切開は、少なくとも赤ちゃんのあいだはかなり安全なようだ。しかし、長期的にどんな影響が出るかはほとんどわかっていない。選択帝王切開が母子の絆の形成にどう影響するのか？　母親は選択帝王切開で産んだ子を、母乳で育てたいと思うだろうか？　母子の関係に長期的な影響はないのか？　身体的な問題は本当に起きないのか？　生後六か月のときは順調に育っているように見えた子が、六歳とか一六歳になったときに、予定帝王切開が原因で病気になることはないのだろうか？

「自然がやることにはすべて意味がある」英国の偉大な科学者、アイザック・ニュートンは一七五二年にそう書いている。これは物理学についての言葉だったが、出産にも同じことが言える。九か月という短いあいだに、妊婦は新しい人間を一からつくりだし、胎盤からその子にさまざまな栄養素、酵素、ホルモンを送りつづける。これらの化学物質は、出産などのストレス要因から身体を守る免疫系を構築する、脳や骨をつくるなど、それぞれちがう目的を持っている。

出産は、健康な胎児なら誰でも経験する最大のストレスである。陣痛のあいだ、子宮がすごい力で収縮すると、子宮内の血管が締めつけられ、血の流れが滞る。すると一時的に胎児に酸素が届かなくなり、呼吸がしばらく止まる。低酸素状態がつづくと、酸素フリーラジカルが形成される。フリーラジカルをそのままにすると、細胞が壊れてしまう。生態防御の働きでこの状態をすみやかに解消しなければ、胎児の組織は酸化ストレスと呼ばれる深刻なダメージを受けることになる。

しかし、自然はこれを防ぐ優れた仕組みを用意してくれた。健康な妊婦は経膣分娩のあいだ、酸化ストレスを抑制する抗酸化物質、グルタチオンを大量に分泌し、胎児の身体に送り込む。ところがストレスが少ない選択帝王切開分娩の場合、胎児は母体からグルタチオンを少ししか受け取らない。経膣分娩と選択帝王切開で受け取るグルタチオンの量に差があることが長期的な影響をもたらすのかどうか、いまのところわかっていない。しかし酸化ストレス――アテローム性動脈硬化症やアルツハイマーをはじめ、さまざまな病気にかかわっている――は生涯を通じて組織を破壊するから、陣痛のあいだに胎児に降り注いだグルタチオンのシャワーが、子どもの生化学的な体質の調整に重要な役割を果たしている可能性は高い。

最新の研究によると、帝王切開で生まれた子、特に選択帝王切開で生まれた子たちは、経膣分娩で生まれた子どもより、免疫系の疾患である喘息にかかる確率がやや高いという。僕がこう書いている現在も、帝王切開が何年かのちに喘息を引き起こすメカニズムは解明されていない。もしかしたら、陣痛が新生児の免疫系にスイッチを入れる「呼び水」の働きをしているのかもしれない。また、選択帝王切開で生まれた子と産道を通って生まれた子では、腸内細菌の種類がちがうことがわかっている。これがのちにアレルゲンに対して異なる免疫反応を引き起こしている可能性もある。

帝王切開と喘息との因果関係がどれだけ強いかは不明だが、もし有意な関係があるならば、選択帝王切開で生まれた子どものほうがリウマチや糖尿病など、ほかの免疫系疾患にもかかりやすいかもしれない。個人的な経験から結論を導くのはまったく非科学的だということはわかっているが、自分の家族のケースからついあれこれ考えてしまう。医学的に必要な予定帝王切開で生まれた息子が、幼いころずっと喘息で苦しんだからである。経膣分娩で誕生した娘から喘鳴を聞いたことは一度もない。

もちろん、ここに書いたことはただの推測にすぎないし、僕が予定帝王切開の弊害を心配している理由はこれだけではない。ただ、選択帝王切開が子どもにもたらす影響が判明していないことは確かである。選択帝王切開が原因で子どもがささやかな、またはもっと深刻な健康上の問題を持つようになるかどうかは、長期にわたって詳しく研究しないかぎりわからないだろう。しかし、どこから見ても健康な子どもを対象に、選択帝王切開がもたらした小さな問題がないかどうか調べる研究は手間も費用もかかるし、研究としての優先順位はまだ低い。二〇〇七年現在、医学的理由による帝王切開で生まれた子たちを長期的に追跡調査した研究はほとんどないし、選択帝王切開の子どもたちを対象にしたものはひとつも見当たらない。

それでも米国で出産する妊婦が、どうしても選択帝王切開を望むなら、願いをかなえてくれる医者はかならず見つかるだろう。その理由はただひとつ——最初から患者の望みどおりにすれば、問題が起きたときに訴えられる可能性がぐんと低くなるからだ。

そろそろ出産関係者にとって頭の痛い問題、訴訟をとりあげねばならない。[*21] 米国で帝王切開が増加した背景には、産科医が出産に立ち会うたびに感じる強烈な不安が見え隠れする。なにか問題が起きたら訴えられる——彼らはいつもそのことを恐れている。これは被害妄想ではない。平均的な産科医は、現役のあいだに二、三回大きな訴訟を起こされている。

お産に絡む医療ミスについて、ほとんどの場合は産科医の過失ではないという判決が出ているが、それでも裁判には莫大な費用がかかる。だから、医者のなかでも産科医がいちばん高額な医療賠償保険に加入している。一回でも敗訴すれば、保険料が天文学的に上がり、産科医としてやっていけなくなるかもしれない。実際に二〇〇二年にオレゴンの産科医が敗訴し、何百万という和解金を支払ったあと、医療賠償保険の年間保険料が二万八〇〇〇ドルから二五万五〇〇〇ドルに跳ね上がったケースがあった。

医療賠償保険の保険料の値上がりと、自分に責任があってもなくても訴えられるケースが増えているせいで、もうひとつ心配な現象が起きている。分娩室に背を向ける産科医が増えているのだ。二〇〇二年に、ペンシルヴァニア州の産科医の五人にひとりが、医療ミスに絡む問題が直接のきっかけでお産を扱わなくなったと答えている。二〇〇四年に米国産科婦人科学会が行った全国調査では、七人にひとりが同じ理由でお産の現場から離れていた。

残念ながら、お産を扱わなくなったのは問題を起こした医者や医療機関だけではない。調査に答えたペンシルヴァニアの産科医の多くは、訴訟を起こされた経験がなかった。いまや農村部では、産科医がひとりもいない地区もある。こうした地域の妊婦は産気づいてから車で遠くの病院まで行かねばならず、そのあいだに合併症が起きる可能性が高い。ようやく病院に着いたときには、帝王切開で産むしか選択肢がない――そんなケースが増えているのは当然のことだろう。

「消える産科医」現象は、今後さらに加速するだろう。米国では、産婦人科を希望する医学生が減りつづけている。二〇〇四年には、産科研修医のポストに米国のメディカルスクール卒業生が占める割合は六五パーセントだった。ほんの一〇年前は八六パーセントだったことを思うと、すごい減少ぶりである。もちろん、産科医が減っている理由は訴訟の心配だけではない。もっと稼ぎがよく、当直も少ない美容整形などの分野に人が流れていることもあるし、ほかにもいろいろな事情があるのだろう。それでも医療訴訟の問題が大きな要因であることはまちがいない。

いま、出産全体に帝王切開が占める割合は大きすぎる。米国保健福祉省から世界保健機関まで、あらゆる機関がそう考えている。この状況をいったい、どの程度まで正すことができるのか。これについてはさらなる議論が必要だ。しかし、帝王切開という精霊が魔法のランプから出てしまった以上、もはやもとにはもどせない。リチャード・デップ博士が産科学の教科書の最新版に書いている――「私たちは、帝王切開分娩の比率を下げることがむずかしい循環に入ってしまった」。

この循環には、いまの産科医が受けている教育[*22]と、難産が増えているという事情もかかわっている。逆子など、昔は当然のように経腟分娩の対象だった子たちが、今後はもっと帝王切開で生まれるようになるだろう。一般に帝王切開のほうが安全性が高いし、若手の産科医たちは昔とちがい、問題のあるお産を経腟分娩でとりあげる教育や訓練を充分に受けていない。妊婦の平均年齢が上がり、慢性疾患を持つ人が増えてきたこともあり、なにか問題があれば帝王切開を勧める医者が増えている。

帝王切開につながる三つの大きな要因――難産、胎児仮死、反復帝王切開――は、少なくとも理論上は減らすことができる。難産や胎児仮死による帝王切開を減らしたいなら、正常な分娩と難産の両方で陣痛管理のやりかたを変え、胎児が本当に仮死状態なのかどうかをより正確に調べる方法を開発すること、そしてなによりも訴訟の危険ととなり合わせの医療環境を変えることが必要だ（そんなことがもし可能ならの話だが）。

デップ博士が「循環」と呼んだものは、肯定的な風潮と否定的な風潮――それらの多くはバランスをとろうとして起きる――が絡み合って生じている。分娩室も、社会のさまざまな風潮の影響を受けるようになってきた。帝王切開率を下げたいといくら産科医が望んでも、（僕の仕事仲間の産科医の言葉を借りれば）岩と堅い地面と弁護士に包囲され、身動きできないという。

これがもし本当ならば、米国の産科医は自分たちの成功の犠牲になったと言えるだろう。帝王切開の安全性がかなり高まったおかげで、人々は分娩が安全なものだと思うようになった。その結果、

「お産は安全」という期待を満たせない医師は、厳しい社会制裁を受けるようになり、帝王切開を控えることがむずかしくなったのである。二一世紀の前半に入り、人類はジェームズ・バリーには理解できそうもない皮肉な問題にぶつかっている。いまや帝王切開をやるよりも、やらないことに勇気――もしくは無鉄砲さ――が求められるようになったのだ。

ジョンが生まれた朝、僕が電話をかけた人のなかにシスター・カローラがいた。シスターはフランシスコ会の修道女で、ミズーリ州セントルイスのセント・メリー病院に住み、定年まで病院の栄養部長として働いていた。彼女を敬愛していたおばが、僕の生まれる少し前に修道院に入っていた関係で、幼いころに知り合って以来、ずっと大切な友人として親しくさせてもらっていた。

修道院に行くたびに、おばが住む棟の前の公園を横切って、シスターの事務所に寄っていた。そこに飾ってあるガラス製の文鎮や鳥の剝製のコレクションをながめながら、彼女の仕事が終わるのを待ったものである。僕のお気に入りは怒ったような顔をしたキジ。緑のガラス玉のような目をかっと見開いて周りをにらみつけ、狩人がいたらいまにも飛び立ちそうに見えた。

シスターの仕事が片づくと、ふたりで病院の調理室に行った。そこではいつもあんずのジュースとブラウニーの切れ端をもらった。記憶に残っているのは、シスターの顔と手（ほかの部分は黒と白の修道衣に覆われて見えなかった）と、少しかすれたやさしい声。その声は、笑い上戸のシスターが笑うたびに高くなった。僕はやさしくて面白い彼女のことが大好きだった。

それからときがたち、僕はおとなになってエリザベスと結婚した。なかなか子宝に恵まれないことを知ったシスターは、エリザベスの懐妊を祈ってくれるようになった。彼女が毎日祈ってくれたおかげで、やがてクレアが誕生。それからすぐ、ジョンに恵まれた。ジョンが誕生した日、クレアはまだ一歳半で、忍耐強いおばあちゃんと一緒に「くるみ割り人形」のビデオを何度も何度も観賞していた。クレアが生まれてからも、シスターは祈りつづけてくれていた。彼女いわく、ジョンを授かることができたのはお祈りのおかげらしい。

ジョンが身体を清めてもらい、新生児室の暖かいベッドに入ったあとで、僕はセントルイスの修道院に電話した。電話に出た修道女がシスターを呼びに行ってくれた。年齢的には自分より若い「年配のシスターたち」の手芸を手伝っていたらしい。二、三分して、やっと電話口にやってきたシスターは、元気な男の子が生まれたと聞いて、「おお、神よ、感謝します!」と歓喜の声をあげた。

帝王切開が決まってから、お祈りを強化してくれたらしい。「あの手術のこと、本当に心配していましたよ」ほっと息をつく彼女に、僕は感謝を伝え、「シスターが授けてくれた長女は、まだ夜に授乳が必要なくらいの赤ちゃんですから、しばらく子どもはいいですよ。どうかお祈りをお休みくださ い」とふざけて言った。シスターは受話器を置くと、仲間たちに、イエス様がお願いを聞いてくださり、赤ちゃんがぶじに生まれたと誇らしげに報告しに行った。

彼女が天に召されて八年がすぎたころ、僕はこの本を書くために資料を集めはじめた。そして、あれほど真剣に「あの手術」の成功を祈らねばならなかった理由が初めてわかった。シスターは一八九九年にイリノイの農村地帯で生まれたのだが、その地域では当時、帝王切開はもはや手の打ちようがないときに、危険を承知で行う最後の賭けだった。シスターは一五歳で修道院に入り、一九一八年に正看護師になっている。同年代の女性が出産適齢期を迎えた一九一〇年代と二〇年代にはまだ抗生物質が使われておらず、帝王切開による死亡率は非常に高かった。おそらく帝王切開手術で命を落としたり、一生後遺症に苦しむことになった妊婦や赤ちゃんを個人的に知っていたにちがいない。彼女の長い人生のあいだに、危険な賭けだった帝王切開は経膣分娩代わりに抵抗なく行われる簡単な手術に変わっていた。けれど、そんな記憶があったからこそ、あれほど心配してくれたのだろう。

僕は手術の二日後に、元気な息子と順調に回復しつつある妻と一緒に帰宅した。帝王切開分娩の歴史を調べるようになり、家族と家に帰れた自分がどんなに幸運だったかひしひしと感じたのは、それからずいぶんあとのことだった。

Ⅱ

陣痛との闘い

4　女王陛下はお産が嫌い――痛みのないお産ができるまで

無痛分娩のために闘いましょう。自分のためだけでなく、女性という性のために。

――ハンナ・リオン（フェミニスト兼ジャーナリスト）、一九一五年

出産はエクスタシーである。

――アレン・コーエン（詩人、助産師、自然分娩の擁護者）、一九七〇年

「とにかく薬をちょうだい！」

――ニーナ・シャピロ（ライター）、オンライン雑誌『スレート』より、一九九九年

宇宙人がある日の僕の当直についてきたら、出産の前になると人間の女性の背中には細長いチューブが生えてくるものだと思うかもしれない。その日に僕が呼ばれたお産では、ほとんどの妊婦の腰のあたりに硬膜外麻酔のカテーテルが刺してあり、そこからのびたチューブがベッドの頭側に置かれた

ポンプにつながれていた。僕の病院が特に変わっているわけではない（小児科医のうしろから宇宙人がのぞいていること以外は）。米国の女性のほとんどが――地域によっては九〇パーセントに近い女性たちが――出産の痛みをやわらげるために硬膜外麻酔を使っている。硬膜外麻酔は現在、分娩の現場にすっかり浸透し、これを使わないお産は想像できないほどあたりまえになっている。ましてや、硬膜外麻酔というものがなかった時代を思い描くことなど不可能に近い。

産婦の意識はそのままで、大きすぎる胎児を小さすぎる出口から押し出す痛みだけをなんとかやわらげたい――。そんな選択ができるなんて、ほんの最近まで信じられないことだった。ほとんど痛みのない状態で子どもを産めるなんて、想像さえできなかったにちがいない。昔の女性たち、特に二〇世紀の半ばに出産した女性たちが、いまの産婦はどんな状況で子どもを産みたいか自分で選べると知ったら、心から驚き、うらやむのではないだろうか。

痛みのまったくないお産を求める旅は、人類の歴史のまだ早いうちにはじまり、人類の歴史と同じく、起伏に富んだ道程をたどった。この探求の歴史には、有名な人も無名な人も含め、じつに多彩なキャラクターが登場する。戦争と平和、婦人参政権、「自然」出産、自己投与による麻酔、勇敢な女性記者、神、ヒッピー、優生「科学」、そしてもちろん大勢の医者たち――悪い医者や無知な医者もいたが、すばらしい医者もいた。これらの要素が一緒になって、善意、予想外の結末、痛み、政治的なかけひきに満ちた物語が生まれている。一世紀半にわたる科学の進歩には、支配の問題が絶えずつきまとう。お産の現場でも、「誰が分娩室を仕切るべきなのか」がつねに争点になってきた。

人間が経験するあらゆる状況のなかで、痛みが無条件でよいものとされるのは出産だけではないだろうか。痛みをやわらげる、取り除くという決断が、激しい論議の的になるのも出産だけである。過去の歴史を振り返ると、痛みを肯定した人の多くが、実際は痛みを味わうことがない人々——たとえば男性ばかりだった一九世紀の欧米の医者や宗教指導者たち——だった。現実をまったく知らない人たちがお産のありかたを決めていたのだ。ではいまはどうだろう。じつは現在も、出産経験がある人々のあいだでさえ「薬に頼らず、長い時間痛みに耐えて産むのが理想的なお産」だと言われている。

もちろん、出産が痛いのは自然なことである。しかし痛みから逃れたいという気持ちもまた、同じくらい自然なことだ。有史前にも、産婦を励ます、気をまぎらわす、お腹をなでるなど、痛みをやわらげるための単純な試みはなされていたことだろう。二世紀のギリシャでは、高名な医者のソラヌスが陣痛を軽くするため、妊婦の腹部を手でさすることや、温かいオイルにつけた布をあてがうことを勧めている。[*1] 古代医学の怪しげな処方箋を見ると、古代ローマの軍人で博物学者でもあった大プリニウスが、カタツムリ、ミミズ、ガチョウの糞を水に溶かした飲み物を陣痛の妙薬として処方している。古代世界ではほかにも、マムシの脂肪でつくった軟膏、うなぎの胆汁、ロバのひづめの粉末、ヘビやカメレオンやウサギの舌などが使われていた。中世になると、助産師たちがさまざまな薬草《ハーブ》、植物の根、キノコなどを用いるようになった。陣痛のための処方が無数にあるのは、文化によって好みがちがうのと、どの薬にもあまり効果がなかったせいだろう。

こうした処方のなかには有害なものもあった。ヒヨス（一三世紀に「判断力と理性を奪う」とされた薬草）やドクニンジン（学名の「コニウム」は、「めまいがする」という意味のギリシャ語の動詞「コナス」

から来ている)、マンドラゴラ(「牛をおかしくする」という意味のギリシャ語)は特に毒性が強い。これらの植物を食べ物や飲み物に混ぜて妊婦に与えると、痛みがやわらぐこともあったが、ひきつけや麻痺を起こしたり、意識不明におちいったりすることが多く、ひどい場合は命を落とすこともあった。

昔は陣痛をまぎらわすために、お酒もよく用いられていた。チャールズ・ディケンズの小説『マーティン・チャズルウィット』に出てくる横暴な看護師、サラ・ギャンプのように、ヴィクトリア時代の英国の助産師のあいだでは、妊婦にお酒を飲ませて酔わせたり、ときには意識不明にして、お産を「楽にする」荒療治が普通に行われていた。そうかといって、医者のほうが患者の苦痛をうまくやわらげられたわけではない。彼らの得意技は、分娩中の妊婦の腕から、意識がもうろうとするまで血を抜く「瀉血法《しゃけつ》」。こうすると、妊婦がぐったりして動かなくなるから、都合がよかったのだろう。

薬草、お酒、瀉血が幅をきかせていた一九世紀の出産現場に、大英帝国の北のはずれからひとりの医師が、子だくさんの女王の侍医として現れた。その医師の名はジェームズ・ヤング・シンプソン。彼の登場により、陣痛管理の方法は一変した。しかし、そうなるまでの道のりは決して平坦なものではなかった。

僕が医学生だったころ、ヴィクトリア女王について考えたことはなかった。[*2] 高校の歴史の授業で、僕が彼女に抱いた印象はこうである——切手や紙幣や肖像画のなかから仏頂面でにらんでいる、ずんぐりした女性。この印象はメディカルスクールに行っても変わらなかった。

多産で有名なヴィクトリア女王が、じつは母性愛あふれる女性ではなかったとどこかで読んだことがある。彼女は妊娠を嫌がり、出産を憎み、子どもが生まれてもほとんど世話をしなかった。王家の子孫を産み落とすやいなや、看護師や乳母たちに託したらしい。そんな彼女が分娩の近代史のなかで重要な役割を果たしていようとは、想像だにしなかった。

ところが陣痛について研究するうちに、ヴィクトリア女王の名前をあちこちで目にするようになった。まず彼女は、英国《イングランド》で初めて分娩に麻酔を使った女性だったらしい。侍医たちのアドバイスのもとクロロフォルム麻酔を受け、たったひとりで英国の産科学を新しい世紀に導き、数多くの妊婦に無痛分娩の扉を開いた人物として深い敬愛を集めたという。少なくとも、伝説ではそういうことになっている。女王とクロロフォルム麻酔のエピソードについて調べるうちに、豪快な人物が次から次へと登場する、非常に興味深い物語が見えてきた。

皮肉なことに、ヴィクトリアは出産の痛ましい事故がきっかけで女王になった人物だった。「狂王」ジョージ三世の孫娘でジョージ四世の唯一の嫡出子だったシャーロット王女が、一八一七年に息子を死産したのち、二一歳の若さで息をひきとった。彼女の死をきっかけに、ジョージ三世の七人の息子のあいだで争いが勃発。息子たちはすでに中年になっていたが、誰も正統な嫡出子を持っていなかったため、にわかに子づくりに熱意を燃やしはじめる。最初に子宝に恵まれた者には、ギャンブルでつくった巨額の借金を帳消しにしてやると王が約束したこともあり、息子たちはひとり、またひとりとお見合い結婚をした。そんななか、四番めの王子エドワードの娘として、一八一九年五月二四日にヴィクトリアが誕生。おかげでエドワードは、ほかの王子たちに辛くも勝つことができた。ヴィクトリアの最初のいとこであるジョージが生まれたのは、そのわずか三日後であった。

ヴィクトリア女王が妊娠や出産を嫌悪していたというイメージは、一八五八年に、彼女が長女のヴィクトリア王女に書いた手紙に負うところが大きい。当時一七歳で、母親から「ヴィッキー」と呼ばれていた王女は、ドイツの皇太子、フリードリヒ三世のもとに嫁いですぐに身ごもった。王女は母親にあてた手紙のなかで、自分の子宮にいる「不滅の魂」への愛情を切々とつづっている。

一年前に末っ子を産んだばかりの女王は、ヴィッキーのふくらんだ憧れにためらうことなく水を差した。「お産のときは自分が犬や牛になったように感じます」娘にあてた手紙には、出産の嫌な面が書きつづられている。「陣痛――あの苦しくて、みじめで、いまいましい痛み。あれを味わっているときは、控えめに言っても、羽を切り取られて、どこかにしばりつけられているような心地がします。自分が半分しか自分でないような気持ちです。まったく妊娠というのは［結婚の］暗部です。女という性ほど忌むべきものはありません」

お産を動物の営みにたとえた母親に、娘が送った返事は残念ながら残っていない。しかし、妊娠が終わるころには、母親の言葉の意味がわかったのではないだろうか。ヴィッキーのお産は逆子だったうえ、胎盤に異常があったせいで、一時は自分も死にかけるほどの難産になった。息子のヴィルヘルムは出産時の事故で肩の骨を損傷し、生涯治ることがない障害を負ってしまう。このできごとが世界史を大きく変えてしまったのかもしれない。事故の後遺症でうまく発育しなかった左腕を見返すかのように、ヴィッキーの「不滅の魂」ヴィルヘルム二世は軍国主義に突っ走り、ドイツを第一次世界大戦に引きずり込んだのである。

しかしヴィクトリア女王も、出産を初めからこんなに嫌悪していたわけではない。一八四〇年、初めての妊娠中につけていた日記からは、ヴィッキーの誕生を心待ちにするやさしい女王のすがたがうかがえる。生まれてからも肖像画を描いたり、侍女たちに見せて歩いたりするなど、小さな娘としょっちゅう一緒にすごしていた。夫のアルバート公は「女王は政治にあまり興味を示さなくなり、いつも王女とすごしている」と、妻が母親業に夢中になるあまり、公務をおろそかにすることを案じた。

この愛情あふれる二二歳の若い母親が、三九歳になるころには、自分の孫を身ごもっている娘の幸せに水をかけるような気難しい女性になっていた。どうしてそうなってしまったのだろう。この答えを探るために、ヴィクトリア女王の妊娠や出産を振り返ってみたい。まず僕が驚いたのは、女王が一五〇センチにも満たない小柄な女性だったということだ。彼女は一六年ちょっとのあいだに子どもを九人も産んでいる。当時は新生児の体重を量る習慣がなかったから正確な数値はわからないが、どの子も「驚くほど元気で大きな赤ちゃん」だったという。周囲が驚くほど大きな胎児がこれほど小さな身体に入っていれば、妊娠の最後の二、三週間はものすごく苦しかったにちがいない。浅い呼吸しかできず、睡眠不足に悩まされ、足はパンパンにむくみ、痛くてまともに歩くことさえできなかったのではないか。

ヴィクトリア女王は特にお産を恐れていたが、身体のサイズから骨盤の大きさを想像するに、彼女の出産は大柄な女性に比べて痛みも激しく、危険性も高かったことだろう。妊娠という檻《おり》にとらわれるたびに、自分の生命と王位が危うくなることを心配し（いとこのシャーロットを襲った悲劇が何度も胸をよぎったかもしれない）、不安でいっぱいの日々をすごしたことだろう。女王は一六年のあいだに九回も、自分が出産で亡くなるという充分にありうる事態に備えて、後継者を指名しなければならなかったのである。

彼女が妊娠・出産するたびに味わったであろう肉体的な苦痛や、政治にまつわる苦悩を思えば、八人めの子どもを妊娠中の一八五三年に、北の果てからクロロフォルム麻酔のニュースが届いたとき、こうつぶやいたとしても不思議ではない——つべこべ言わずに、痛み止めを持ってきなさい！

ジェームズ・ヤング・シンプソンは、一九世紀の半ばにスコットランドで活躍した産科医である。小山のような大男だったらしいが、晩年の写真では、身体こそ太っているものの、やや衰えた感じはいなめない。しかし、表情には自ら築きあげた名声に対する自信がみなぎっている。彼の最大の功績は、なんと言っても英国に初めて産科麻酔を持ち込んだことである。この手柄のせいで、ロンドンの医学界から激しい批判を浴びることにもなったが。

一八四六年に英国で、初めて吸入麻酔を使った手術が行われた。それからほんの二、三週間後に、シンプソンはエジンバラにある自分の診療所で、難産の妊婦に吸入麻酔を試し、すぐにその効果に心酔した。痛みを抑えることにより、出産の障害となっている問題に対処する時間の余裕が生まれ、以前なら助からなかった母子の命を救うことができたからである。彼はこの成果に自信を持ち、やがて正常で問題のないお産にも麻酔を用いはじめる。二、三週間という短いあいだに特に問題のない産婦五〇人以上に麻酔を使い、その経過を熱に浮かされたように書きつづった。

ヴィクトリア女王はこの画期的な試みのことを、早い段階から知っていたようだ。六人めの子を身ごもっていた一八四八年に、クロロフォルム麻酔の使用を検討していたという証拠がある。また、七人めを妊娠中の一八五〇年に、アルバート公が有名なロンドンの医師、ジョン・スノーにクロロフォルムの使用について相談したことが記録に残っている。しかし侍医のジェームズ・クラーク卿はクロロフォルム（とシンプソン）に否定的で、「危険すぎる」という理由で二回とも反対した。

ロンドンの医者たちの大部分がクラークと同じようにクロロフォルム麻酔に反対していた。反対する人のなかにも、医学的に適切でないと言う人、道徳的に問題があると考える人、また数こそ少なかったが、陣痛ははるか昔イヴが禁断の実を食べた報いである以上、取り去るべきではないと主張する人など、いくつかのタイプがあった。もうひとつのタイプは、シンプソンの傲慢な物言いが我慢できない医者たちで、その数はかなり多かった。

シンプソンは人と争うことが大好きだった。「意見が同じであれば非常に魅力的な人物だが、反対の立場で議論するには恐ろしい相手」と評されていた彼は、クロロフォルムの使用に反対する人々と喜びいさんで対決した。シンプソンがスコットランド人で、反対する側の人間がほとんどイングランド人だったことも、彼の負けん気に油を注いだのではないか。エジンバラは一九世紀の前半までヨーロッパの医学教育の中心地であり、スコットランドの医師たちは、あらゆる機会を逃さずイングランドの医師たちにそのことを思い知らせようとしていたからである。一八四七年に初めて出産にクロロフォルム麻酔が使われてから一か月もしないうちに、シンプソンに批判が集中した。彼はいきりたって反論し、闘いの火蓋が切られることになった。

医学的な見地からクロロフォルム麻酔に反対した人々は、陣痛は出産にとって有用かつ必要なものであり、毒性がわかっている薬を自然な身体の生理プロセスに投与するのは危険だと主張した。

当時、多くの医者が陣痛の強さを手がかりに、出産の進み具合を判断していた。米国で産科の名医と言われていたチャールズ・デルシーナ・メグズはシンプソンに「痛みはお産の進行状況を知るために必要かつ有用である」と書いた手紙を送りつけ、クロロフォルム麻酔の安全性についての懸念も訴えた。メグズは書きつづった――クロロフォルムが妊婦の身体に与える影響は不明だし、ましてや胎児に与える影響など皆目わからない状態である。人間の身体にとって自然な症状を取り去るために、海のものとも山のものともわからない処置を施し、ほんの少しでも人の命を危険にさらしていいという法はない。出産のような自然の営みにクロロフォルムの出る幕はないし、使ってもお酒と同程度の麻酔効果しかないだろう――。

シンプソンは怒りに燃え、すぐに反論の手紙を送った。「医者が出産の進み具合を知るのに、患者がのたうち回るすがたや悲鳴の大きさから判断する以外、まともな方法はない――あなたはそうおっしゃるわけですか？」クロロフォルムが危険だという指摘については、英国内の数か所の病院で、手足の切断手術に麻酔を使いはじめてから死亡率が激減したというデータをあげて反論。クロロフォルムはどのような医療処置にも安全であり、出産も例外ではないと言い切った。手足の切断とお産を同列に論じた手紙を読み、あきれ果てたメグズはますますシンプソンに対する怒りをつのらせた。

クロロフォルム麻酔をめぐる論争は、医学誌や新聞にも飛び火する。一八四七年の後半に初めての麻酔分娩が行われてからほんの数か月後に、クロロフォルム論争は個人攻撃の色合いを帯びはじめた。高名なロンドンの産科医、ロバート・バーンズは英国一の医学雑誌『ランセット』でシンプソンにかみついた。「二、三の不完全で疑わしい事実のみにもとづいたいい加減な議論、誤った推論、穴だらけの計算、好きなように脚色した統計だけを使って判断を下すべきではない――エジンバラの産科学の教授《センセイ》はそうしたことがお好きなようだが」バーンズは多くのページを費やして、シンプソンは嘘つきのうえデブであり、おまけにスコットランド人だと罵ったのである。

シンプソンはこうした攻撃にじっと耐えた。彼は多才な人物だった（X線が使われ出す半世紀前からその重要性を説き、現在でも分娩に使用されるシンプソン鉗子を発明した）が、特に先見の明があり、他人がなんと言おうと自分の偉大さを疑わない（そして宣伝する）天賦の才があった。彼は、宣伝活動の大切さを知り尽くした腕利きの政治家でもあった。

シンプソンは、クロロフォルムを初めてお産に使ってから数週間のうちに、麻酔分娩を宣伝するパンフレットを配り、医学雑誌にレポートを投稿して自分の試みを世の中に知らしめた。クロロフォルムはすぐに世間の注目を集め、激しい議論を巻き起こす。「医者たちがどれだけ産科麻酔に反対しても時間の無駄だ。『痛みのないお産』を求める大衆の声が、もうすぐ勝利を収めるだろう」とシンプソンは書いている。

シンプソンに反対する人々は、大口を叩くスコットランド人が言うことを認めたくないあまり、道徳や宗教を持ち出して反論した。多くの医師はクロロフォルムが効いている患者のようすに驚き、まるで酔っ払いのようだと形容している。米国で道徳論を振りかざす医者の最右翼、チャールズ・メグズは、有名な産科学の教科書のなかではっきりと述べた。「ウイスキー、ジン、ブランディ、ワイン、ビール、エチルアルコール、クロロフォルム――。どれを使ったにしろ、意識がもうろうとすれば泥酔と呼ばれる。どんな優れた理論や議論をもってしても、泥酔と麻酔のわずかなちがいの何百万分の一さえ証明することはできないだろう」

やがて、あるフランスの産科医が、若い産婦がクロロフォルム麻酔中に夫と性行為をしている夢を見たことを白状したと発表。それまでは道徳寄りだった議論が、にわかに好色な色合いを帯びはじめる。この医師は、陣痛を抑えると、女性の性欲に歯止めがかからなくなると警告した。

麻酔反対派の医師たちは競い合うように、突飛な主張を展開しはじめた。数ある荒唐無稽な理論のなかでも、ロンドンの医師G・T・グリームの説の右に出るものはないだろう。彼によると、胎児はクロロフォルムをかがされた女性の膣内で巨大なペニスのような働きをするらしい。そのせいで「売春婦にしか許されないような」夢を見るのだという。だから賢明な医師たちは知的で「堕落していない」女性に麻酔を使う前に、よく考えるべきだと警告した。グリームはフランスの医者による警告を一歩進めて、「陣痛がなくなると、女性がのちに放蕩にふけり、売春婦になりかねないうえ、分娩中に医師を誘惑する可能性さえある」と訴えた。

当時、新妻たちのあいだでベストセラーになった『妻の心得（*Advice to a Wife*）』という本は、ダンスさえふしだらな行為で、妊娠中に踊るなど言語道断、「なによりも大切なことは貞操と純潔を守ること」だと説いている。こんな時代に、妊婦が酔いつぶれ、みだらな想像にふけりながら出産するなど、とうてい許されないことだったろう。立派な英国紳士が、妻にそんなはしたないふるまいをしてもらいたいわけがない。

妻が泥酔し、のちに色情狂になる危険を説いても、まだクロロフォルムをあきらめない医師たちに対し、シンプソン反対派の人々は旧約聖書のなかに反論の根拠を見出した。

『創世記』には、神がエデンの園にもどり、アダムとイヴが蛇に騙されたせいでせっかくの天国が台無しになったことを知ったようすが書かれている。神は激怒し、アダムには食べ物を得るために額に汗して働きつづける運命を与えた。あわれなイヴには「出産の痛みをいまよりずっと強くしてやる。お前は痛みに耐えて子どもを産むのだ」と言い放った。一部の医者や聖職者はこの一、二行を根拠に、産みの苦しみをやわらげることは、緊急を要する産科手術においてさえ、神を冒瀆する行為にほかならないと糾弾した。

ところが宗教指導者たちがこの説に反論した。一九世紀のスコットランドの偉大な聖職者トマス・チャルマーズは、一八四七年にこの問題について短い論文を書き、「矮小な理論家にお似合いの主張である」と批判している。ハーヴァード神学校で聖書学を教えていたジョージ・ラパル・ノイスは、「自然の力」を利用して人間の苦痛をやわらげることは、神が人類に与えた創意工夫の才を示すものであり、神を冒瀆する行為ではないと述べた。シンプソンも自らヘブライ語の聖書を読み、反対論者たちが根拠としている部分には誤訳があると指摘した。こうした経緯により、聖書がお産に麻酔を使うことを「禁じている」という考えは、英国や米国の一部には根強く残ったものの、ほどなく政治や世論を動かすほどの勢いを失っていった。

ヴィクトリア女王はクロロフォルムの登場から八回めの妊娠が判明するまでの六年間、産科麻酔にまつわる激しい論争の行方を見守っていたことになる。ロンドンとエジンバラでつづいていた中傷戦について女王がどう感じていたかはわからない。しかし彼女は夫のアルバート公とともに、八人めの子、レオポルド王子の出産が間近に迫ったころ、再びロンドンのジョン・スノー医師のもとを訪れたのである。

女王の願いは、今回ようやく聞き入れられた。一八五三年四月七日、スノー博士は宮殿の一室で、英国女王にクロロフォルムを投与する。

「女王陛下の居室の時計が一二時二〇分を指したころから、陣痛のたびに少しずつクロロフォルムを使わせていただいた。陛下は吸入するごとに楽になられ、子宮収縮のあいだの痛みはごく軽いものとなり、陣痛のあいだはゆったりとくつろいで過ごされた。お子様は一時一三分にお生まれになった。陛下は非常にお元気で、クロロフォルムを使ったことを心からお喜びになった」

おそらく医者たちの批判を避けるために、スノーはここで新しいペンに持ち替え、くっきりとした文字でこう付け加えている――「クロロフォルムは、陛下が一瞬でも意識を失われることがないよう、量に気をつけて投与した」。

医学界はこの発表に、即座に激しい反応を示した。『ランセット』編集部は仰天し、五月一四日付の記事でその内容の真偽を疑うそぶりさえ見せている。「かなりの数の患者を即死させた薬、クロロフォルムを使った麻酔を使って［女王陛下が］出産されたという噂が流れ、医療関係者のあいだに衝撃が走っている。［クロロフォルムが危険であることは］医学界の常識であり、まったく問題のない出産で、女王陛下にクロロフォルムを勧めるなどという大それた危険を冒す者がいるとは信じがたい」

編集部は多くの文字数を費やして、まともな医者なら女王陛下にそのような大それたことはできないだろうから、今回のニュースは、「おしゃべりな宮廷関係者たちが流した根も葉もない噂」にちがいないと結論した。その一方で「万が一、侍医が女王陛下にクロロフォルムを投与したことが真実であれば、陛下がまだ三四歳であり、まだお世継ぎをお産みになる可能性がある以上、その医師たちを徹底的に批判し、二度と同じことができないようにすべきだ」と付け加えている。

だがスノー医師は四年後の一八五七年四月一四日に再び宮殿に現れ、女王にとって九人めとなる末っ子、ベアトリス王女をとりあげた。予定日を二週間すぎており、陣痛は予想より強く、激しいものだった。女王はクロロフォルムの量を前回より増やすよう命じ、投与されてから意識が遠のいた瞬間もあったらしい。

さいわいなことにベアトリス王女はぶじに誕生した。スノーはその夜、カルテに「女王陛下は順調に回復した」とつづっている。女王は麻酔の効果に心酔し、クロロフォルムのことを「このうえなくすばらしい薬」と言い切った。この宣言のおかげで、このときに医療関係者からあがった批判の声は四年前よりはるかに小さかったという。

言い伝えでは、女王の言葉を聞いた妊婦たちが、先を争って産科麻酔に群がったことになっているが、実際はそうではなかったらしい。まず女王がクロロフォルム麻酔を使ったという事実さえ、一八五九年になるまで公表されなかった。スノーにしても、クロロフォルム麻酔で有名な医師だったのに、生涯で扱った麻酔分娩の数は七七例しかなかったらしい。カルテを見ても、女王の出産後に患者が殺到した形跡は見あたらない。

しかしながら、女王陛下がクロロフォルムを使ったおかげで、陣痛を麻酔でやわらげることに対して、誰も聖書や道徳的な見地から反論できなくなったことは確かである。どんなに愚かな人間でも、英国国教会の長であり信仰の擁護者でもある英国女王を、酔っ払いの売春婦と同列に語れるはずがない。ヴィクトリア女王の勇気ある決断のおかげで、分娩時、特に難産のときの麻酔使用が科学の進歩と同じ速さで広まっていった。

シンプソンはそれからどうなったかって？　以前は「エジンバラの産科学の教授《センセイ》」と揶揄《やゆ》された彼は、ダブリン大学とオックスフォード大学から名誉博士号を授与されるなど、あちこちで表彰され、産科・婦人科学への貢献を讃えられ、惜しまれながら引退した。一八六六年に、ヴィクトリア女王から准男爵の称号を与えられ、一八六九年にはエジンバラ市から勲章を受けた。その次の年に亡くなったときは、何万人という弔問客が葬儀に詰めかけたという。そのなかには、麻酔を使って出産したもと患者や、嫉妬に燃える昔のライバルたちもいたにちがいない。

これで、少なくとも一八七〇年に出産する女性たちは、陣痛とおさらばできるはずだった。クロロフォルムがあれば、痛みを抑えることができる。安全性が高いうえ、使いやすく、何百人もの産婦に投与された実績があり、英国女王のお墨付きまでもらった薬があるのに、利用しない手はないではないか。

残念ながら、クロロフォルムはシンプソンが世間にそう思い込ませたほど安全でもなければ、使いやすい薬でもない。[*3]彼はクロロフォルムにほれ込むあまり、冷静に欠点を見られなくなっていた。シンプソンが吸入麻酔を使いはじめたのは、英国にクロロフォルムが導入されてからまだ三週間もたっていなかったころだったことと、クロロフォルムについて彼が著した有名な論文の多くが、わずか五件の事例にしかもとづいていないことを忘れてはならない。シンプソンの研究は、当時の医学論文の例に漏れず、仮定ばかりが先行し、データが決定的に不足していた。彼の論文は科学的事実を述べたというよりは、敵にふっかけた長ったらしい議論に近いものだった。

一八六〇年代の前半に、シンプソンがずっと訴えてきたクロロフォルムの効用が認められ、消費者への積極的な宣伝活動も実を結び、注文が殺到するようになった。世間は無痛分娩を切望し、シンプソンの魔法の薬に群がったが、深刻なケースも含むさまざまな副作用がだんだんと明るみに出てきた。なかには、クロロフォルムを二回吸引しただけで急死した妊婦もいたという。クロロフォルムが母親の肝臓を損なう可能性があることもあきらかになった。こうした害は母親だけにとどまらなかった。クロロフォルムは胎盤を通じて簡単に胎児に届く。麻酔を長時間使ったお産で、胎児や新生児に障害が出たり、死ぬケースさえあった。

クロロフォルムで事故が起きたのは、出産時に処方する量や、投与の方法がきちんと決まっていなかったせいもある。だから医者は、それぞれ自己流で麻酔をしていた。シンプソンは陣痛のあいだ、ずっと大量のクロロフォルムを投与しつづける方法をとっており、多くの医者が彼にならった。しかし、分娩の終わりごろ、もっとも強い陣痛がきたときだけ薬を使う慎重な医師もいた。投与する量にしても、産婦がうめき声をあげない程度に痛みを抑えられる程度とする人もいれば、まったく動けなくなるほど効かせる人もいた。クロロフォルムの過剰投与で亡くなったり、危うく命を落としかけた患者は少なくなかったという。

また、分娩時の人手不足もネックだった。お産は母体の下半身で、麻酔は上半身で行うため、ひとりの医者が両方を同時に見ることはできない。そうかと言って、医者のほかに、クロロフォルム麻酔に詳しい助手を雇えるのは非常に裕福な家庭にかぎられていた。だから医者は妊婦の家に来るなり、そこに居合わせた人間をつかまえて麻酔の投与法を教え、手伝わせたらしい。ある医師の記録には「無知な看護師、夫、通行人などをにわか助手として使った」と書かれている。

妊婦自身に麻酔を管理させた医者もいた。ある医者が得意げにやりかたを紹介している。クロロフォルムをしみこませた脱脂綿を詰め込んだグラスを妊婦に渡し、鼻の下に持ってきて深呼吸させる。「妊婦の手からグラスが落ちたら麻酔がよく効いた証拠である。しばらくたって意識がもどったら、またクロロフォルムの脱脂綿入りグラスを持たせればいい」と書いている。投与の方法と量が決まっておらず、麻酔が行きあたりばったりに行われていたのだから、人々がクロロフォルムの本当の危険性に長らく気づかなかったのも無理はない。

医療関係者のあいだでは、クロロフォルムの安全性を疑う声が高まっていたのに、その声は一般大衆にほとんど届いていなかった。一九世紀後半、人々は希望に満ち、科学の進歩がすばらしい未来をもたらしてくれると信じていた。長らく神が罪深い人間に与えた罰だと考えられてきた病の痛みや苦しみが、じつは生物学的な現象であり、人間の手でやわらげることができるという認識も広がりつつあった。医学の世界におけるもっとも大きな進歩は、手術室で起きていた。麻酔の使用が外科技術を一変させたのである。

驚異的なスピードで進歩する外科技術に比べ、産科医療は後退と呼んでいいような状況だった。産科医はだんだん分娩にクロロフォルム麻酔を使わなくなり、使うにしてもシンプソンのように大胆に投与することはなくなった。当時、代わりに使える効果的な麻酔がなかったので、妊婦たちは再び痛みに苦しめられるようになり、クロロフォルムを使おうとしない医者たちの良識を疑いはじめる。陣痛はアダムとイヴがおかした罪のせい——そう信じられていた時代に逆戻りしたかのようだった。産科医を批判する声が高まったのは自然な成り行きだった。

陣痛管理をめぐる産科医と患者の対立は、二〇世紀に入ってからの一〇年間、女性解放運動が発展するにつれ深まっていった。フェミニストたちは参政権や賃金の平等と同じく、薬を使った無痛分娩も、近代女性が勝ち取るべき権利だと主張しはじめる。ドイツに奇跡のようなお産ができる病院があるというニュースがヨーロッパの国々やアメリカに届いたころ、両者の対立は最高潮に達していた。

一九一三年後半、第一次世界大戦がはじまる何か月か前のこと。マーガリート・トレーシーはコンスタンス・レウプとともにニューヨークを発ち、ドイツ南西部のフライブルクに到着した。[*4] 彼女たちは『マクルアーズ・マガジン』誌の記者で、奇跡の出産ができる病院があるという噂を聞いて、シュヴァルツバルト地方の端にある、この小さな中世の町にやってきた。フライブルクの医師たちがまったく痛みのない分娩法——デンマーシュラフ（無痛分娩法）——を完成させたらしい。のちにトワイライト・スリープ（薄明のまどろみ）として知られるようになった出産法だ。麻酔が半分効いた状態で、まどろみながら子どもを産む。何百人もの女性が、トワイライト・スリープのおかげでまったく痛みを感じないで出産ができたと証言している。彼女たちの言っていることは本当なのだろうか。本当だとすれば、なぜ米国の女性たちはその恩恵を受けていないのだろうか。

ふたりは船や汽車を乗り継ぎ、一〇日かけてフライブルクにたどり着いた。ホテルにチェックインすると、「中世の時代からほんの三ブロックしか離れていないところ」にある近代的な病院に足を運んだ。バーデン大学付属女性クリニック。完全な無痛分娩ができると噂されている場所である。

　この女性クリニックは、ベルンハルト・クロニヒ院長と、若手のカール・ガウス医師によって運営されていた。トレーシーとレウプは、まず二、三日かけて外から病院を調査し、ふたりの医師が熱心に話し合いながら庭を歩いているさまなどを観察した。軍人のような外見で、カイザーひげをワックスできっちり固めたクロニヒを、トレーシーは「大きめの白衣を着て、髪をきっちりなでつけた、じつに医者らしい人物」と形容した。ガウスは悲しげな目をした男で、ひげもクロニヒより薄く、「考え深げで、妊婦に対して思いやりがありそう」に見えたという。無痛分娩法を開発した彼らは、ドイツの医学界と幾度となく衝突しながら、自分たちの意志を貫いてきたつわものである。ふたりとも、米国からやってきた敏腕記者たちの頼みを聞くようなタイプではなかった。

　二日後、トレーシーたちは女性クリニックの事務室を訪れ、医師たちにインタビューを申し込んだ。驚いたことに、この頼みはにべもなく断られてしまう。医師に面会できないだけでなく、病院のスタッフに話を聞くことも、クロニヒとガウスが無痛分娩法について書いた最初の論文を大学図書館で読むことさえ禁じられた。理由を聞いても教えてもらえず、「まったく訳がわからなかったし、不愉快だった」という。しかしふたりはあきらめなかった。記者魂あふれる彼女たちは、三つの方向から取材を開始した。

　彼女たちは第一に、クロニヒとガウスから話を聞くのにもっとも近いやりかたで取材することにした。実際に女性クリニックで出産した地元の女性たち一二人に話を聞いて回ったのである。静かな分娩室と思いやりあふれたスタッフ。心地よい眠りから覚めると分娩はすでに終わっており、清潔なおくるみに包まれた赤ちゃんがベビーベッドに寝ているのを見たときの感動――。ほとんど全員が病院での出産を「すばらしい経験だった」と語った。

第二に、レウプはフライブルクの古本屋を回って、ふたりの医師が書いた論文を探し出した。ガウスが書いた「色あせ、埃だらけで、ページの端々が折られた」無痛分娩法にかんする研究論文も見つかった。地元の英会話学校の教師に口頭で訳してもらい、レウプがそれを一字一句もらさず書き留めた。こうして数週間かけて論文を翻訳し、その内容――グラフや表などを入れて一〇〇ページ近くにもなった――を隅々まで読み込んだレウプは、無痛分娩法の技術について、生半可な医者では太刀打ちできないほどの知識を蓄えた。

翻訳者との作業を通して、クロニヒの「稀有な頭脳」が一〇年以上も無痛分娩法のことでいっぱいだったことや、陣痛管理に関心を寄せるようになったのは科学的かつ人道的な理由からだったことがわかった。医師になったばかりのクロニヒは、妊婦の産みの苦しみを毎日見ているうちに、陣痛はお産に欠かせない要素であるどころか、実際は子宮の働きを妨げていると確信。よくあるお産の合併症や悲劇的な事故は、痛みを野放しにしたせいで起きていると考えるようになった。「陣痛という出産の付随物は、不愉快なだけでなく、危険で有害なものである」とクロニヒは書いている。

彼はまた、「近代的で裕福な女性にとって、陣痛は特に危険」だと警告した。こうした女性のほうが、労働に慣れた農婦に比べ、身体も心も弱いからだという。一九〇六年の論文には、「近代女性は激しい痛みの刺激に敏感に反応するため、神経が疲弊し、お産を成し遂げるために必要な精神力が麻痺してしまう」と書いている。この「精神力の麻痺状態」が悪循環を引き起こす。妊婦が疲れ果て、おびえ切って「痛みをなんとかしてください」と懇願すると、産科医はたいてい鉗子を使って赤ん坊を早く出そうとする。この処置のせいで裂傷が起きたり、感染症にかかりやすくなり、結局は産婦にもっと痛い思いをさせることになるという。

論文はさらにつづく。「激しい痛みは、難産を招くだけではない。神経衰弱も引き起こす。出産後に不安にさいなまれ、うつにおちいって何か月も寝込んだり、後遺症に一生悩まされる女性も多い」神経衰弱にならなくても、「恐ろしい痛みの記憶が妊娠適齢期の女性の心に黒雲のようにたれこめる。『近代女性』たちは、『出産の恐怖』におびえながら生きている」という。

トレーシーには、この恐怖が理解できたことだろう。出産経験はなかったが、少し前にニューヨークで、二度と出産の苦しみを味わいたくないという理由で妊婦が自殺した事件があったばかりだったから。一九一五年に彼女が書いた『痛みのないお産（*Painless Childbirth*）』という本には、ある米国人医師が――女性が出産で味わう苦しみを本当に理解していると思えた数少ない医者のひとりだった――「もし僕が女性で、妊娠したことがわかったら、その月のうちに首をくくるでしょうね」と言ったと書いてある。彼女の目には、陣痛に苦しむ必要がなく、出産時の外傷を完全に防ぐことができるトワイライト・スリープは天の恵みと映ったにちがいない。

クロニヒとガウスの研究は、過去にオーストリアの科学者、リヒャルト・フォン・シュタインブッヘルが鎮痛剤のスコポラミンを産科麻酔に用いた実験を発展させたものである。スコポラミンは長らく毒薬と分類されていたが――ハムレットの父親はヒヨスを使って毒殺されたが、この非常に毒性の強い植物から抽出されたのがスコポラミンである――一般外科手術では麻酔として使われるようになっていた。だが、この麻酔をお産に用いたシュタインブッヘルの試みはしばしば失敗した。トレーシーが「ジキル博士とハイド氏のような薬」と表現したスコポラミンは、投与がむずかしい。少しでも量が多いと毒になるし、使いかたをまちがえると陣痛がかえって長引いて鉗子を使わざるをえなくなり、多くの母子を苦しめることになった。そのためクロニヒとガウスがスコポラミンに注目したころには、ドイツの医学界は産科麻酔に使うのは危険だと見限っていた。

ところが、ふたりは研究を進めるうちに、スコポラミンにほんの少量のモルヒネを混ぜて投与すれば、患者が「意識が薄れた完全な健忘状態」、つまり半麻酔状態になることを発見した。半麻酔状態で出産した女性たちは、麻酔から覚めたとき、子どもを産んだことをまったく覚えていなかったという。モルヒネとスコポラミンで痛みと不安が取り除かれた産婦は、通常の出産よりも難産になる確率が低く、妊婦の回復もずっと早いことがわかった。産後二週間は安静にすごすのが普通なのに、トワイライト・スリープ分娩後は二日もしないうちにすたすたと歩き回ることができた。ほどなく女性クリニックは、バーデン州〔現在バーデンヴュルテンベルク州西部〕でもっとも母子の死亡率が低い病院になった。

この成果に興奮したふたりは、トワイライト・スリープを紹介する論文を書き、一九〇六年にベルリンで開かれた全国産科会議で発表した。しかし、出席者たちはその報告に無関心か、あきらかな敵意を示した。スコポラミンのような危険な薬を再び使う理由はないと、産科医たちが考えたことも一因である。また、ベルリンの有力な医師たちに、フライブルクのような田舎の医者を見下す傾向があったせいもあるだろう。

だが、彼らはあきらめなかった。それから二年のあいだに次から次へと論文を発表し、女性クリニックの実践と、成功例が増えつづけていることを世間に知らしめした。こうした努力の結果、裕福な家庭の夫人たちがだんだんと「痛くないお産」をするために、フライブルクに足を運ぶようになっていく。ベルリンの医学界もこの成果を無視できなくなり、トワイライト・スリープ視察団をフライブルクに派遣した。彼らの本当の目的は調査ではなく、ふたりの試みをぶち壊すことにあった。

調査はわざといい加減に行われた。医師のひとりは、調査が行われている時間にフライブルクの田園地帯を観光して回った。ベルリンにもどってからいくつか適当な試験を行って、ベルリンの医学界の予想どおり、無痛分娩法は危険だと証明してみせた。一九二〇年になるころには、「ドイツ国内で彼らの噂を聞くことはなくなった」らしい。トワイライト・スリープは風前の灯だった。クロニヒとガウスはフライブルクにこもり、傷をなめ合いながら、ひっそりと研究をつづけていたのである。

第三に、トレーシーとレウプはもっとも賢明な手を打つ。記者として取材を申し込んでもらちがあかないため、スパイを送り込むことに決めた。妊娠中のフェミニスト、メアリー・サムナー・ボイドをフライブルクに呼び、女性クリニックで出産してもらうことにしたのである。ボイドはその夏、カール・ガウス医師の立ち会いで子どもを産んだ。病室で楽しそうにおしゃべりに興じる米国人の患者とその友人に、世界の表舞台に引きずり出されることになろうとは、ガウスは思いもしなかったことだろう。このあと、フライブルク女性クリニックのふたりの医師は、米国で急速に拡大する女性解放運動のシンボル的存在になっていく。

トレーシーの記事は絶妙なタイミングで発表された。[*5] 当時、欧米では女性解放運動が過激化し、死者さえ出るようになった。男女同権を勝ちとるための闘いも、脱線することが多かった。英国の小説家兼脚本家であり、女性解放運動の（男性）指導者だったW・L・ジョージは、結婚制度を廃止し、男と女は戦争せよと訴えた。本当に戦争が起きると思ったドイツのフェミニストたちは、入隊を希望して軍隊に押し寄せた。フランスの活動家に至っては、ギロチンにかけられる「権利」を男女平等に与えるべきだと主張して、一般の国民をおおいに困惑させた。

米国のフェミニストは、ギロチンにかけられる権利を求めたりはしなかった。国内で、対立する女性たちとの闘いに忙殺されていたからである。マスコミが「反フェミニスト」と呼んだ彼女たちは、良家の夫人や子女が多かった。「女性のために闘っている」というフェミニストの主張が、彼女たちの神経を逆なでした。反フェミニストにとって、男女の賃金の平等や、女性の参政権を訴えるフェミニストの要求は「不自然」でしかなかった。このままだと国が、少なくとも国の特権階級が崩壊しかねない——。そう感じた反フェミニストは、その元凶である女性解放運動を叩きつぶしにかかった。

彼女たちが特に嫌悪したのはフェミニストが唱えた避妊の自由、つまり子どもを産むか産まないかを女性が選択し、産むなら何人産むかも自分が決めるという主張だった。反フェミニストは道徳的、実用的なふたつの見地から反論を展開。まず生殖目的以外のセックスを悪徳とする当時の常識を持ち出した。ところが実際は、その主張の背景には、人種差別意識があった。彼女たちの主張からは、上流階級の人々が米国の人口構成の変化に警戒感を強めているようすがうかがえる。たとえばジョン・マーティン夫人は『ニューヨーク・タイムズ・マガジン』に寄稿した文章のなかで、子どもを産まない大卒のインテリ女性たちを槍玉にあげている。彼女たちのような「生命の木のなかの実をつけない小枝」が、神が女に与えた子どもを産むという義務を果たそうとしなければ、米国はやがて「エリス島に続々と上陸している頭の鈍そうな、半未開人同然の移民のなかから、政治家や判事を選ばざるをえなくなるでしょう」と嘆いてみせた。マーティン夫人――記事には夫の名のみで夫人自身の名は出ていない――の主張によると、フェミニストは白人を滅亡させる張本人である。この流れを止めるには、階級の高い女性たちが、不潔な移民や奴隷の子孫に負けないよう、せっせと子どもを産むしかない。

トレーシーは、マーティン夫人の神経を逆なでした「実をつけない小枝」のひとりだった。高い教育を受け、自立の道を歩んだ彼女は一生結婚せず、子どもも産まなかった。一九三九年に亡くなったとき、身寄りはラウール・ド・ルシー・ド・サール伯爵夫人というきらびやかな名前を持つ妹だけだった。しかし、彼女が執筆したトワイライト・スリープ分娩の記事は、政治的な見解のちがいを超え、フェミニストと反フェミニストを一時的に連帯させるほどの衝撃を社会にもたらしたのである。

フェミニストは無痛分娩を、女性の当然の権利として受け入れた。妊婦は医療に従事する男たちにずっと虐げられてきたが、もはやその必要はない――。反フェミニストたちもフライブルク式無痛分娩法を歓迎した。陣痛がなくなれば、女性は「神から与えられた義務」をもっと楽に果たせるようになる。そうすれば頭でっかちの小枝たちからも、何人か実をつける者が現れるのではないか――。

トレーシーの記事が一九一四年の五月に掲載されてから一か月もしないうちに、大反響が巻き起こった。裕福な女性たちが続々と海を渡ってフライブルクで出産し、新聞や雑誌はこぞって米国の産科医たちに、ドイツの産科医のように良識ある選択をして、すべての出産にトワイライト・スリープを使うべきだと訴えはじめた。

トレーシーに頼まれてフライブルク女性クリニックで出産したメアリー・サムナー・ボイドは、その体験をトレーシーと一緒に本にまとめて出版した。ふたりの共著『痛みのないお産』はベストセラーになり、米国じゅうの女性からトワイライト・スリープ分娩にかんする問い合わせが殺到する。これがきっかけで、全米トワイライト・スリープ協会が設立された。[*6] メアリーはタイタニック号の悲劇で命を落とした米国一の大富豪、ジョン・ジェイコブ・アスターの未亡人マデレイン・アスターなど、有力な友人たちの力を借り、彼女たちの口を通してフライブルクの奇跡を広げることに成功した。

トレーシーの記事が出てから半年もしないうちに、全米トワイライト・スリープ協会の理事や後援者に「女性と児童の労働条件委員会」のリタ・チャイルド・ドーや、「全米女性参政権協会」(のちの全米家族計画連盟)のメアリー・ウェア・デネット、米国医学界でもっとも熱心に無痛分娩法を推進したシカゴの産科医、バーサ・ヴァン・フーセン[*7]などの有力者が名を連ねるようになった。

バーサ・ヴァン・フーセン医師は最初から女性解放運動に熱心だったわけではなく、少しずつ傾倒していったらしい。一八六三年にミシガンの農村地帯に生まれた彼女に、両親は母や姉と同じように教師になることを望んでいたという。娘が医者になると告げたとき、父は泣き、大学の学費は出さないと言い渡した。それでもヴァン・フーセンはあきらめず、皮肉なことに父が望んだ教師として働きながらメディカルスクールに進学するための資金を稼いだ。

一八八五年に、米国で初めて女子学生を受け入れたミシガン大学メディカルスクールに入学。しかし、彼女たちは学校でひどい扱いを受けた。ヴァン・フーセンの自伝にさまざまなエピソードが紹介されている。授業のあいだ、女子学生に自分のほうを見るなと命じた先生。女には授業を受けさせせないと言った教授。女子が通るたびに舌打ちをしたり、投げキスをしたりしてからかう男子学生――。ヴァン・フーセンは、いつも修道女のような黒い服を着て、教室を移動するときは「ずっとうつむいて歩き」、できるだけめだたないようにして過酷な日々をやりすごしたという。

全米トワイライト・スリープ協会の立ち上げに加わったころの彼女は、分娩による膣壁裂傷などの修復の腕に定評のある、シカゴで知られた産科医になっていた。ヴァン・フーセンもドイツのガウスと同じく、分娩外傷の多くは、激しい陣痛にせかされた産科医が、まだ早すぎる段階で鉗子を使うために起きると考えていた。彼女はクロニヒとガウスの論文に出会い、半麻酔状態で出産させることで、鉗子の使用頻度を大きく減らすことに成功した（結果的に出産時の外傷も減少した）という報告を読み、感銘を受けた。外科手術の経験から、スコポラミンを使えば子宮の反射運動から意識を切り離すことができ、結果的に「より自然な分娩を取りもどすことができる」と確信する。つまり、妊婦が陣痛を感じないようにすれば、不適切なタイミングでいきんだり、助けを求めたりすることがなくなるはずだ。その結果、赤ちゃんはゆっくりと産道をおりて子宮口が全開になったときに外に出る理想的な生まれかたができるのではないか。こんなふうに生まれたら、母子がけがをする確率も最小限になるだろう。ヴァン・フーセンはシカゴのメアリー・トンプソン病院を拠点にトワイライト・スリープ分娩を行い、患者の数も日に日に増えていった。

しかしながら、彼女の目的は、陣痛をやわらげることだけではなかった。じつは性に対する突飛な持論を展開するきっかけとして、トワイライト・スリープを利用したのである。

ヴァン・フーセンは説いた。産みの苦しみは、アダムとイヴの罪となんの関係もない。出産が痛いのは、「女性器が長らく、生殖よりも、快楽のために使われてきた」せい。何世紀にもわたって性的な刺激に恒常的にさらされてきた女性の子宮や膣は「ひどく敏感になってしまい、ごくたまに本来の機能（分娩）を果たすときはかならずしつこい痛みに悩まされるようになった」というのが真相である。だがこの問題は、麻酔を使って脳と性器とのつながりを断ち切れば解決できる。そうすれば「ヒトのメスが、動物王国のなかでもっとも性的に崇高な動物として返り咲くことができる」にちがいない——。

つまり彼女にとってトワイライト・スリープは、さまざまな社会悪を根こそぎにするための理想的な手段であった。七〇年前に、陣痛を取り除けば妊婦はかならずや放蕩にふけるようになると糾弾し、クロロフォルム麻酔に反対したロンドンの医者G・T・グリームとは反対に、ヴァン・フーセンは無痛分娩こそ「売春、堕胎、離婚などの社会悪や、母親が育児を放棄したり、既婚女性が性に溺れたり、母乳が出なくなったりする問題を解決する鍵である」と訴えた。「トワイライト・スリープによって、性病を根絶はできなくても、コントロールが可能になるし、なによりも男女のもっとも美しい関係である恋人関係を維持できるようになる」とまで言ったらしい。

早いうちにトワイライト・スリープに注目し、お産の現場で使いはじめたヴァン・フーセンは米国の産科医のなかで稀な存在だった。[*8] ほとんどの医師は、トレーシーの記事に触発され、無痛分娩を求めて押し寄せる患者の数に呆然とするしかなかった。彼らの多くが、自分たちの知らない専門知識が女性誌などに載ったことに憤りを感じた。ところがトワイライト・スリープ運動が勢いを増すにつれ、米国の医師たちは驚くほど速やかに主張を変えはじめたのである。

一九一四年の『ニューヨーク医学ジャーナル』秋号を見てみよう。ある医師は、周囲の圧力に負けてトワイライト・スリープを「無差別に使う」ことがあってはならないと主張しているのに、ジャーナルの編集部は、ニューヨークの病院がトワイライト・スリープ分娩に成功したというニュースを他に先駆けて紹介できることを「光栄」に思うと書いている。彼らの目標は、フライブルクに勝つこと。「米国ならではの改善をいくつか加えれば、計り知れないほど価値ある麻酔技術を手にすることができるはずだ」と編集部は言う。世間の強い要望に押され、フライブルク発の奇跡の分娩を行う医者に患者を奪われるのではないかと心配した産科医や病院が、米国じゅうで我も我もとトワイライト・スリープ分娩を手がけるようになった。

有名人の支持者はたくさんいたが、米国でトワイライト・スリープ分娩法の顔になったのはブルックリンに住む弁護士の妻、フランシス・X・カーモディ夫人であった。夫人はトレーシーの記事に触発され、フライブルクで出産した初の米国人女性である。夫人の初産は大変な難産で、ベッドから数週間起きあがれないほど産後の肥立ちも悪かったらしい。ふたりめの子を身ごもってからというもの、前の苦しみを思い出し、不安で鬱々とした日々をすごしていたが、トレーシーの記事を読むやいなやフライブルクに向かった。彼女の主治医も、トワイライト・スリープ分娩を学ぶために同行した。

出産は、カール・ガウス博士の立ち会いのもと、完璧に行われた。カーモディ夫人は一九一四年七月一三日の午後にフライブルク女性クリニックに入り、一時間後に一回めのスコポラミンを投与された。夫人はこのときのことを次のように回想している。「それからのことは覚えていません。気がついたとき、時計を見ると午前七時でした」一晩眠ってしまったのねと思いながら、起きあがって着替えようとしてふと、違和感を覚えた。「身体が軽くなって、なんだかすっきりしていたの」気がつくと、となりのベビーベッドに赤ちゃんが寝ている。この子、私が産んだの？　そんなはずないわ。そう思ったときガウス博士が入ってきて「あなたの赤ちゃんですよ」と教えてくれた――。

夫人は有頂天になった。米国では産後、二週間は安静にするのが常識なのに、フライブルクでは目が覚めてから二、三時間後には元気に動き回れる。次の日には二時間も、町外れの丘陵地帯をドライブすることができた。ちょっと目がかすむ瞬間があった以外は、心配していたスコポラミンの副作用はまったく感じなかったという。夫も心から喜んでくれた。「今回は乱れた神経系を回復させる必要もありません」カーモディ氏は、言葉を選んで喜びを表現した。

米国にもどった夫人は、以前とは別人のようだった。トワイライト・スリープの運動家として、ニューヨーク州とニューイングランド地方の教会、町の広場、デパートなどを回り、無痛分娩のすばらしさを訴え、「痛くないお産で生まれた我が子」を紹介した。移動中も聞いてくれそうな人を見つけると、車から顔を出し、トワイライト・スリープについて熱く語ったという。演説の最後にはかならず「痛みのない分娩を望むなら、闘わねばなりません。反対している医者はたくさんいますから！」と呼びかけた。口先だけでなく行動で示すため、ブルックリンにトワイライト・スリープ分娩専門の産院を開いた。

無痛分娩を求める運動は勢いを増していく。一九一五年の前半にトレーシーは集会で、すでにずいぶん減っていたトワイライト・スリープ反対論者たちを糾弾し、主流の医者たちの大部分を取り込むのに成功した。ヴァン・フーセンは興奮して叫んだ。「イヴが罪をおかしてから何世紀も経て、神が女に与えた産みの苦しみと男性による支配という呪いが解ける日が来ました。私たちはいま、このふたつの呪縛から解き放たれようとしています！」

残念なことに、この熱狂は長くはつづかなかった。トワイライト・スリープ運動は、はじまってから一年ほどすぎたころに突然終わりを迎える。[*9] 凋落《ちょうらく》の芽は、その前から現れていた。クロロフォルムの失速を目のあたりにした年代の人なら、両者の類似性に気づかずにはいられないだろう。

第一の問題は、トワイライト・スリープもクロロフォルムと同じく使うのがむずかしいことである。クロニヒとガウスが成功したのは、細心の注意を払って麻酔を行ったおかげだった。スコポラミンを最初に投与した瞬間から赤ちゃんが生まれるまで、二四時間以上かかることも多い。ふたりはそんな長丁場にずっと付き添い、妊婦の意識の状態を注意深く観察しながら薬の量を加減した。スコポラミンを投与されると、突然恐怖にとらわれて錯乱する人もいるので、患者に余計な刺激を与えないよう、あらゆる配慮がなされていた。たとえば、彼らのクリニックでは、産婦にサングラスをかけさせ、オイルを染み込ませた脱脂綿で耳栓をしてもらい、テントのように周りをすっぽり覆った特殊なベッドを用意した。それでも、すべてのお産がうまくいくわけではない。だから錯乱しても転倒しないように、産婦の手を革のベルトでベッドに固定した。また、一〇人にひとりの割合で全身麻酔も使っていたらしい。トワイライト・スリープを賞賛したトレーシーの記事からは、こうした細かい情報が抜けていたのである。

第二の問題は、分娩費用が高いこと。クロニヒとガウスが働いていたのは国立大学の付属病院だったから、とりあげた赤ちゃんの数によって給料が減ったり増えたりすることはなかった。一方、米国の医者、特に産科だけでなくあらゆる病気を診察する開業医には、フライブルクのクロニヒのようにひとりの患者に一日費やすような悠長なことはできなかった。それなのに、トワイライト・スリープを使わない医者は、六〇年前のクロロフォルム麻酔ブームのときと同じく患者にそっぽを向かれ、逃げられそうになったのである。

トワイライト・スリープ熱が最高潮に達したとき、無痛分娩を求めて押し寄せる女性の数は、まともな訓練を受けた専門医の数をはるかに上回った。ガウスは、トワイライト・スリープ分娩を学びたいなら三年はかけてほしいと主張していた。それなのに、女性クリニックを訪れ、二、三回分娩を見学しただけで、トワイライト・スリープ分娩の訓練を受けたと自称する医者がいることにあきれ返ったという。

これらのにわか専門医たちは、忙しい日常業務のなか、トワイライト・スリープ分娩をできるだけ楽にできるよう工夫をこらした。彼らは女性クリニックの医師たちのように、患者ひとりひとりの体質や効き具合を見ながら麻酔を投与することはせず、全員に決まった量のモルヒネとスコポラミンを与えた。あとのことは経験の浅い看護師に任せ、赤ちゃんをとりあげる最終段階だけを行った。その結果、真のフライブルク式無痛分娩を経験できる妊婦は減り、麻酔の量が多すぎて恐怖に襲われたり、少なすぎて痛みが消えなかったり、苦しい思いだけをする女性が増えた。この状況は悪化の一途をたどり、やがてニューヨークでトワイライト・スリープ分娩専門病院が閉鎖される騒ぎが起きる。その病院では、産婦たちの悲鳴が一日じゅう、通りの向こうまで響きわたり、付近の住民たちが睡眠不足になるほどだったという。

そして、とどめを刺すように新たな悲劇が起きた。米国のトワイライト・スリープ運動の象徴的存在だったカーモディ夫人が、一九一五年八月、第三子を出産中に死んでしまったのである。カーモディ氏と主治医は、夫人の死因は出血多量であり、トワイライト・スリープの副作用ではないと弁明したが、もはや手遅れだった。「フライブルクの奇跡」はこのようにして、米国に大旋風を巻き起こしたわずか一五か月後に、ほぼすがたを消してしまった。

トワイライト・スリープをめぐる騒動は、医者たちに複雑な後味を残した。彼らは最初、実証もなく危険だとさえ感じた技法を取り入れることに躊躇した。その感覚は正しかったと喜ぶ一方で、あっという間に世間の要求に負けてしまったことを後悔した。

それでもトワイライト・スリープは、問題こそあったものの、長らく求めてきた「分娩室の支配権」を医師たちに与えてくれた。[*10] トワイライト・スリープのおかげで「患者の分娩のあらゆる段階を医者が完全にコントロールするようになり、分娩室のボスになることができた」と、ある医師は書いている。トワイライト・スリープの登場により、病院で出産する人の数も急速に増加した。一九二〇年代に向けて、自宅出産の数は減少の一途をたどることになる。

お産の場が家から病院に移った結果、医者は邪魔な家族を分娩室から追い出して、思いどおりに出産を仕切れるようになった。妊婦が産気づくと、お産に集中しやすいようにとかなんとか理由をつけて、病院のスタッフが家族を家に帰す。うるさい家族もいなくなり、産婦に麻酔がよく効いたケースでは、昔の産科医がめったにお目にかかれなかった「静かな時間」に恵まれることもあった。ある医者は、「いまのうちに読書と書き物をしよう。お産の進み具合を何度も聞いてくるうるさい家族もいないことだし」と嬉々として書いている。

トワイライト・スリープ分娩は一九一五年に突然失速したが、じつは完全に消えたわけではなかった。新しい方法や薬にすがたを変え、少しずつ「無痛分娩」を大量生産ベースに乗せながら、病院で強い鎮静剤と麻酔薬を使って行う分娩へと変化していったのである。その結果、一九七〇年に入って、自然分娩回帰の流れが起きるまで、米国のほとんどの妊婦が麻酔薬と精神安定剤でもうろうとしたまま赤ちゃんを産むことになる。

僕の母はまさにこの時代の申し子である。一九四八年から六一年まで七回お産をしたが、どの子も眠ったまま出産した。あるとき、僕が「赤ちゃんを産んだとき、どんな感じだった?」と聞くと、母はほほえんで肩をすくめ、こう答えた。「教えてあげたいけど。産んだとき、私はそこにいないも同然だったから、覚えていないの」

5　陣痛とどう向き合うか──無痛分娩のさまざまな手法

今日、米国の病院で出産する女性たちは、クロロフォルムを吸わされて気を失うこともなければ、スコポラミンを投与され、意識がもうろうとすることもない。サングラスをかけなくてもいいし、オイルを含ませた脱脂綿を耳に詰めることもない。家族も追い返されない。それに目が完全に覚めた状態で赤ちゃんを産める。それでも、お産のやりかたにかんする議論がまったくなくなったわけではない。シンプソンからはじまった陣痛をやわらげる選択肢にかんする論争は、昔よりおとなしくなったものの、依然としてつづいている。

米国で出産する現代女性は、陣痛がはじまったばかりで痛みが強くないときに、廊下を歩く、屈伸する、スクワットをするなど、痛みがやわらぐことならなんでもしていいと言われるだろう。ほんの五〇年ほど前なら、野蛮なことはするなと止められていたことばかり。痛みをまぎらわすために温かいシャワーを浴びたり、お尻でボールを転がしたり、陣痛の波が来たらバーにつかまったりすることを勧められるかもしれない。しかし、痛みがいよいよ激しくなったときは薬の出番だ。現時点では、オピオイド、局所麻酔注射、硬膜外麻酔という三つの選択肢がある。

オピオイドは、モルヒネ、フェンタニル、メペリジン（商標名デメロール）を含む幅広い化合物群[*1]

を指し、さまざまな痛みの治療に用いられている。だが、妊婦が強い眠気や吐き気に襲われたり、出産直前に投与すると赤ちゃんが呼吸困難になったり、母乳がうまく吸えなくなったりするため、分娩にはあまり使われていない。

局所麻酔注射は、分娩の段階に合わせて三か所に打つ。[*2] まず、第一期には子宮頸部の横に注射する（子宮頸管傍《けいかんぼう》ブロック）。赤ちゃんをいきんで押し出す段階では、膣と肛門のあいだの痛みを伝える神経の近くに打つ（陰部神経ブロック）。胎児の頭が出てきたら、広がって薄くなった会陰に直接針を刺す。これらの注射は母子にとって安全ではあるが、誤ってちがう箇所に注射する、アレルギー反応が起きるなど、どんな注射でも起こりうる問題が発生することもある。

現在ではオピオイドも局所麻酔注射も、陣痛にはあまり効かないことがわかっている。持続時間も短いので、女性のあいだの評判は、硬膜外麻酔と比べるとあまりかんばしくない。[*3] それゆえ、米国の妊婦が迫られる決断は、ハムレット風に言えばこうなるだろう。「硬膜外麻酔をするかしないか。それが問題だ」

ジェームズ・シンプソンなら、硬膜外麻酔を大歓迎したのではないだろうか。クロロフォルム麻酔のやりかた――患者の顔の上に薬を浸した布を載せ、気を失うまで吸入させる――は、どうひいき目に言っても荒っぽい。適量を見極めるのがむずかしく、量や時間を過ごして悲惨な結果になることもよくあったらしい。正確に量って投与でき、リスクが低く、産婦が好色なふるまいにおよぶ危険のない麻酔。そんな薬があれば、シンプソンはどんなに喜んだことだろう！

硬膜外ブロックとは、痛みだけを抑える硬膜外鎮痛とすべての感覚を取り除く硬膜外麻酔を指し、クロロフォルム麻酔が逆立ちしてもかなわないほど洗練されている。[*4] 陣痛がはじまり、子宮口が三、四センチほど開いたら、麻酔医が患者の背中の下側にある二本の腰椎のあいだに長い針を刺し、細くやわらかいカテーテルを通して脊髄のすぐ外側の硬膜外腔に挿入する。針を取り去ってカテーテルだけを残し、局所麻酔に使われるノボカインやオピオイドなどの麻酔薬を、お産のあいだじゅうゆっくりと注入する。薬の量は、患者の希望に合わせて加減できる。鎮痛剤の量やタイミングを安全かつ簡単に調節できるこの麻酔は、シンプソンにとってはまさに願ったりかなったり。しかしこの技法も、近代的な院内出産のあらゆる側面と同じように論争の的になっている。

ロンドンの医師たちと対立していたシンプソンなら、現代のお産の現場で論じられているテーマに見覚えがあることだろう。陣痛はお産にとって重要な要素なのではないか？　痛みを取り除くと難産になるのでは？　硬膜外麻酔の母子に対するリスクは利益《ベネフィット》を上回るのか？　このほか、一世紀半前に無痛分娩論争に火をつけた「分娩のやりかたを決めるのは医者であるべきか、それとも産婦であるべきか」という議論も再燃している。

お産にかんするさまざまなホームページをざっと見るかぎり、対立するふたつの勢力があるように見える。一方は、医療的介入のない自然なお産を望む妊婦たち。もう一方は思いやりに欠け、利益だけを追求し、硬膜外麻酔を勧める非人間的な医師たち。善玉と悪玉、母性と出産の機械化を望む勢力が争う構図になっている。

だが実際には、これほど明確に対立しているわけではない。妊婦のなかにも、無痛分娩を望む人もいれば望まない人もいる。薬を使わない自然なお産を求める女性の数だけ、陣痛の前から硬膜外麻酔を使いたがる人がいる。患者だけでなく、最近では女性の進出がめだつ産科医のあいだでも、麻酔使用にかんする考えは人によってちがっている。

シンプソンだったら、いま起きている論争が理解できるのではないか。なんと言っても、自分が火をつけたのだから。彼は「消費者に直接売り込む」ダイレクト・マーケティングの先駆者であった。抗アレルギー薬から勃起不全まで、あらゆる薬が当然のようにテレビで宣伝されている現代では信じがたいかもしれないが、昔は患者にどんな薬を使うか、医者がすべて決めていた。シンプソンはそんな時代に、パンフレットや公開討論会を通してクロロフォルムにかんする論争を大衆に知らしめた。彼の行動がビンに閉じ込められていた精霊を逃がす結果になる。陣痛をめぐる論争に医療関係者以外も参加しはじめ、一八五〇年代の終わりには女性たちが無痛分娩を求めるようになった。その結果、医者たちは不承不承ながらも麻酔を使い出したのである。

しかし一九五〇年代に入ると、科学や技術の進歩を手放しで肯定する風潮が弱まりはじめる。この傾向は医学のあらゆる分野で見られたが、特に産科で顕著であった。妊娠中の飲酒や喫煙が胎児に悪いと知った女性たちが、妊娠中や分娩中に投与される薬の安全性を疑うようになったのは自然な成り行きだった。一九五六年にはヨーロッパでつわりの治療薬として販売されていた薬を飲んだ妊婦から、手足に重い奇形のある子ども——いわゆる「サリドマイド児」——が生まれる事件が多発。薬に対する人々の不安は一層大きくなっていく。

医師たちも、妊婦に出産の記憶が消えるほど麻酔を効かせることの是非を問いはじめる。彼らが心配したのは麻酔薬の副作用よりも、麻酔のせいで分娩のプロセスが変化することだったが。このころ、トワイライト・スリープのような麻酔薬と産科鉗子の関係は、予想が現実になる「予言の自己成就」的な循環におちいっていた。つまり、こういうことだ。トワイライト・スリープ式の無痛分娩には強い鎮静剤が必要である。強い薬で意識がもうろうとした妊婦は、出産の後半でいきむことができない。だから赤ちゃんを取り出すために、しばしば鉗子が使われた。鉗子がよく使われている現状と、使うことになるという予想にもとづいて、医者は多めに痛み止めを投与する。その結果、鉗子を使う機会がますます増えていったのである。

しかし、二〇世紀の半ばになると鉗子分娩の件数が大きく減少しはじめた。[*5] これにはいくつか理由がある。まず、帝王切開分娩の安全性が高まったおかげで、難産に鉗子より、帝王切開を選ぶ産科医が増えたこと。また、抗生物質が浸透したおかげで周産期感染のリスクが減り、医師たちが非常事態に前より余裕をもって対処できるようになったこと。そして一九五〇年代の自然分娩運動以来、技術の進歩を追うだけでなく、もっと自然に任せようと考える医者が増えてきたこと——。

陣痛に対する人々の意識も変わってきた。[*6] 一九世紀の進歩的な欧米人は、陣痛を飢餓、貧困、奴隷制度と同じく、人類が乗り越えるべき「苦痛」のひとつととらえていた。しかし、陣痛にもじつは意味があり、女性の人生を変えることさえあるという考えがだんだん強まっていく。一九七〇年代にトワイライト・スリープ式の無痛分娩が否定されると、医者が使える鎮痛剤の選択肢はごくわずかになった。二〇世紀に無痛分娩の薬や技法が現れては消えるなかで、唯一残ったのが硬膜外麻酔である。

産科実習がはじまったとき、僕は早々と悟った――男であるかぎり、出産の本当のところを心から理解することはできない。僕はこのあたりまえの現実に阻まれて、子どもを産む患者たちに対し、不利な立場に立たざるをえなくなった。ほかの科ではなかった経験である。整形外科では、高校時代にフットボールで何度もけがをした経験が役に立った。また、盲腸の経験がなくても、右の横腹に激痛が走る感じを想像できた。ところが、ある妊婦が胎児がお腹のなかをおりてきて下の小さな穴を押し広げ、外に出てくる痛みを説明してくれたとき、僕は六歳児のように口をぽかんと開け、「おおお、そりゃ痛いでしょう！」とつぶやくことしかできなかった。

僕がこれまで味わった痛みの記憶を、医者ならではの鋭い想像力でたどってみても、お産に近いものは思い浮かばない。赤ちゃんのとりあげかたや帝王切開のやりかたなど、産科処置の基本を学ぶことはできる。しかし、出産の本当のところ――どんな感じがするのか、どれだけ痛いのか――は、どうしてもわからない。

産科医がわかろうとしていないわけではない。研修医のミッチは、僕に陣痛とはどんなものか教えようとしてくれた。しかし彼の「実際は全部裂けていないのに、裂けているように思える痛み」という表現では、どうもピンとこなかった。またある朝、産科部長が陣痛管理について講義してくれたこともある。彼は、生徒のなかで、唯一の女性であり出産経験者でもあった実習生に「陣痛とはどれぐらい痛いものなのかね？」と尋ね、無理やり聞き出そうとして失敗した（その女性は泣きそうな顔で「痛かったです……」とだけつぶやいた）。そのあと部長は、古ぼけた黒板に赤ちゃん大の楕円形を描き、指差して声高らかに言った。「出産の痛みを知りたい男は、尻の穴からスイカでも出すしかないな」

僕がこの講義で覚えていることはこれだけである。オピオイドや硬膜外麻酔など、陣痛に対する処置も教わったはずだが、スイカの衝撃が大きすぎて、ほかの記憶はすべて吹き飛んだ。残りの講義のあいだ、僕はスイカの映像を頭から振り払うことができず、ずっと顔をしかめていた。

赤ちゃんを産むのは、どれだけ痛いことなのか。出産経験のない僕には、当然ながら知る術がない。しかし、何年にもわたって大勢の女性が出産するのを見た経験から、かなり痛いのではないかと思う。経産婦のほとんどが、この意見に賛成してくれた。

痛みを測るのはとてもむずかしい。国際疼痛学会は痛みに対して「不快な感覚・情動経験」というそっけない定義を与えている。疼痛の研究者たちはこれまで、痛みの感覚的側面——けがの部分から痛みの刺激が神経回路を通って脳に届くプロセス——に注目してきた。痛みは当初、機械的プロセスだと考えられていたが、のちに電気的プロセスと解釈されるようになった。刺激は水がパイプを流れるように神経を通過して脳に到達し、脳がその強さを計算機のように客観的に測定する。アスピリンからモルヒネまで、薬を使った疼痛管理は「不快な感覚・情動経験」を取り除く。痛みの感覚を抑える手段は進化したのに、痛みが患者にとってどういう意味を持つのか、そうした情動経験が痛みをどのように増幅するのかといったテーマは研究されてこなかった。

痛みの測定をむずかしくしている大きな要因に、人間が感じる痛みの種類が多すぎることがある。虫歯のずきずきする痛み、足首をひねったときに走る激痛、胸焼けの重苦しい痛み——。この三種の痛みを経験した人に、痛かった順番を聞けば、すぐに教えてくれるだろう。自分ひとりの感覚にもとづいて答えることができるから。しかし、複数の人間がかかわってくると、痛みの順位づけがむずかしくなる。Aさんの虫歯と、Bさんの虫歯ではどちらのほうが痛いか？　Cさんの捻挫の痛みとDさんの腹痛ではどちらがつらい？　ほかに不安などの感情も痛覚に影響を与えるから、痛みを評価するのは驚くほどむずかしい。僕の虫歯よりあなたのほうが痛いのは、虫食いの穴が大きいからだろうか？　それとも僕のほうがあなたより強い人間だからなのか？

虫歯の話はこのくらいにして、本題にもどろう。陣痛の評価には、陣痛にしかない大きな問題がある。それは、この激しい痛みを味わうリスクを抱えている人が全人口の半分しかいないこと。あとの半分は、その痛みを経験したくてもすることができない。陣痛は、一方の性だけが経験する痛みのなかでもっとも激しいものにちがいない。男だけが味わう痛みといえば、下半身を蹴られたときの激痛くらいしか思い浮かばないが（しかし、女性のみなさん、これはものすごく痛いんですよ）、女性が子どもを産むところを見たら、下半身なんかいくらでも蹴ってくださいと言いたくなるだろう。

トーニャは陣痛をナイフで刺された痛みと比較したが、これはわかりやすかった。あまたの修羅場をくぐってきた彼女でさえいちばん苦しかったと言うのだから、陣痛はさぞ痛いのだろうとすぐに想像できた。また陣痛の場合、もっと痛くなるのではという不安が痛みを増幅させるらしい。痛みを数値化する体温計のような器具も、陣痛の強さを記録するグラフもなかったが、トーニャの説明が僕に大切なことを教えてくれた――陣痛とはどうやら、ものすごく痛いものらしい。当時の疼痛評価といえば、これが精一杯だった。

僕がメディカルスクールを卒業したのちにもう少し実用的な手段が開発され、患者が自分の感じている痛みの質や強さを医者や助産師に伝えやすくなった。一九八一年に、ロナルド・メルザック博士らが初めて陣痛の測定に挑んだ。[*7] 使ったのは、事故などで失った手足がまだついているかのように激しく痛む「幻肢痛」評価のための「マギール疼痛質問票」。これを「初産婦」「経産婦」「慢性の腰痛で治療中の人」「初期のがん患者」「幻肢痛がある人」の五つのグループに記入してもらった。

その結果は、トーニャが口走ったことと一致していた。初産婦の五九パーセントがお産の痛みに、がん患者や、幻肢痛を患う人が自分の痛みに与えた評価より高い点数をつけた。また、四分の一が自分の痛みを「最悪」または「ひどく痛い」と評価。経産婦の評価は少しましだったが、それでもがん患者が自分の痛みにつけた以上の得点を陣痛に与えた人が半数もいたという。

陣痛はじつはふたつの異なる痛みからなっている。[*8] ひとつは内臓痛。腹部臓器（腸）からくる、広い範囲が引きつるような鈍痛を指す。生理痛や激しい下痢の痛みに近い。もうひとつは体性痛。皮膚、筋肉、骨、関節、結合組織に走る、鋭い局部的な痛みである。筋肉がつったとき、手のひらを鋭利な刃物で切ったときの痛みがこれにあたる。

分娩初期に感じる痛みは、ほとんどが内臓痛である。子宮が収縮し、頸部が広がることで鈍い痛みが生じ、それがけいれんのようにだんだん強くなっていく。ほかの内臓痛と同じく、下腹にとどまらず、腰、お尻、腿のあたりにも痛みが及ぶ。子宮口が全開になってから子どもが出てくるまでの第二期には、骨盤底、膣、会陰が胎児にひっぱられるため、痛みが体性痛に変わる。このふたつの痛みは、それぞれちがう神経を通って脳に届く。内臓痛の刺激は背中の中心を走る脊髄の神経を、体性痛は尾骨のすぐ上にある仙骨神経を通って伝達される。

陣痛は一般に、頸部がひっぱられ、子宮収縮が激しくなるにつれ、強く長くなっていく。少なくとも医学の教科書にはそう書いてある。しかし実際は、出産で感じる痛みは人によって大きくちがう。身体的、心理社会的、環境的要因が複雑に入り混じり、その人の感じる痛みを左右する。分娩の段階と痛みの強さにしても、つねに一致するとはかぎらない。

第一に、一般的な分娩よりも痛みが強いケースは確実に存在する。胎児が普通とちがう姿勢――頭が上になっている「逆子」など――でおりてくる出産は痛みが強くなる。ヴィクトリア女王のように、母親の身体、特に骨盤に対して胎児が大きすぎる場合も、出産で余計に苦しむことになる。また、妊娠前に生理痛が非常に重かった「月経困難症」の妊婦も、子宮収縮の痛みを強く感じることが多い。

不安や恐れといった感情も痛覚に影響を与えるらしい。どんなお産にもある程度の不安はつきものだが、痛みに対する恐怖心が強すぎたり、なにかしらの理由で不安が度を越したものになると、体内でアドレナリンやカテコールアミンが大量に放出される。これらの物質には、痛みの信号を増幅する作用があることがわかっている。アドレナリンは痛みの感覚を強くするだけでなく、子宮に直接作用して収縮を遅らせるため、陣痛が長引いて難産になり、痛みも激しくなるという。

その人がこれまでに積んできた痛みの経験も、陣痛の感じかたに影響を与える。陣痛が人生で経験する初めての激痛という女性は多い。これが吉と出ることもあれば、凶と出ることもある。過去に大きな痛みを経験していない若い女性のなかには、健康さに助けられ、痛みを比較的楽に乗り切れる人がいる。その一方で、これまで味わったことがない激しい痛みに圧倒され、とり乱す人もいる。過去に交通事故や病気などで激痛を味わった女性にも同じことが言える。痛みにどう対処したかによって、過去の経験が陣痛を乗り切るうえでプラスになることもあれば、マイナスに働くこともある。

陣痛の強さを大きく左右するもうひとつの要因に、子ども時代のトラウマ経験がある。見落とされがちな要因ではあるが、幼いころに身体的虐待や性的虐待を受けたり、家族の仲が悪かったり、親に先立たれたりして、心に深い傷を受け、癒やされないまま成長した人は、陣痛をことさら激しく感じたり、出産後にPTSD（心的外傷後ストレス障害）になったりすることがあるという。

産婦が属する文化圏は、陣痛の感じかたに影響を与えないらしい。米国の白人系やアフリカ系、オーストラリア人、ベドウィン、クウェート人、イスラエル人、イタリア人、パレスチナ人など、どんな女性の集団を調べても、出産の痛みの感じかたは驚くほど似ている。産後に感想を聞くと、「思ったより痛かった」「予想したほど痛くなかった」「思ったとおりの痛さだった」と答えた人の割合は、どの文化でもだいたい同じだった。

助産師でもあり、オハイオ州立大学の看護学教授でもあるナンシー・ローいわく、人によって大きく異なる「身体特性」「情緒構造」「人生経験」が絡み合い、出産における「個人的な痛みの経験」を決定するらしい。彼女によると、米国の産科医たちは硬膜外麻酔を使うのが早すぎるし、痛みの裏にある心の動きには目もくれず、痛みの感覚を取り除くだけに終始しているという。

ローの指摘はつづく。「苦心を重ねて、高い山の頂上を征服する人やマラソンを完走する人を賞賛する社会」が、陣痛を無条件に悪いものと決めつけているのは皮肉なことである。出産を大いなる挑戦ととらえ、終わったときに人生が変わるような達成感を手にする女性は多い。陣痛を一様に取り去れば、女性たちから重要な人生経験を奪うことになるのではないか——。

この意見は正しい。産婦にしても、その周りをうろうろしている夫にしても、まったく同じ人間はひとりとして存在しない。米国のほとんどの病院がやっているように、万人に硬膜外麻酔を使えば、個々の女性の希望を無視することになる。ローの言うように、硬膜外麻酔を使わないでお産をやり遂げ、なんとも言えない高揚感や達成感を味わった女性や、麻酔のせいで我が子の誕生の大切な部分を味わうことができなかったと悔やむ女性を、僕もこれまで大勢見てきた。

その一方で、感覚的な痛みをきちんと取り除いたはずなのに、陣痛がトラウマになった初産婦もたくさん知っている。こうした女性たちは、二〇世紀の初めに無痛分娩の権利を求めて闘った先輩たちと同じく、二度と子どもは産みたくないと言う（そして一部はその決意を貫く）。もちろん、薬を使わないで子どもを産みたい、達成感を得たいという女性には、そうできるよう手を貸すべきだと思う。ただ、すべての女性がエベレスト征服を望んでいるわけではないことを忘れてはならない。

硬膜外麻酔についてはいろいろな意見があるだろうが、効果があることは確かである。帝王切開手術に立ち会うたびに、そのことを実感する。手術用ドレープの向こう側で医者がメスをふるい、こちら側ではお腹を切られている妊婦が夫と談笑している。奇術師が意識のはっきりした女性をお腹のあたりで真っぷたつに切った——そう思えるような奇妙な光景である。

硬膜外麻酔を使って出産した女性には、モルヒネをはじめとするほかの麻酔薬を使用した女性よりも、麻酔を使ってよかったと言う人がはるかに多い。[*9] 次の出産でも硬膜外麻酔を選ぶリピーターが多いことも、満足度の高さを示している。硬膜外麻酔のプラス面はあきらかだ——出産にともなう痛みを完全に、またはほとんど取り除いてくれること。しかし、マイナス面はないのだろうか？　母親の背中から麻酔薬を入れても、本当に母子に悪影響はないのだろうか？

一九九〇年に僕は、当時クレアを妊娠していたエリザベスと出産準備クラスに参加し、四組の夫婦と一緒に陣痛管理を学んだ。そのクラスの女性講師は、しょっぱなから痛みについて独自の持論を展開した。とにかく薬と名のつくものは大嫌い。痛み止めの類《たぐい》はすべて「薬物」。そんな先生がなによりも激しく糾弾したのは、硬膜外麻酔の「なげかわしい流行」だった。

「これを教えないと、私の手がうしろに回ることになるから言いますけど」先生はキャンプの夜に怪談を話すときのようなおどろおどろしい口調で言う。「硬膜外麻酔の事故で、一生身体に麻痺が残る妊婦が一万三〇〇〇人にひとりもいることを、皆さんはご存じかしら」ちょっと言いすぎだろう、と僕は思った。彼女はとにかく極端だった。出産で病院に行くときは、コンドームを持っていけと勧めたほどの人だから。お産で興奮した夫婦がその場で結ばれ、退院前にまた妊娠する可能性があるからだという（となりにいた夫婦の妻が「やだ！」とつぶやいたが、クラス全員が同じ気持ちだった）。

先生がこのデータをどこから入手したのかは定かではないが、硬膜外麻酔が原因で麻痺などの重い神経障害を発症する確率[*10]は、一九九〇年の時点でも彼女が言った一万三〇〇〇分の一よりずっと低かったし、現在も低いままである。もちろん、悲劇が絶対に起きないわけではない。ただ、その数はあまりにも少ないし、医療事故が起きたとしても硬膜外麻酔のせいなのか、ほかの原因で問題が起きた出産にたまたま硬膜外麻酔が使われていたのかを見極めるのはむずかしい。母親に神経障害が残ったケースで、出産そのものが原因の事故が、硬膜外麻酔による事故の五倍もあることを知っておくべきだろう。

麻痺が残る可能性があると言われても、大部分の女性がためらうことなく硬膜外麻酔を選んでいる。事故が起きる確率が問題にならないほど低いからだ。ところが医者から詳しい説明を受け、納得したうえで同意書に署名をした人も、ひとつ見逃している事実がある。それは、硬膜外麻酔を使うことで出産の経験が変わってしまうことだ。

まず、点滴の問題がある。[*11] 点滴ポンプが動きだし、麻酔薬が硬膜外腔に入って、脊髄につながる神経交叉の感覚が鈍ってくると、母体の血圧が急に下がることが多い。母親の血圧が下がると胎児の心拍数も下がる。低血圧はたいてい一時的なもので、胎児の心拍数低下も無害なことが多いが、たまに胎児が仮死状態におちいっていることもあり、危険なケースを正確に見分けることはむずかしい。

こうした事態を防ぐため、母親の腕に点滴のカテーテルを、お腹に胎児の心拍数モニターをつないだのを確認してから、硬膜外麻酔のポンプを動かすことになっている。低血圧症におちいったら、血圧を上げるため、生理食塩水を一リットルほど点滴する。生理食塩水を落としても血圧が上がらない場合、アドレナリンに似た薬のエフェドリンを点滴する。これでだいたい血圧は正常値になるが、副作用で心臓の鼓動が激しくなるため、ただでさえ不安な妊婦がもっと動揺するかもしれない。

麻酔が効いてくると、下半身の感覚がなくなって、力が入らなくなる。この段階になると妊婦が歩き回るのは危険になり、出産でよく使われるしゃがむ姿勢も取れなくなる。自分がそんな状態になったことに驚く妊婦は多い。点滴台や胎児モニター、麻酔ポンプにつながれて、病院のベッドにしばりつけられたように感じる人もいる。

麻酔で無感覚になったときに生じる不快な症状や問題はこれだけではない。頭が痛い、吐き気がする、震えが止まらない、皮膚のあちこちがかゆい（オピオイドの副作用）といった訴えがよく聞かれるが、これらは麻酔を使わない分娩にも見られるため、硬膜外麻酔のせいかどうかは判断しにくい。

硬膜外麻酔を使った妊婦が摂氏三八・二度以上の熱を出すのはめずらしいことではないが、それが麻酔のせいなのか、それとも胎児や新生児にとって危険な感染症によるものなのかを見分けるのはむずかしい。だから硬膜外麻酔で生まれた子には、最低でも血液検査を、必要に応じて尿検査も行い、敗血症の有無を調べることが多い。この検査で感染症の疑いが晴れない赤ちゃんは、念のため新生児集中治療室で脊椎穿刺《せんし》を行い、抗生物質を一日以上点滴する。本当に感染症が起きていたら、治療のほんの少しの遅れが命取りになるからだ。だが、母親が発熱した赤ちゃんが全員、敗血症の検査を受けねばならないわけではない。ベテランの小児科医は、母親があきらかに子宮感染症を起こしているケースなど、感染症のリスクが目に見えて高い赤ちゃんだけに精密検査や点滴を行っている。

硬膜外麻酔が効いてくると、思うようにいきめなくなり、分娩の第二期が長引くことがある。この段階が長くなっても、帝王切開になる可能性が高くなるわけではないが、吸引分娩になるケースや、それよりは少ないが鉗子分娩になるケースはあきらかに増える。鉗子分娩の全盛期には、ちょっとした切り傷から、失禁などの原因となり生活の質を一生損ねかねないひどい裂傷まで、産道が裂ける事故がいまよりはるかに多かった。金属性の鉗子に代わってプラスティック製のやわらかい吸引カップが使われるようになってから、外傷の発生頻度は大きく減った。だが技術がたとえ完璧になったとしても、こうした裂傷を完全になくすことはできないだろう。

それでも、硬膜外麻酔はほとんどの人にとって安全だということを強調しておきたい。小さな副作用はしばしば見られるが、深刻な問題につながることはほとんどない。お産に使った硬膜外麻酔が原因で生涯にわたって神経障害を患うことになる人は、二五万人にひとりと見積もられている。この数字には、身体の一部にしびれが残った、筋肉に力が入りにくいといった軽い後遺症も含まれている。神経障害は薬を使わない経膣分娩でも起きるから、硬膜外麻酔の後遺症を実際に患う人の割合はさらに低いのではないだろうか。個々のケースについて、原因は硬膜外麻酔にあるのか、それとも別のことなのかを判断するのは不可能ではないがむずかしい。

では赤ちゃんへの影響は？　麻酔薬は硬膜外腔から母体に入り、胎盤を通過して胎児の身体に届き、そのまま何時間もとどまることになる。新生児に直接危険が及ぶことはないのだろうか？　じつのところ、命にかかわるような問題が起きることはめったにない。前述したように、オピオイドのせいで新生児の口呼吸がむずかしくなることはあるが、胎児は酸素を口よりも母親の胎盤から多く受け取っているから、オピオイドを出産直前に投与しないかぎり、大きな問題にはならない。麻酔医も産科医もこのリスクを充分に承知しており、分娩の後半にはオピオイドを使わないようにしている。僕のこれまでの経験で、硬膜外麻酔のせいで新生児が呼吸困難を起こすことはめったになかったし、起きた場合も症状はごく軽く、一時的なものだった。

しかし、硬膜外麻酔のせいで新生児期に軽い問題が起きることはある。[*12]　一九八〇年代前半に実施した新生児の行動研究で、分娩中にかなり大量の麻酔薬にさらされた子と薬を使わないお産で生まれた子を比べたところ、生後何日か「投薬を受けた」赤ちゃんのほうが、刺激に敏感だったり、逆にぼんやりして反応が鈍かったり、ぐずってなかなか眠れなかったりする子が多かった。これらの問題はやがて解消したが、それまでに数日かかっている。別の研究によると、硬膜外麻酔で生まれた赤ちゃんのほうが、特に生後一日めはおっぱいを吸うのが下手で、粉ミルクに移行するのが早かったという。これは、出産時の問題があとを引いたせいかもしれない。

一九八〇年代と比べると、いまの産科麻酔技術は大きく進歩した。新しい麻酔薬が登場し、少量で効くようになっている。最近の研究を見ると、新生児期に麻酔の影響がほとんど見られなかった、もしくはまったく認められなかったという報告が多い。しかしながら、これらの研究に使われている新生児評価法は、一九八〇年代の研究に使われたものに比べて精密さに欠けると批判されている。つまり、最近は産科麻酔の問題があまりにも少なくなったため、ささやかな問題でさえ目を皿のようにして探さないと見つからないということではないだろうか。ただ、硬膜外麻酔が胎児や新生児に与える直接的影響は、ほとんど研究されていない長期的影響も含め、解明されたとは言いがたい状況である。現在進められているさまざまな研究に期待したい。

それでも、硬膜外麻酔が新生児に間接的に影響することは確かである。[*13] 硬膜外麻酔を受けた母親は発熱しやすく、母親が発熱すれば新生児が血液検査や抗生物質の点滴をされる可能性は高くなる。また、硬膜外麻酔を使うと、分娩第二期が長引いて吸引分娩や鉗子分娩になりやすい。吸引分娩は正しく行えば、鉗子分娩よりはるかに安全で、問題があっても、赤ちゃんの頭皮が少しふくらんだり、小さなあざができたり、頭血腫——頭皮と頭蓋骨のあいだに血がたまるだけの、たいていは無害な症状——になるくらいですむ。ごく稀に、硬膜外麻酔とは無関係の大きな事故が起き、赤ちゃんを緊急に外に出さねばならないことがあるが、こうしたケースでは頭にもっと深刻な外傷が生じる。

ここで再び、そのような深刻な事態はめったに起きないことを強調したい。ここ数十年間に硬膜外麻酔で出産した膨大な数の女性やその赤ちゃんたちの統計を見れば、彼らのほとんどが問題なく元気に退院したことがわかるだろう。


新しい陣痛の緩和法が生まれる兆しはあるだろうか？　いまのところ、あっと驚くような発見はなさそうだ。病院での陣痛管理はしばらく硬膜外麻酔一本になりそうだし、進歩があったとしても、画期的なものではなく、現在の手法のなかで使い勝手が悪いところを改善するような部分的なものにとどまるのではないだろうか。

ここ数年は、脊髄クモ膜下・硬膜外麻酔併用法（ＣＳＥ）がよく使われるようになってきた。この麻酔法では、注射針をじかにクモ膜下腔――クモ膜と軟膜のあいだの液体（髄液）に満ちた空間〔脊髄をとりまく髄膜は内側から順に軟膜、クモ膜、硬膜の三層構造をなす〕――に刺してオピオイドを注入し、同時に硬膜外麻酔のカテーテルを挿入する。硬膜外麻酔は効きはじめるまで二〇分かかるが、オピオイドの注射はすぐに効果を発揮する。また、オピオイド注射の効きめが薄れたときに硬膜外麻酔の薬を入れはじめるので、産婦が身体を動かせる時間が長くなる。だからこの手法は、「歩ける硬膜外麻酔」[*14]と呼ばれるようになった。

ただし、この呼び名は誤解を招きかねない。というのも、麻酔のせいで血圧が下がって足がふらついたり、転倒したせいで患者がけがをして、訴えられるのを防ぎたい病院側の配慮で、注射後に歩くのは禁じられていることが多いからだ。麻酔医たちは、妊婦が分娩間際まで歩いたり、自由に姿勢を変えたりできるように脊髄クモ膜下麻酔と硬膜外麻酔を併用しているのだが、いまのところ「歩ける硬膜外麻酔」は一般的な硬膜外麻酔と同じく「歩けない」麻酔にとどまっている。

硬膜外麻酔を応用した有望な手法に、自己調節硬膜外鎮痛（PCEA）法がある。これは産婦自身がボタンを持ち、そのときに自分が感じている痛さに合わせて鎮痛剤の量を増やしたり、減らしたりする方法である。このやりかたなら薬の量が、麻酔医に頼んで薬を調節してもらう従来の方法より少なくてすむことがわかっている。薬の投与量が減れば、母乳をうまく吸えないなど、これまでの硬膜外麻酔で新生児に表れた行動変化が起きるリスクを抑えやすくなるはずだ。それに産婦が陣痛を自分で管理しているという意識を持てるようになり、お産に対する満足度も高まるだろう。自己調節硬膜外鎮痛法は医療現場にだんだん浸透してきており、いまではカリフォルニア州にある病院の四分の一で受けることができるし、その数は現在も増えつづけている。

産科麻酔の進歩といえばこんなところだろうか。結局のところ、いまの米国の病院では薬を使った陣痛管理といえば硬膜外麻酔しかなく、ちがうことを試したくても、麻酔の効きを早めるために局所注射でオピオイドを注入するくらいしかないのが現状である。

硬膜外麻酔を総合的に評価してみよう。プラス面は、鎮痛効果にすぐれ、副作用がほとんどないか、あってもごく軽いこと。マイナス面は、出産の経験が変わってしまうことや、身体の震え、皮膚のかゆみといった不快な症状が出る場合があること、母親が発熱し、そのせいで新生児に影響が及ぶかもしれないこと、吸引や鉗子分娩になるケースが多いこと、母子が外傷を負う確率が高くなること、新生児の行動にちょっとした問題が出たり、母乳を飲むのが下手になったりする可能性があること、ごく稀に大きな事故が起きることである。

僕は、硬膜外麻酔を使うなと言うつもりはない。陣痛管理について、正しい情報にもとづいた決断をするための材料を提供したいだけである。これまで硬膜外麻酔を使った分娩で、健康な赤ちゃんが生まれるのを幾度となく見てきた。硬膜外麻酔を使ってよかったと喜ぶ産婦たちにも大勢会ってきた。しかし、麻酔を使ったことを後悔しているという声もよく聞いている。彼女たちはベッドにしばりつけられ、身体の感覚を奪われた状態で出産したことを残念がり、深く考えずに硬膜外麻酔を選んだのは浅はかだったと悔やんでいた。

だから妊娠したら、予定日までじっくりと「自分にとって大切なことはなにか」考えてもらいたい。薬を使わないで子どもを産み、エヴェレストを征服した気分を味わいたいのか、それともどんな犠牲を払っても痛みのないお産がしたいのか？　またはその中間ぐらいを望んでいるのか？　信頼する友人や親戚などで、子どもを産んだことがある人たちに硬膜外麻酔を使ったお産、使わないお産の経験談を聞かせてもらい、プラス面、マイナス面を比較検討しよう。硬膜外麻酔を使うことに決めても、そのことを告げる前に医者や助産師に「ほかの選択肢はありませんか」と聞いてほしい。

この本を読んでいるあなたがヨーロッパやカナダに滞在中に産気づいたとしたら、運ばれた先の病院には米国より多くの痛み止めの選択肢が待っていることだろう。海外の病院では、薬を使うもの、使わないものも含め、陣痛をやわらげる方法がたくさん用意されており[*15]、出産現場でそれなりの成果をあげている。米国と海外の陣痛管理では、薬に対する姿勢だけでなく、基本的な考えかたからしてちがう。米国の病院における陣痛管理の目的は、痛みを完全に取り除くことにある。しかしヨーロッパやその他の国々、特に英国のように問題のない経膣分娩がほとんど助産師の手で行われている国では、「陣痛をしのぎやすくする」ことを目指している。

「陣痛をしのぎやすくする」ために麻酔を使うという考えは、米国ではあまり浸透しておらず、ほとんどの女性がこの表現を知らないだろう。しかし、これはもっと注目されてしかるべき考えではないか。じつは一般の女性にとって、「痛みがないこと」はお産の満足度を決めるうえで、さほど重要な要因ではない。痛みを取り除くことだけを追求していると、この大切な事実を見落としがちになる。

国内外でお産に対する満足度を調べた研究を見ると、もっとも重要な要因は「医者や助産師との信頼関係」である。つづいて「ケアの質」「出産中の医療処置を自分で選択できたこと」がランクインし、「痛みの軽さ」はどの調査でも四番めになっていた。[*16] ということは、痛みがまったくないお産ができても、それだけで満足できるわけではないということになる。出産で重要なのは痛みを取り除くことだと思い込んでいた若かりし日の僕には、このことがわからなかった。本当のところ、お産をすばらしい経験にしてくれるのは、いまも昔も人との関係なのである。痛みを抑えることにばかり注目していると、この単純な事実を忘れかねない。

ほかの西欧諸国でも硬膜外麻酔やオピオイドは使われているが、それ以外にも米国の妊婦が使えない麻酔の選択肢がひとつ以上は与えられている。そのひとつが、亜酸化窒素（一酸化二窒素）の吸入麻酔である。ほかにもアロマテラピーから鍼灸《しんきゅう》まで、薬を使わない選択肢が数多く用意されている。

患者はこのなかから自分の好きなものを選び、組み合わせて使うことが多い。二〇〇〇年に英国で出産した女性の六二パーセントが陣痛をやわらげる手段として、吸入麻酔と薬を使わない手法をひとつ以上使っていた。オピオイドの注射を受けた人も多く、全体の三分の一が最終的に硬膜外麻酔を使っているが、その数は米国に比べて格段に少ない。米国では産婦の七〇パーセント以上が硬膜外麻酔で出産しており、吸入麻酔を使っている人は一〇〇人にひとりもいない。

海外の産婦たちは、米国で使われていないさまざまな痛み止めの薬や手法を活用している。米国でスタンダードになっている陣痛管理法から遠ざかろうとしている地域もある。たとえば、あるロンドンの病院ではオピオイド注射を完全に廃止。痛み止めの第一の選択肢として亜酸化窒素の吸入を、それで足りない場合は硬膜外麻酔を使うようにしている。

ここで疑問がわいてくる。消費者中心の市場原理が働いている米国で、陣痛管理の選択肢がこれほどかぎられているのはなぜだろうか?

亜酸化窒素[*17]は、ちょっと甘い味と香りがする無色透明の気体である。酸素と二酸化炭素を発見し、炭酸水を発明した英国の牧師兼化学者ジョゼフ・プリーストリーが、一七七五年に初めて合成に成功した。気体の実験中に、鉄くずと硝酸を加熱したら亜酸化窒素が発生したらしい。しかし彼は、のちに同じ実験をした研究者たちとはちがい、「笑気ガス」として知られているこの気体を自分で吸入しようとはしなかった。

米国では、笑気ガス麻酔のほとんどが歯科医院で使用されている。笑気ガスを世に知らしめたのは、メディカルスクールを中退したガードナー・クインシー・コルトン。彼は一八四四年からニューイングランド地方を回り、笑気ガスを村人たちに吸わせ、その効果を見せる「大デモンストレーション」をあちこちで行い、ガスがもたらす鎮痛作用と高揚感を宣伝した。コルトンが特に売り込みたかったのは、高揚感のほうである。彼のデモンストレーションのポスターにはこう書かれている──「このガスを吸って、おおいに踊ろう、歌おう、語りあかそう！」。

コネチカット州の歯科医、ホラス・ウェルズはコルトンのデモンストレーションで、笑気ガスを吸った村人が椅子にぶつかって足をざっくり切ったのに、麻酔が切れるまで気づきもしないようすを見た。彼はガスの効果に大いに感銘を受け、自分で試してみたくなる。すぐにコルトンに麻酔をかけてもらい、友人の歯科医に臼歯を抜いてもらったところ、まったく痛みを感じなかった。これはすごいということで、笑気ガスは歯科医のあいだに広がり、歯科麻酔のスタンダードになっていった。

僕が子ども時代に通っていた歯科医院では、そんな粋な計らいはしてくれなかった。かかりつけのウィルソン先生は、背が高く親切なアマチュア無線の愛好家だったが、残念ながら治療する虫歯を狙って麻酔を打つのは下手だった。先生にとって、僕は格好の練習台だった。高校を卒業するまでに、歯の数の二倍は虫歯になったほどのお得意さんだったから。歯の治療に行くと、先生はしょっちゅうちがう歯の根元に局所麻酔薬を打った。結局、悪くない歯と唇のあたりばかりが麻痺することになり、何度も麻酔を打つ羽目になった。一時間の治療が終わると、僕は全身汗びっしょり。あごはズキズキ痛み、麻痺して開いた口からよだれを流しながら、ヨロヨロになって帰宅したものである。ウィルソン先生はもしかしたら笑気ガス麻酔の噂を聞いていたかもしれないが、治療には使っていなかった。

あっという間に三〇年がすぎ、息子のジョンの番が来た。残念ながら彼は父親に似て歯が弱いうえ、甘いものが大好き。小さいころに歯磨きを嫌がったことも災いして、八歳の歯科健診で虫歯が五本見つかった。生まれてこのかた軽い虫歯一本しか経験したことがない妻に「これはあなたの遺伝よ」と言われ、僕が歯医者につれていくことになった。

一週間後、歯医者の駐車場に停めた車のなかで、僕は息子にこれから受ける治療について説明した。長い注射針を痛くない歯の根もとに刺される。すると唇の感覚がなくなって、口からよだれがだらだら流れる――。この恐ろしい経験から、僕が学べなかった大切な教訓「痛い目にあいたくなかったら歯を磨くこと」を学んでほしかった。ところがどうだろう。クリニックに入ると、プーさん模様の白衣を着た元気な歯科助手が、ジョンをゆったりとしたリクライニングチェアにすわらせ、鼻に小さなマスクをかぶせて「はい、ゆっくり息を吸ってね」と声をかけた。言われたとおりに深呼吸すると、まぶたが自然に閉じていく。

「気持ちいいでしょう?」歯科助手の声に、ジョンは陶然とうなずく。それから治療がはじまった。歯の根元に麻酔注射を打ち、ドリルで削り、穴に光る詰め物をする――。最初から最後まで、彼の顔には気持ちよさそうなほほえみが浮かんでいた。治療が終わってから、痛くなかったのかと聞くと、息子は夢見るように答えた。「ちょっとはね。でも、くすくす笑いたくなるのを抑えるほうが大変だったよ」

めだつのが嫌いなジョゼフ・プリーストリーにとって亜酸化窒素はあくまでも研究対象であり、自分で吸うものではなかったが、有名な英国の科学者ハンフリー・デイヴィー卿（一七七八－一八二九年）はちがった。デイヴィーは電気化学分野での功績が広く認められ、英国とフランスが戦争中だったにもかかわらず、ナポレオンからパリに招かれ、メダルを授与された人物である。化学物質をあれこれ混ぜ合わせて実験し、発生した気体を積極的に吸い込んでいたらしい。

彼は亜酸化窒素がことのほかお気に入りで、手術用麻酔としてだけでなく、娯楽用の薬物として世の中に紹介した。なけなしの文才を絞って、愛する亜酸化窒素に抒情詩さえしたためている。「私の目は輝きに満ち、口にはささやきがあふれ、手足には喜びがほとばしり、新しくわいてきた力が私を包む」目をらんらんと輝かせ、のべつまくなしにしゃべりながら、満ちあふれる情熱に突き動かされてこの詩を書いた彼は、おそらく亜酸化窒素でハイになっていたのだろう。

亜酸化窒素は昔から多くの有名人に愛されてきた。ウィンストン・チャーチルも試したし、文人たちにも愛好された。『ロジェット類語辞典』を一九世紀に著したピーター・マーク・ロジェットも使っていたらしい。米国の医者であり哲学者だったウィリアム・ジェームズ（一八四二－一九一〇年）も窒素を吸ったときの高揚感をあちこちに書き残した。吸引しながら頭に浮かんできたことを書き留めたものも残っている。一八八二年に彼がハイになって書いた日記を紹介しよう――「医学校、神学校！学校！　学校！　おお神よ、すごい、これはすごい！」。

一九五〇年代に活躍したケルアック、キャサディ、バロウズなど、ビート世代の作家も亜酸化窒素を好んでいた。アレン・ギンズバーグにいたっては、「笑気ガス」という題の詩まで書いている。それに、一九六四年の映画『メリー・ポピンズ』で、アルバートおじさんが台所の天井まで浮かんで歌い出したのは、笑いガス、つまり亜酸化窒素が身体にたまったからだということをお忘れなく。これは六〇年代のドラッグの全盛時代に書かれた脚本ではない。一九三四年にP・L・トラヴァースが書いた原作『風にのってきたメアリー・ポピンズ』の第3章のタイトルが「笑いガス」なのである。

まともな用途を見てみると、亜酸化窒素は長らく、それこそコルトンがデモンストレーションをして回る前から、まあまあ効く痛み止めとして知られていた。今日の医療現場でもっと強い麻酔薬にお株を奪われてはいるが、亜酸化窒素はクロロフォルムなど、昔から使われていた三種類の吸入麻酔のなかで現在も使われている唯一の薬である。

亜酸化窒素がどのように痛みをやわらげるのか、はっきりしたメカニズムはわかっていない。亜酸化窒素の作用についての議論では、どんな生化学反応でも疑われるエンドルフィン、ドーパミンなどの化学物質との関連がつねに言われているが、鎮痛作用そのものと同じくらい、亜酸化窒素を吸引するとすべてがどうでもよくなり、痛みも気にならなくなることが重要なのかもしれない。歯医者から帰る車で、息子も言っていたではないか。麻酔注射の針が刺さったときはちょっと痛かったけれど、鼻を覆うマスクのなかで笑気ガスを吸っていたから、ちっとも気にならなかったと。

亜酸化窒素は一八八一年に産科で使われはじめたが、広く普及したきっかけは、一九三〇年代にリバプールの麻酔医ラルフ・ミニットが麻酔ガスを産婦が好きなときに好きな量だけ自分で吸入できる装置を開発したことだった。この方法は、シンプソン医師の時代にクロロフォルムを産婦に自分で吸引させたやりかたよりはるかに安全だった。亜酸化窒素はここから広まりはじめ、やがてヨーロッパじゅうで産科麻酔の第一の選択肢になっていく。

米国でも、少なくともしばらくのあいだは、同じ現象が起きていた。危険性の高いトワイライト・スリープのような麻酔薬を投与できない病院で、亜酸化窒素が広く使われていたこともある。ただ、米国では麻酔を産婦自身が投与する方法がいまひとつ普及せず、看護師や医師が産婦の顔にマスクをあてがうやりかたが主流だった。ベビーブームの訪れとともに、産婦人科に人が詰めかけるようになると、そんな悠長なことをする余裕はなくなった。

一九五〇年代前半にトリクロロエチレン、その一〇年後にメトキシフルランというふたつの吸入麻酔薬が登場すると、亜酸化窒素はあっという間に下火になる。これらの新薬は鎮痛効果が亜酸化窒素よりはるかに長持ちし、助手が産婦のマスクをずっと持つ必要がないところが魅力だった。

しかしトリクロロエチレンとメトキシフルランにも、やがて問題が見つかった。産婦がトリクロロエチレンを吸入したあとで緊急帝王切開することになったら、全身麻酔をかけなければならない。ところが、トリクロロエチレンにある種の麻酔薬が混ざると、ホスゲン――第一次世界大戦で有名になったマスタード・ガス――などの有毒物質が発生することがわかったのだ。メトキシフルランはこのようなトリクロロエチレンの問題を解決した商品として登場したが、長時間使うと患者の肝臓に悪影響が出ることがあきらかになった。ふたつとも母親の胎盤を経由して胎児に届くことがわかっており、サリドマイド事件がきっかけで薬害の恐ろしさに気づきはじめた当時の人々に動揺が広がった。

最終的に吸入亜酸化窒素の息の根を止めたのは、硬膜外麻酔の針であった。自然分娩運動が盛りあがり、意識がはっきりした状態で子どもを産みたいという声が高まるにつれて、産婦も医師も患者がもうろうとするような鎮痛剤、特に胎盤を通過して胎児に害を与えかねない薬を避けるようになる。

吸入麻酔が使えなくなると、必然的に硬膜外麻酔の需要は高まっていった。亜酸化窒素吸入は、その他の「不自然な」薬を使った治療とともに「薬物」だと批判され、産科病棟からほぼすがたを消してしまう。一九八〇年代の半ばには、米国で亜酸化窒素吸入を痛み止めのひとつとして提供する病院は数えるほどになった。

カリフォルニア大学サンフランシスコ校付属病院は、米国西海岸で産婦が笑気ガス麻酔を利用できる数少ない病院のひとつである。僕の家から南にちょうど八〇キロメートルほどしか離れていないので、二〇〇七年に自分で車を運転し、産科麻酔部長のマーク・ローゼン博士のもとを訪れた。博士は分娩に亜酸化窒素麻酔を使うことを全面的に支持している。

僕は前もって、二〇〇二年に『米国産婦人科学ジャーナル』に掲載された詳しい総説など、ローゼン博士が亜酸化窒素について書いた論文をいくつか読んだ。これらの文献を読むまで、亜酸化窒素が産科で使われなくなったのは、毒性が判明したとか、患者から苦情が出たとか、それなりの理由があったからだと思っていた。それでも、依然としてヨーロッパで人気があることが不思議だった。ヨーロッパの医者は、米国の医者が知らないことを知っているのだろうか。それともただの習慣で、時代遅れの方法を使いつづけているだけかもしれない――。

博士の総説を読んで、米国の分娩室から亜酸化窒素が消えたのにはこれといった理由がないことを知った。亜酸化窒素が効くことはまちがいない。もっとも効果の高い麻酔ではないかもしれないが、出産のいちばん痛い時期をしのぐのに充分な鎮痛効果がある。それに、効くのも早い。亜酸化窒素と酸素を一対一で混ぜた気体を三〇秒ほど吸入すれば痛みが遠のき、吸入をやめればすぐに体内から気体が出ていく。

僕はカリフォルニア大学サンフランシスコ校付属ロング病院のロビーでローゼン博士に会い、エレベータで一五階の産科病棟に向かった。博士の穏やかな口調には、仕事に対する情熱がにじみ出ている。三〇年前にこの大学病院に勤めはじめたときから、亜酸化窒素のすばらしさを説いてきたという。博士は、ユーカリの林のうしろにサンフランシスコの街が一望できる分娩室に僕を招き入れ、ちょうど空いていたその部屋で、実際の器具を使いながら亜酸化窒素麻酔の手順を教えてくれた。

器具はいたってシンプルで、硬膜外麻酔や帝王切開手術のものものしい設備に比べれば、笑いたくなるほど単純だった。一リットルの牛乳パックよりやや大きな発生装置が車輪付きの台に載せられ、ベッドのわきに置いてあるだけ。使うときは、壁の三つの栓――青い栓には「亜酸化窒素」、緑には「酸素」、白には「排出」と書いてある――に装置の三本のホースをつなぐ。装置からは透明なチューブがのびていて、その先に弁があり、ありふれたプラスティック製のマスクにつながっている。

使いかたはとても簡単。陣痛が来たら、産婦が自分でマスクを持ち、鼻と口を覆って息を吸う。すると吸気の力で弁が開き、装置から出てきた亜酸化窒素と酸素の混合ガスが自然にマスクに流れ込む。息を吐くと、排出チューブが呼気をすかさず取り除き、混合ガスが逃げるのを防ぐ。陣痛がないときは、マスクをつけたままでもいいし、はずしてもいい。マスクをはずせば弁が自動的に閉まる。次の陣痛の波が来るまで、室内の空気を普通に呼吸しながら待てばいい。必要な手順はこれだけである。麻酔がいらないときはマスクをはずして、病院のなかを歩いたり、人と話したり、お風呂に入ったり、姿勢を変えたり、なんでも自分が楽になることをすればいい。

ロング病院の医師、助産師、看護師たちは亜酸化窒素を高く評価しているが、博士に言わせれば利用頻度はまだまだ低いという。同病院で出産する女性のうち、亜酸化窒素麻酔を使う割合は五から一〇パーセントにすぎない。ただし、ロング病院がむずかしいお産を受け入れる三次医療機関でなければ、この数字はもっと大きくなるだろう。ここで出産する産婦の多くは「ハイリスク」と呼ばれ、妊娠の合併症や、母親か胎児の健康に大きな問題が見つかったため、ほかの病院から送られてきた人たちだ。こうした出産にはどうしても、亜酸化窒素より強い麻酔が必要になりがちである。

ロング病院で実際に使って出産した女性のあいだでは、亜酸化窒素麻酔の評判は上々で、次も使いたがる人が多い。気に入らなかった少数の人たちは、マスクのせいで閉所恐怖症のような不安に襲われたり、頭がふらついたり、意識がもうろうとしたり、「あたし？　心配？　なんのこと？」といった具合に、自分の状況がわからなくなったのが嫌だったと言っている（念のため書き添えておくが、ロング病院ではコルトンがやったような「大デモンストレーション」はやっていない。亜酸化窒素と酸素を同量ずつ混ぜた気体なら、高揚感は生じにくいし、生じたとしてもごく軽い）。

亜酸化窒素を分娩に使ったときの副作用は、ときたまめまいや眠気があるくらいである。呼気とともにすみやかに体外に排出され、母体の組織には蓄積されない。それに産婦が自分で麻酔の量を調節できるため、過剰摂取の危険もない。うっかり吸引しすぎても、意識が遠のいてマスクが手から落ちるから、それ以上吸いすぎることはないし、二、三呼吸もすれば意識はもどる。ローゼン博士によると、このような一時的で無害な過剰摂取でさえほとんどないという。

亜酸化窒素は胎児や新生児にも安全なようだ。新生児にもたらす問題はいまのところ見つかっていない。最新の動物実験で、亜酸化窒素を含む全身麻酔の薬を長時間、大量に投与すると、成長途上の脳細胞を微妙に損なう可能性があることがわかった[*18]が、分娩時に亜酸化窒素を吸引で使うかぎりはまったく問題はないようである。亜酸化窒素吸入なら、出産前にオピオイドを注射したときとはちがい、新生児の覚醒状態や母乳を飲む力が低下することはない。博士は、ロング病院で三〇年近く亜酸化窒素を使ってきたが、麻酔のせいで意識がもうろうとした新生児は見たことがないという。

亜酸化窒素は医療スタッフにも安全である。過去の研究に、この麻酔を使用する分娩室で働く人々のあいだでは奇形児の出生が一般よりやや高いと報告したものがあるが、博士いわく、これらの研究は非常に偏っており、現在の病院にはかならずある近代的な空調設備のない部屋で、呼気を取り除く機能のない時代遅れの実験装置を使っているため信憑性は低いとのこと。同じ研究を現在の環境で行えば、過去の研究でやや高いと出たリスクも打ち消される可能性が高いという。労働安全衛生管理局も米国麻酔学会も同じ意見だ[*19]。どちらの組織も、適切な設備と空調の整った病院で働く医療スタッフの健康状態を定期的に調べる必要はないと考えている。

亜酸化窒素の麻酔でひとつ気になる点は、地球温暖化に与える影響である。亜酸化窒素は温室効果ガスのひとつと目されており、保温効果は同量の二酸化炭素よりも何倍も高い。亜酸化窒素が大気中の温室効果ガス全体に占める割合は〇・一パーセントから六パーセントと見積もられているが、実際に地球温暖化にどれだけ影響を与えているかはわかっていない。なお、この亜酸化窒素の大部分は人為的でなく、自然に発生したものだという。

人為的に発生した大気中の亜酸化窒素は、おもに（火力発電所を中心に）化石燃料の燃焼、下水処理、窒素を含む肥料、焼畑式農業から出ている。これ以外に比率こそ低いが、虫の飼育、ドラッグレース（窒素化合物のニトロメタンを燃料添加剤に使っている車もある）、噴出式のホイップクリームの使用――食品加工の現場では窒素がよく利用されている――といった人間の活動も見逃せない発生源だ。いまのところ大気中の亜酸化窒素に、産科麻酔で使われた分が占める割合はきわめて小さいし、すでに導入されているガス除去技術がさらに進化すれば、大気中にまったく亜酸化窒素を排出しない産科麻酔が完成する日も近いだろう。

ロング病院で亜酸化窒素麻酔が得ている高い評価は、ヨーロッパの研究結果とほぼ一致している。英国だけでなく、フィンランド、スウェーデン、カナダでは産婦の半数近くが分娩時に亜酸化窒素麻酔を使っており、その八〇パーセント以上が効果を実感している。彼女たちの多くがほかの鎮痛薬も併用しており、最終的にはオピオイドや硬膜外麻酔を使う人が少なくないとはいえ、その大半が亜酸化窒素麻酔のよさを認めており、ロング病院の患者と同じく、次のお産でも使いたいと言っている。

亜酸化窒素麻酔が米国であまり普及していないのはなぜだろう？　かなりの効果があり、使いやすく、費用もそれほどかからず、母子にとって安全なだけでなく、米国以外の西欧諸国でさかんに使われているというのに。どうして米国では普及していないのだろうか？

亜酸化窒素麻酔を支持する人たちの一部は、米国の出産現場で不可解なほど亜酸化窒素が使われていないのは、収益率の高い硬膜外麻酔を使いたがる麻酔医たちの陰謀だと批判している。しかし、本当の理由はこれほどまがまがしいものではないだろう。産科麻酔の歴史研究の第一人者、ドナルド・ケイトン博士によると、硬膜外麻酔がお産の現場を席巻する過程で、亜酸化窒素がはじきだされたというのが本当のところらしい。

そろそろ亜酸化窒素麻酔を呼びもどす時期かもしれない。しかし、どうすればいいのだろう。経済的な動機づけもなく――製薬会社が利益の薄い薬を復活させる可能性はないに等しい――吸入麻酔のすばらしさを吹聴してくれるセレブ妊婦もいない状態で、亜酸化窒素を米国によみがえらせるのは至難の業だろう。しかし、いつかそんな日がくるかもしれない。

たとえばジュディス・ルックスがいる。助産師兼感染症学者である彼女は、教壇に立ち、本を執筆するかたわら、米国の出産現場に亜酸化窒素を復活させる運動のリーダーとして熱心に活動している。二〇〇七年の学術誌『誕生』の編集後記で、ルックスは米国の助産師やその教育者たちに、亜酸化窒素麻酔について学び、現場に復活させようと呼びかけた。彼女は、亜酸化窒素麻酔をいつの間にか消えてしまった過去の薬品に重ね、「派手さに欠けるため、企業や団体が儲けにならないと切り捨てた薬」だと惜しみ、外部の力に頼れない以上、関係者が積極的に普及させるべきだと訴えた。

ルックスは自然分娩の擁護者たちにも、薬を一切使わない姿勢を見直すように呼びかけている。亜酸化窒素は薬品ではないし、産婦が完全に自己管理しながら使える唯一の鎮痛手段だ。薬を使わない自然な分娩を望む産婦にとって、痛みがあまりにも激しく、なんとかやわらげたいときにぴったりの選択肢であり、米国の病院出産を支配する「硬膜外麻酔のモノカルチャー」とルックスが呼ぶ風潮に一石を投じるものだという。

彼女の主張は皮肉な現実を鋭く突いている。米国社会は個人の自立と情報にもとづいた選択を尊び、産科医たちは医学的な理由がなくても帝王切開を選ぶ権利を産婦に与えることの「倫理的な重要性」

を議論しているのに、麻酔の効果と無害性が証明されている亜酸化窒素を使えないのはたしかにおかしいと思う。亜酸化窒素をめぐる議論に、今後も注目していきたい。

つづいて硬膜外麻酔を使わないお産を見てみよう。米国で硬膜外麻酔を使って出産する産婦は七〇パーセントであり、残りの三〇パーセント、年間およそ一〇〇万人は利用していない計算になる。これらの女性の多くはオピオイドの注射や局部麻酔などを使って一時的に痛みをやわらげているが、まったく薬に頼らないお産を選ぶ人も少なくない。薬も硬膜外麻酔も使わずに子どもを産みたい女性に対し、どんな選択肢があるのだろうか。減少しつづけているアンチ麻酔派の女性たちは、陣痛にどう対処しているのだろうか。

薬を使わないで陣痛をやわらげる方法は、驚くほどたくさんある。[*20] なかでも鍼灸、指圧、水中療法、催眠療法、マッサージ、「ヒーリングタッチ」、歩く、姿勢を変えるといった軽い運動、音楽療法、アロマテラピー、心身調整法、ハーブを使ったトリートメント、ホメオパシー、温冷浴、カイロプラクティック、電気刺激、フラワー・レメディ、リフレクソロジー、水中出産、ヨガなどの人気が高い。このほか、自然分娩法もある。自然分娩は痛みを軽くすることに焦点をあてているわけではないが、薬を使わない鎮痛法をいくつか組み合わせて使っている。これらの手法は一般に開発者の名前で呼ばれており、ディック＝リード（自律訓練）法、ラマーズ法、ブラッドレー法、ルボワイエ法などが有名だ。

こうした「代替医療」による鎮痛法の選択肢の充実度は、お産をする場所と時期によってちがう。

たとえば、催眠療法を使って出産したいなら、人里はなれた田舎より、大都市のほうがセラピストを見つけやすいだろう。また、混雑した大病院で働く助産師よりも、自宅出産だけを扱っている助産師のほうが、代替医療の鎮痛法を多く提供してくれる可能性が高い。また、薬に頼らないで陣痛をやわらげる方法は、米国よりも、ヨーロッパやカナダのほうが充実していることをもう一度強調しておきたい。

このような薬に頼らない鎮痛法は、本やパンフレット、インターネットなどでさかんに宣伝されており、産婦やセラピストによる熱い体験談はいくらでも目にすることができるが、確かな証拠はほとんどない。こうした療法を支持する人の多くは、自分の信じるやりかたが医療現場でスタンダードになっていないことに落胆と憤りを感じている。しかし医者たちは、効果を実証するデータがない治療法を患者に勧めることはできない。では、数ある代替医療の技法のなかで、本当に効果があるのはどれなのだろうか。

理学療法士であり、出産教育者としても有名なペニー・シムキンと、ワシントン大学の地域医療学教授メアリーアン・オハラは二〇〇二年に、薬に頼らない陣痛軽減法にかんする研究を調べ、その結果をまとめた総説を『米国産婦人科学ジャーナル』に発表した（同じ号に、マーク・ローゼン博士の亜酸化窒素について書いた論文も掲載されている）。ふたりはこの総説を書くにあたり、入浴法、マッサージ、軽い運動、蒸留水の皮内注射、他者による継続的な励ましという、もっとも研究頻度の高い五つの技法にかんする多数の論文を調査。その結果、いずれの技法も痛みをやわらげるのに役立つが、その効果にはちがいがあることがあきらかになった。また、鎮痛法の研究、特に計量可能な薬を使わない技法の評価は非常にむずかしいこともわかった。

無作為対照化試験は、医学研究における究極の判断基準である。この試験では、患者を無作為に「治療群」と「対照群」のふたつに分類。治療群には研究対象である新薬や治療法を、対照群にはすでに出回っている薬や治療、またはプラセボ（偽薬）を与えるか、またはなんの治療も行わない。理想的には患者にも研究者にも、どちらのグループが治療群でどちらが対照群か知らせないで実験を行う、いわゆる「二重盲検法」のほうが偏見や利害の対立による影響を抑えやすくなるという。この手法では実験の最後に正体を明かし、治療群と対照群を比較して、介入法の効果を調べる。

このような無作為対照化試験を、陣痛治療に行うのはむずかしい。痛みの感覚が非常に主観的なものであることがもっとも大きいが、それ以外にもいくつか理由がある。それでも硬膜外麻酔のような薬物治療であれば投与量を正確に量ることができ、ひとつの大きな変数を統制できるから、まだしも実施しやすい。薬に対する反応は人それぞれかもしれないが、研究者が使った薬の量をきっちり把握できるため、研究の規模がそれなりに大きければ効果をかなり正確に評価することができる。

これとタッチ〔人にさすってもらうこと〕のような薬を使わない代替的手法の調査と比べてみよう。シムキンとオハラは、タッチ（ヒーリングタッチ）の効果を調べた研究を三つ発見した。これらの研究の被験者は合わせて二三〇人ほど。無作為対照化試験が一件あったが、規模が小さく、二重盲検法は使っていない。タッチの効果を評価するのはたしかにむずかしいだろう。陣痛に耐えている妊婦を、看護師、医者、助産師、家族、友人など、何人かがなでたりさすったりしたとする。そのときのタッチの種類や意味はそれこそ無限にあるはずだから。

無作為対照化試験を原則に忠実に行いたいなら、ひとつのグループの女性たちがタッチかマッサージを受けてもらうが、このとき、「投与量」に差が出ないように、ベテランのセラピストひとりが同じ種類の施術をする。対照群にはお産のあいだじゅう、種類や意味に関係なく、周りの人が自然に与えてくれるタッチやマッサージをすべて受けてもらう。特定のタッチやマッサージに鎮痛作用があることをはっきり証明するためには、非常に大規模な研究が必要になるだろう。なによりも、常識だと思われていることをわざわざ証明するために、時間と労力をかける意味があるのかという疑問も湧いてくる。僕が立ち会ったお産では、ほとんどの産婦が愛する人に背中やお腹をさすってもらっていた。触れてもらうことで、痛みは確実にやわらぐようである。

シムキンとオハラの総説で紹介された唯一の無作為対照化試験では、パートナーからマッサージを受けた産婦たちは、心も身体もとても楽になったと語っていたし、パートナーや試験の内容を知らされていない観察者たちもそう評価していたという。やさしいタッチやマッサージに目に見える副作用がないなら――さすっているうちに手がすべり、首を絞めるようなことはめったにないだろう――わざわざ効果を立証するまでもないだろう。

一方、精密な無作為対照化試験によって、蒸留水の皮内注射に分娩中の腰痛をやわらげる効果があることが証明されている。この技法は、産婦の腰の何か所かに、〇・一ミリリットルの蒸留水を注射するだけという簡単なものだ。実験に参加した産婦たちは、注射後の二時間は痛みがぐんと楽になったと報告している。針が刺さったところが三〇秒ほど痛んだ以外は、副作用もなかったという。

蒸留水注射がなぜ効くのか、はっきりしたメカニズムはわかっていない。しかし、腰の深い部分から脳へと痛みの信号が伝達されるのを防ぐとか、脊髄近くで自然の鎮痛剤と呼ばれる神経伝達物質、ベータ・エンドルフィンの分泌がうながされるとか言われている。いずれにせよ、蒸留水注射は子宮収縮によるお腹の痛みにはほとんど効かず、ほかの痛み止めも併用せざるをえなかったため、全体的な鎮痛剤の量は減らなかったらしい。それでも分娩中、腰痛による産婦の苦しみを蒸留水注射が一時的に軽くしてくれる可能性はある。

陣痛中に、痛みを温かいお風呂に入ってやわらげたくなるのは感覚的に理解できる。昔から、あらゆるタイプの痛みに対し、お湯で温める治療が行われてきた。シムキンとオハラが調べた研究のなかに、被験者の多くがお風呂に入って痛みを自分でコントロールできたとか、ある程度は楽になったとか、心が落ち着き、リラックスすることができたとか報告しているものがいくつかあった。お風呂は高度な技術が要らず、満足度も高く、準備しやすい。問題が起きる余地などあるだろうか？

これが大ありなのだ。たとえば陣痛の初期に入浴すると、子宮の収縮が遅くなり、分娩が長引くことがある。その原因は産婦に対する物理的作用、つまりふくらんだお腹が水に浮くことにあるらしい。分娩中の女性がお湯につかると、心地よい浮力が働き、身体の物理的な状態やホルモン分泌に次々と変化が起きる。筋肉がゆるむと、ストレスを伝達する化学物質、カテコールアミン——陣痛がはじまると増える「闘うか逃げるか反応」を起こすホルモン——の分泌量が減る。カテコールアミンが過剰になると、子宮収縮が遅れることがわかっているから、お風呂に入ることでこの物質が減少すれば分娩は進むはずだ。

ところが、せっかく減ったカテコールアミンを補うかのように、母体にかかる水圧がほかのホルモンの分泌をうながす。肩までお湯につかると、身体全体に水圧がかかり、筋肉などの組織内から水分が押し出されて血流に混ざり、血液量が増える。いいことじゃないかって？　確かに血液量が多くなると心拍出量が増え、より多くの酸素を運べるようになる。赤ちゃんを産もうとがんばっているときに、血管に酸素が勢いよく流れるのはいいことだ。

しかし、産婦の身体にかかる水圧は、肺の血管に血を集めるようにも働く。あばら骨に守られている肺は、手足や腹部などのやわらかい組織にかかる水圧を受けない。だから、水圧によって押し出された血液が、必然的に水圧の影響を受けない肺に集まる。この状態がつづくと、複雑なホルモンの連鎖反応が起き、脳下垂体が子宮収縮ホルモンであるオキシトシンをあまり分泌しなくなる。入浴によってオキシトシンの分泌量が減れば、分娩の進行が目に見えて遅くなることがある。

ただ、分娩の進行が遅れるのは、陣痛の早期に入浴した場合だけのようだ。陣痛が本格化すると、オキシトシンが勢いよく分泌されるようになり、入浴くらいではびくともしなくなる。分娩のどの段階で入浴に影響されなくなるのか、これまでの研究で正確なことはわかっていないが、子宮口が五センチくらい開くまではお風呂に入らないのが賢明だろう。

これ以外の心配については、問題がないことがわかっている。まず、入浴のせいで母子が細菌に感染しやすくなることはない。それに、お湯の温度を体温と同じか、それよりほんの少し高いくらいにしておけば、産婦も胎児ものぼせることはない。

入浴には本当に陣痛をやわらげる作用があるのだろうか？　たしかにある。ただし一時的なものだが。筋肉痛の部分を温めたときと同じような感じだ。三件の優れた研究において、妊婦たちが感じた痛みを一から一〇までの尺度で評価したデータがある。それによると、入浴中は一時的に陣痛が楽になるが、お風呂からあがるとすぐにもとにもどったという。別の研究では、入浴した女性もしなかった女性も、硬膜外麻酔やその他の鎮痛剤を使った割合は変わらなかった。だが、硬膜外麻酔を使ったか否かという尺度だけで、数時間前の入浴効果を測ろうとするのは無茶な話ではないか。

もっとも鎮痛効果の高いお湯の深さや温度、入浴時間や頻度などのさじ加減についてはさらなる検証が必要だが、入浴は陣痛管理のメニューのひとつに入れておくべきだと思う。

第1章に登場したジョージ・エンゲルマン医師のことを読者は覚えているだろうか？　セントルイスの産婦人科医で、仰向けの姿勢が本当に出産に最適なのかどうか疑問に思い、さまざまな文化で「最善」とされている分娩体位を初めて調べた人物である。結局、彼は調査半ばであきらめ、その人がいちばん楽だと感じる姿勢が最善の体位なのだろうと結論した。その後の研究で、身体を縦にすること、特にしゃがむことにより、産道が広くなって分娩の進行が速くなることがわかった。

姿勢を変えることで、お産にかかる時間は短縮できるかもしれないが、痛みも緩和されるのだろうか？　シムキンとオハラはこのテーマについても手に入るデータをすべて調べ、エンゲルマンと同じく、陣痛中の産婦が歩いたり、動いたり、身体の向きを変えたりしたがることに気づいた。ただ、エンゲルマンの観察とはちがい、最新の研究では、実際に歩いたり、立ったりした女性はごく一部だった。この結果は、人間の本能的な選択より、文化による条件づけの影響のほうが強いことを示している。スタッフからケアを受けたり、狭い分娩室の真ん中にでんと置かれたベッドに寝ていると、産婦は「ここでじっとしていなくては」と思い込むのかもしれない。産婦をいろいろな家具が置かれた広い部屋に入れ、ベッドからおりて動くようにうながした研究では、どの人も積極的に身体を動かし、姿勢を変えたという。

分娩中に産婦がどんな動きをしたか調べることはできても、それが本当に痛みの軽減に役立ったかどうかはわからない。シムキンとオハラも最終的に、「研究結果を解釈するのはむずかしい」と書いている。研究を詳しく見ていくと、その理由がよくわかるだろう。ある研究では産婦にずっと同じ姿勢をとらせている。ところが別の研究では、決まったスケジュールで体位を変えさせている。このように動きをあらかじめ決めた実験は失敗に終わっている。ある研究では、決まった姿勢をとらされた産婦の九〇パーセントが苦痛に耐えかね、もうがまんできないとばかりに実験から抜けてしまい、勝手に楽な姿勢をとったという。

痛みの強さをチェックする観察者の目にも偏りが見られる。たとえば、ある看護師は妊婦たちを観察し、姿勢にかかわらず、全員が陣痛の最初から最後まで「非常に快適に」すごしていたと評価した。また、どのくらい痛いかしょっちゅう聞かれることにより、感じている痛みが実際に増す人もいるのではないだろうか。痛みとうまくつきあうために、痛い部分から気をそらし、別のことに意識を集中させる手法がよく使われているが、研究者がしつこく痛いかどうかを聞いてくる環境では、そのテクニックも使えない。

一五〇年ほど前、エンゲルマンがあれほど熱心に調べたというのに、シムキンとオハラが研究を重ねた結果、「陣痛のあいだに身体を動かすことや体勢を変えることを規制したり、体位と痛みの関係を綿密に研究しても役に立たないらしいこと」が判明した。分娩体位によって痛みが楽になることはあるのだろうか。この答えは、少なくとも研究的にはまだ解明されていない。しかし仰向けの姿勢のほうがお産しやすいという証拠も、動き回ることの有害性を示すデータも見つかっていないことから、シムキンとオハラは、本人がいちばん楽な姿勢で出産できるようにすべきだと結論した。

シムキンとオハラは最後に、「継続的な分娩支援」と呼ばれる技法を調べた。これは産婦の身体や心の負担を軽くするための支援や医学以外のアドバイスを行う、出産の進みかたについて説明する、病院のスタッフとのコミュニケーションを円滑にするなど、産婦に対し一貫して医学以外のケアを提供することを指す。

継続的な分娩支援は目新しいものではない。二〇世紀に入って、出産の「医療化」が進み、医療関係者以外の人が分娩室から締め出される前は、産婦の周りに医者や助産師だけでなく、出産経験があり、思いやりにあふれた女性たちがいた。付き添う女性たちはだいたい家族や友人で、枕やクッションの位置を直したり、冷たい飲み物を持ってきたり、手をにぎったりして産婦の世話をした。

継続的な分娩支援の内容は簡単だ。支援者がお産のあいだと、たいていは赤ちゃんが生まれたあともしばらく産婦に付き添う。これだけなのに効果は絶大である。北米で実施された数件の研究では、継続的な分娩支援によって硬膜外麻酔をはじめとする鎮痛剤の使用量が減り、なんの害も見つかっていない。支援の効果は痛みをやわらげるだけでなく、もっと広い範囲に及んでいる。こうした分娩支援と付き添い人の歴史については、第7章でもっと詳しく説明したい。

ほかにも研究されていた手法はあったが、先述した五つに比べると成果がわかりにくい。鍼《はり》治療、催眠療法、弱い電流を流して陣痛の刺激をブロックする経皮電気神経刺激など、有望なものはいくつかあるものの、効果を証明するには研究が不足している。指圧、アロマテラピー、リラクセーションと呼吸法、温冷浴、出産教育、音楽療法の鎮痛作用を調べた研究文献も、いまのところ中途半端だったり、結果にばらつきがありすぎたりして、結論を導くのはむずかしい。

鍼治療は効果がわかりにくい療法の典型であり、陣痛を研究することのむずかしさを体現している。伝統的な中国医学では、痛みは「気」、つまり生命エネルギーが停滞したときに起きるとされている。鍼治療は、細長い鍼を身体のあちこちにあるツボに刺し、チクリとした刺激や、しびれ、重苦しい感覚などを送って痛みを緩和するというものだ。

ヨーロッパでは、陣痛をやわらげるために鍼治療が広く用いられている。二〇〇六年にスウェーデンの助産師による陣痛管理の実態を調べた研究では、半数以上が日常的に鍼治療を使い、効果を実感していると答えた。ところが実際に鍼をどこにどう刺しているか調べたところ、ほとんどがまちがった使いかたをしていたという。

鍼治療の基本教義によると、鍼を回しながらツボに入れる、鍼の頭にもぐさを置いて熱を伝える、鍼に電流を通すなどして、気の流れをうながす必要がある。スウェーデンの調査では、多くの助産師が鍼を特定のツボに刺して、しばらく放置していただけだった。それでも、この「鍼治療もどき」を受けて出産した女性のほとんどが、鍼のおかげで痛みがとても楽になったと答えている。

結局、痛みはそれを感じる人の気持ちや身体次第ということだ。お風呂でも、マッサージでも、まちがった鍼治療でも、本人が効くと思ったものは効くのではないだろうか。問題になるような副作用がないのだから、薬を使わない療法の選択肢を数多く産婦に提供する価値はあるだろう。


「この子が自分の子だったらどうするか」小児科医なら誰もが、自分にこう問いかけるものだ。僕も患者に予防接種や抗生物質について説明したり、手術をするかどうか話し合ったりしているときに、この質問が頭をよぎる。患者にある治療法を勧めるかどうか迷ったときは、科学的な情報をできるだけ集め、その治療の長所と短所をよく検討したうえで決断するが、このとき「自分の子どもだったらどうするか」という質問が決め手になることがある。

ここでも自分の胸に聞いてみよう。長女のクレアが当事者だったら、僕はどうするか？　クレアが初めて出産するときに、痛み止めや、硬膜外麻酔、入浴についてどんなアドバイスをするだろう？

できれば、こう自問する瞬間があと二、三年は来ないでほしい。なんと言っても娘はまだ高校生なのだから。彼女が子どもを持つころには、陣痛をやわらげる手法もずいぶん変貌しているのではないか。もしかしたら、陣痛の信号を脳に伝える神経だけに作用し、足の感覚を奪わないような、ごく狭い範囲に効く麻酔薬が開発されているかもしれない。新たに発見された熱帯雨林産の植物が効くということになっているかもしれない。ひょっとしたら、男も子を産めるようになり、娘も僕も出産のことに頭を悩ませる必要がなくなっているかもしれない。

そうは言っても、彼女がお産に使える痛み止めの種類は、いまとほぼ同じである可能性が高い。医者は硬膜外麻酔を勧め、助産師はより自然で、作用が限定的な選択肢を推薦するだろう。またホメオパシーから催眠療法まで、代替医療のセラピストたちは自分の療法こそ陣痛をやわらげるのに「最善の」選択肢だと主張するにちがいない。痛みというのは非常に主観的かつ個人的な感覚だから、万人に効く治療法は決して見つからないはずなのに。人生でいちばん大変な日を迎えようとしているクレアは、どうすればよいだろうか。

その決断は、その時点での彼女の状況によって大きく変わってくる。いままでのところ、娘はさいわいあまり痛い思いをせずに生きてきた。手術を受けたこともないし、大きなけがをしたこともなく、縫合が必要な傷を負った経験さえない（弟のジョンは、しょっちゅう転んだりやけどしたりで、けがのデパートのようだったのに）。幾度か偏頭痛に見舞われたこと、何年か前に近所の家のプールサイドで頭を打ったこと（派手に出血したものの、たいしたけがではなかった）以外に、クレアが痛みを味わった経験は非常に少ない。この幸運がつづけば、陣痛が彼女にとって人生でいちばん痛い経験になる可能性が高い。

だから僕なら父親として、まずこれから起きることについて、できるだけ勉強しておくようにアドバイスするだろう。この点について、娘は僕よりはるかに知識があると思う。まだほんの幼いころから、赤ちゃんの誕生に興味しんしんだったから（彼女がとつぜん「わかった！　ママのおしりが開いて、そこから赤ちゃんがぽろっと出てくるんでしょ！」と言ったのは四歳のときだった）。クレアなら、妊娠テスターで陽性と出るやいなや、書店の出産本コーナーに直行するにちがいない。

つづいて硬膜外麻酔や笑気ガスから温浴や鍼治療まで、薬を使うものも使わないものも含め、あらゆる鎮痛緩和の選択肢について調べるようにアドバイスする。そのなかから納得できるものを選び、住んでいる地域で利用できる選択肢を調べたうえで、興味のある治療を行っている人たちと、実際にその方法で出産した女性たちの双方に話を聞くことを勧めるだろう。

また、近くの病院や産院に足を運んで、助産師や産科医たちに会い、心から信頼でき、お産に対する希望を聞き入れてくれる人たちを探すように言うだろう。これまで書いてきたように、赤ちゃんをとりあげる人との信頼関係が、出産経験の満足度を決めるカギなのだから。

そして、僕がさまざまな経験から得た貴重な教訓も伝えたい。その教訓とは、「柔軟性を持ちなさい」ということだ。分娩では、ものごとが計画どおりに進んだためしがない。陣痛は思ったよりずっと速いこともあれば、遅々として進まないこともあるし、胎児は予想より大きかったり、変な姿勢で産道をおりてきたりする。また、産みの痛みも想像よりはるかにきついかもしれない。陣痛は流動的に進み、強くなったり弱くなったりしつつ、痛みの質も変化しながら、やがて頂点に達して終わる。綿密な計画を立てて遂行するやりかたは、たとえば高層ビルの建設などには最適だろう。しかし出産のように謎に満ちた人間的な行為に臨むときは、身体も心も柔軟に保ち、どんなことが起きても対応できるようにしておくのがいちばん望ましい。

最後に、僕が娘だけでなく、出産を控えた女性全員にもっとも伝えたいことを言おう——愛する人たちに集まってもらいなさい。必死にいきんで、子どもがひっぱり出され、マッサージが終わり、硬膜外麻酔や鍼治療の鍼が片づいたあとに気がつくはずだ——なによりも痛みをやわらげてくれたのは、最初から最後まで出産につきあってくれた人たちや赤ちゃん誕生の知らせを電話の横で待っていてくれた人たちだったということに。一時的にしか効かない陣痛止めとはちがい、愛する人々がくれる安らぎは生涯つづくものである。

III

お産をめぐる人々

6　パパの心構え――男性に起こる変化

僕の祖父は農夫だった。彼の生涯は、同時代を生きたロックフェラーやルーズヴェルトの人生とはまったくちがったが、共通点がひとつあった。三人とも、お産のコーチにならなくてよかったことである。

一九七〇年代以前の米国で父親になったほとんどの男性と同じく、祖父の出産にかんする知識は心もとなく、おもに家畜の観察から得たものだった。けれど、当時はそれで充分だった。陣痛が来たら、祖母に言われて町に行き、産婆さんをつれてくる。それだけすれば、いつもの畑仕事にもどることができたのだから。農作業に励んでいるあいだに、赤ちゃんが生まれる。祖父の世代の父親たちが経験した子どもの誕生は、だいたいこんなものだった。

父の思い出話を聞くと、当時の状況がよくわかる。[*1]一九二七年、父が八歳のころに妹（僕のおば）のメアリー・エレンが生まれた。その日のことが父の脳裏にくっきりと刻み込まれている。風の強い三月の朝、町の産婆のボーレガードおばさん――小柄で身なりのきちんとしたドイツ系の女性――が祖父のおんぼろ車からおりてきて、家を仕切りはじめたという。祖父には農作業にもどるように言い、父と一二歳だった兄（僕のおじ）のニックには台所の椅子にすわって待っているよう命じた。呼ばれるまでじっとしていなさい、おしゃべりしたり、うるさい音をたてるんじゃないよ――。祖母はすでに台所のとなりの小さな寝室にいた。祖母が子どもたち全員を産み落とし、五〇年後に息をひきとった部屋である。

ボーレガードおばさんは、ベテラン軍人のようなキビキビした動作で、台所と寝室のあいだを忙しく行き来した。石炭ストーブに鍋をかけてお湯を沸かしては、目を丸くして見守る兄弟の前を通って寝室に運び込んだ。台所で待たされた長い時間のことを、父はのちにこう語っている。「ボーレガードさんが寝室でなにをやっていたのかは知らない。でも、湯気が必要だったことは確かだな」

家のなかには、石炭ストーブの燃える音とお湯がしゅんしゅん沸騰する音だけが響いていた。おばさんが口をきくのはなにか必要なときだけ。もっと水を持ってきて、トウモロコシの芯をストーブにくべてちょうだい――。そんな指示が飛んでくると、退屈していた父さんたちは、仕事にありついたうれしさに相手を踏みつけんばかりの勢いで応じた。

ときどき虫除けの網を張ったドアがさっと開いて、祖父がすがたを現した。父とニックおじさんがいるテーブルから椅子を引き寄せてすわり、腕を組んで目を閉じた。祖父がキッチンに現れると、おばさんがかならず寝室ではなく居間に呼び、進行状況を報告した。祖父は納得したような顔で居間から出てくると、息子たちを見て軽くうなずき、「いい子にするんだぞ、わかったな」とさとしてからドアを開け、終わりのない農場の仕事にもどっていった。

午後遅くに、台所と寝室を行ったり来たりしていたおばさんの動きが止まった。まっすぐに台所のテーブルにやってくると、ニックの腕をにぎって厳かに告げた。「お父さんを呼んできなさい。そろそろだからって言うのよ」ニックは台所のドアから飛び出して、玄関前の階段を抜け、農場を突っ切って馬小屋まで全力で走った。一分後には、大またで歩く祖父のあとについて、小走りでもどってきた。

祖父はおばさんにつづいて居間に入り、ドアを閉めた。しばらくして台所にもどってくると、張り詰めた表情で待ちつづけた。沈黙のなかで一時間がすぎた。祖父は目を閉じて腕組みしたまま、椅子にまっすぐにすわっている。やがて寝室から赤ちゃんの産声が聞こえた。祖父は、やっと笑顔になって手を一回叩いたが、再び腕組みをして待ちの姿勢にもどった。それからおばさんに呼ばれ、ようやく寝室で娘と対面した。しばらくして、やっと父たちも生まれたばかりの妹を見せてもらった。その三〇分後に祖父は、今度は息子たちを従えて農作業にもどっていった——。「お湯を沸かして待っていれば赤ん坊が生まれる。ずっとそう思っていたよ」父はそう述懐する。この言葉は、有史以来ほとんどの時代に男たちが経験した出産をうまく表していると思う。

父はやがて七人の子どもの父親になった。このうち五人が一九五〇年代に生まれている。ボーレガードおばさんの謎めいた作業を、父とニックおじさんがながめていた日から三〇年が経ち、今度は父の番になった。パパ予備軍が果たすべき責任は、祖父の時代とほとんど変化していなかった。変わったのは場所だけである。僕が生まれたころ、一家は町に住んでいた。当時、ほとんどの出産が病院で行われるようになっていたが、父親はまだ脇役にすぎなかった。「私の仕事は、母さんが妊娠中にとりつかれていたオレンジ味のアイスキャンディとグレープナッツ・シリアルを買ってくることと、産気づいたら病院につれていくことだけだった」と父は回想する。父親の役目は病院の入り口まで。それで納得していたという。「そのままいても、どうすればいいかわからなかったろうな」父は、恐ろしい交通事故を間一髪で逃れたかのように、目を大きく見開いて言った。

僕は一九五三年三月一八日に、アイオワ州ドビュークで生まれている。両親はミシシッピ川から二、三ブロックだけ離れた丘の上の、しっくい塗りの古い大きな家の半分を借りて住んでいた。幽霊でも出そうな家で、屋根裏にはコウモリが巣をつくっていた。父は、部屋に入り込んだコウモリを叩き落とすため、いつも近くにテニスのラケットを置いていたものである。丘の北側にはドビュークの中心街《ダウンタウン》と、父が勤めていた飼料工場があった。丘の南側の急な坂を一ブロック下ったところに、マーシー病院があった。

母の妊娠は順調とは言えなかったらしい。前の妊娠と同じく三か月はつわりに苦しみ、予定日近くになると血圧が上がった。最悪だったのは、高血圧によるむくみ。「思いつくかぎりの場所がむくんだわねえ」と母は言う。出産の二週間前には靴が履けなくなり、スリッパですごしたらしい。

予定日の二週間前に、上の子どもたち――当時、兄のバーナードは三歳、スティーヴは一歳五か月だった――の面倒をみるために、父方の祖母がドビュークに来てくれた。祖母がふたりをお風呂に入れたり、寝かしつけたりするあいだに、母はパンパンにむくんだ足を休めたという。

祖父はこれまでの習慣どおり、農場に残って働きつづけた。「産気づいたら産婆さんを呼んでくる」という役目は、息子が立派に果たすだろう。もうひとり男がいても、やることはなにもない。祖父はそう考えたにちがいない。

僕が生まれる二日前、父は荷造りをしたスーツケースと母を車に乗せ、三〇分ほど走って病院に行った。母の血圧が危険なほど高くなったので、その朝に主治医が電話してきたのである。「病院で安静にすごして、二日たっても産気づかなかったら、陣痛促進剤を使いましょう」

父は病院の正面玄関前に車を停め、車椅子で母を受付につれていった。そこで清潔な白衣を着た看護師と交替すると、母にキスをして、車椅子が曲がり角に吸い込まれて見えなくなるまで見送った。それから車にもどり、丘を上って祖母と息子たちが待つコウモリだらけの家に帰った。その二日後に病院を再び訪れ、新生児室の窓に「スローン」と書かれた名札をかざして待っていると、気づいた看護師が僕を抱いて見せに来てくれたという。出産における父の役目はここで終わった。

父がお産に立ち会いたがったとしても、一九五〇年代の米国では、障害がありすぎて実現しなかったにちがいない。二〇世紀の半ばには、お産は完全に医学の領分になった。産科病棟は清潔な、鉄とクロムでできた進歩の記念碑になり、手持ちぶさたの父親が居る場所はなくなった。パワフルで百戦錬磨の看護師たちが団結して入り口を守り、男が彼女たちの王国に入ることを阻止し（もちろん、本物の王様である医者は例外だが）、お産は王国のスケジュールに合わせて行われるようになった。母の誘発分娩は三月一七日の聖パトリックの日に予定されており、実現すればアイルランド系カトリック教徒のわが家にとって名誉な誕生日になるはずだった。しかし、産科医のストーク先生にどうしてもはずせない予定ができたため、僕の誕生日は延期されることになった。

もし父が勇気を奮って王国の守りを突破し、分娩室に入ったとしても、そこでなにができただろう？　手本にできるような人はいただろうか？　妻が出産中、ブタのエサやりに大忙しだった祖父では参考にならない。では、父の兄はどうだろうか。ニックおじさんは軍務に全身全霊で打ち込み、順調に昇進して輝かしい経歴を築いていた。子どもは六人いたが、どの子も赴任先の米軍基地の病院でおばがひとりで産んでいたし、騒がしい子どもたちの世話も妻任せだったから、とても手本にはならない。親戚、隣人、軍隊時代の友人など、父の知っている男のなかで妻のお産に付き添った人など誰もいなかった。当時の大衆文化や映画、はじまったばかりのテレビ放送もまったく役に立たなかったはず。一九五〇年代に一般的だった「新しい父親」のイメージは、妻のお産に付き添って、やさしく誘導する男ではなかった。当時、絶大な人気を誇ったテレビ番組「アイ・ラブ・ルーシー」で、ルーシーの夫のリッキー・リカードがそんなことをしたら、どうかしたのかと心配されたことだろう。

僕が生まれてから二か月後、「アイ・ラブ・ルーシー」で「ルーシー、病院に行く」というエピソードが放映された。番組は生放送で、ルーシー役のルシール・ボールとリッキー役のデジ・アーナズは実生活でも夫婦だった。このエピソードが流れた二、三時間後に、ふたりの息子のデジ・ジュニアが生まれている。

エピソードの舞台はふたりが住むニューヨークのアパートメント。ルーシーがリッキーに夢見るように「いよいよ来たわ！」と告げる場面からはじまり、顔や身体を真っ黒に塗りたくり、牙をつけ、ブードゥー教のおどろおどろしいかつらをかぶったリッキーが気を失って、子ども部屋の床に倒れこむシーンで終わる。そのあいだには、リッキーがいばった看護師に冷たくあしらわれたり、しばらく失神したり、アフリカのコンガダンスの音楽が流れたり、銃を持った警官が登場したりした。ああ、五〇年代の出産はなんと不思議だったことか！

このエピソードから銃、警官、失神、ブードゥーの扮装を引けば、父が僕の出産で味わった経験とだいたい同じになるだろう。祖父の経験もそうだったし、おそらくクロマニヨン人から父の代まで、僕の家系の父親たちは全員似たような経験をしたのではないか。病院でも、農場でも、洞窟でも、ジャングルのなかでも、スローン一族の男たちは父親が果たすべき役目を立派に果たした。水を運び、アイスキャンディを買ってきたあとは、お産の邪魔にならないように離れているという役目を。

この三七年後に僕の番がやってきた。子どもをつくろうと決めた五年後、一九八九年のサンフランシスコ地震の翌日に、エリザベスが僕をすわらせ「ねえ、昨日の地震よりもっと衝撃のニュースがあるんだけど」と告げた。ここから僕は、僕の前に無数の男たちが歩んできた「父親になる」という道に踏み出すことになる。あまりの驚きにわけがわからない状態がおさまってくると、今度は少しパニックになった。妻の妊娠を待ち望んでいたわりに、そのあとのことはほとんど考えていなかったから。エリザベスの手をにぎって話をしているあいだに、急に現実に目覚めた。次はなにをすればいいんだろう？

米国のパパ予備軍が果たす役割は、父のころとは一変していた。人類学者のウィリアム・クンスト＝ウィルソンは一九八一年に、父親の役割はほんの一世代のあいだに「母子にとって、感染をもたらしかねない厄介な存在から、愛情の重要な源へと変化した」[*2]と的確に表現している。人類の長い歴史から見ればほんの一瞬のうちに、父親の居場所は農場から病院の待合室へ、それから女性の最後の聖域である分娩室へと移った。父親たちは出産に立ち会うことを期待されるようになったが――僕のときには義務のようになっていた――そこで果たす役割はまだあいまいだった。

お産における父親の役割はぎこちなく、しばしば問題にぶつかりながら変化していった。手本になるような先輩はまだ少なく、一九七〇年代と八〇年代には父親になる心構えを書いた本もあまりなかった。[*3]そのうえ、当時のパンフレットなどには、「奥さんを励まし、背中をさすってあげてください。あとは邪魔にならないように離れていましょう」といった、過去の夫の役割が色濃く残るアドバイスが載っていた。

エリザベスに妊娠を告げられたとき、僕はすでに小児科医として一〇年のキャリアを積んでいた。多くの夫たちが出産に立ち会う様子を見て、自分の番になったら、分娩室でどんな夫になりたいか考えるようになっていた。まず、なりたくないのは、「独裁者」タイプ。このタイプの夫は「いきめ、さあ、いきむんだ！」と妻に命令しまくる。つづいて「役割を勘ちがいしている」タイプ。彼らは「これだけお金を払うのに、リモコンつきのテレビもないのか」などと、自分の立場をまったく理解していない発言をする。そして「なにもわかっていない」タイプ。妻が「痛み止めを使ってください！」と叫んだら、その口を手でふさぎ、「ふたりで決めたよな、薬は使わないって。そんなに痛くないよ。がまん、がまん」と言い聞かせるような人たちだ。たいていは、いらだった妻に手を振り払われ、「あなたになにがわかるっていうの？」と怒鳴られて意気消沈し、子どもが生まれるまで椅子にすわり、小さくなってすごすことになる。

僕は彼らと同じ轍を踏みたくなかった。特に、伝説の「ランニング夫」には絶対になりたくなかった。これは、一九七〇年代の半ばのシカゴで、第一子の出産に立ち会った男の話である。彼は妻が産気づいたと知るやいなや、会社から飛び出し、全速力で病院に駆けつけた。ところが、おたけびをあげながら産科病棟に現れたとたん、ワックスをかけたての床で足を滑らせて顔から転倒。あぜんとする看護師たちの前をヘッドスライディングで通過して、薬のワゴンの角に激突。額が割れて血が噴き出し、そのまま気を失った。そんな騒ぎを演じたにもかかわらず、救急処置室で意識をとりもどしたとき、妻と赤ちゃんはここにはいないと告げられた。病院をまちがえたのである。その日の午後、正しい病院の産科病棟でようやく妻と息子に会うことができたらしい。彼の話は出産の現場で働く人々のあいだで語り継がれ、物笑いの種になっていた。

僕が彼の話を聞いたのは、産科病棟で二か月間の実習をしていたとき。突然お産の不思議な世界に投げ込まれ、トーニャのお産に立ち会ったり、血液サンプルを台無しにしたりして、四苦八苦していたころである。「ランニング夫」の本名は、僕も病院のスタッフも誰も知らなかった。詳しく聞いてみても、この事件が起きたのが今年なのか去年なのか、どこの病院だったのか、なにもわからなかった。おまけに話の細かい部分が、語る人によってちがっていた。ある人の話では、「ランニング夫」が病院の前で、なぜかパンツ一丁のすがたで気を失ったことになっていた。別の人の話では、病院は正しかったものの、まちがった病棟の手術室に頭からすべり込み、盲腸の手術をしていた医師たちが驚いて見守る前で失神したことになっていた。

僕は「ランニング夫」の話を聞くたびに、スタッフたちと一緒に笑った。医学生の例に漏れず、僕も「なんでも知っている皮肉屋」のごとくふるまいはじめていた。「誰にも追い出されないように、妻の分娩台と自分の身体を鎖で結びつけた夫の話は聞いたか?」「じゃあ、自分の陣痛にもモルヒネを打ってくれと叫んだ男の話は?」経験不足もいいところの若僧だったくせに、僕はこうした話を聞くたびに、皮肉屋をきどってクスクス笑いながら思った。なんて愚かな夫たちだろう！

実習が終わるころには、彼の話は都市伝説の域に入っていた。ほとんどの都市伝説――米国の大都市の下水道には、ワニが隠れて棲んでいるという噂など――と同じく、いかにもありそうだと思わせる要素がそろっていた。父親になったばかりの夫、病院のまちがい、舞いあがった新米パパがやりそうな失敗――。自分の周りにはなくても、どこかで絶対に起きた話だと思わせるリアリティがあった。

ところが僕自身が父親になるとわかってからは、「ランニング夫」に対してこれまでとはちがう、もっと思いやりのある見かたができるようになった。たくさんの人が父親への道を通るさまを見て、それがどれだけ大変なことなのか、どれほどの緊張と不安と、しばしば現実離れした期待をともなうものなのかを知るようになっていた。

僕は完璧な夫になろうと決めていた。妻を助けることに専念し、看護師たちの注目を集めない夫。新たな都市伝説にならない夫――。お産をうまく誘導できるよう、資料をしっかり読もう。出産準備クラスには毎回、いや、できれば二回ずつ出席する。エリザベスが欲しがるものは、オレンジ味のアイスキャンディでもグレープナッツ・シリアルでも、なんでも買ってこよう。なによりも、エリザベスが産気づいたら、完璧なタイミングで病院に――それも正しい病院に――つれていく。そのときはワックスかけたての床に気をつけること！

妻の出産を控えた父親は、やや挙動不審になる。初産のときは特にそうだ。声がちょっと震える程度の人もいれば、出産中に気を失うような大げさな人もいる。程度の差こそあれ、産科病棟で新米パパ予備軍を見た人は誰でもこう思うはずだ――あの人、どうかしてるよね。

変化は早いうちに現れる。夫は妻の妊娠を聞かされた瞬間に、これまでなじんできた快適な世界が遠ざかっていくのを感じる。彼は心のなかで叫ぶ。一年前には新婚ほやほやで、ハワイのホテルのスイートルームでシャンパンをすすっていたのに。いまの妻ときたらどうだ？ 心ここにあらずといった調子で歩いていたかと思うと、洗面所に駆け込んで吐いている。僕たちの完璧な世界はどこに行ったのだろう？ 僕の愛する妻はどこに消えたんだ？

なにか不思議で異質な力が妻をつれ去ったと感じているなら、それはまちがいではない。夫婦の生活に第三者が侵入してきたことに夫が気づく前に、妻はすでにどこかへ行ってしまっている。夫がそれなりに予測できるようになった毎月のホルモン変化のパターンは、そいつにハイジャックされた。いまや妻は体内で育っている小さな生き物のしもべになっている。小さな暴君は母体から栄養物や酸素を横取りし、何週間にもわたってつわりを起こさせ、前は夫に注がれていた妻の愛情をほとんど奪ってしまう。

事態はこのあと、さらにややこしくなっていく。定期健診や、出産前のお祝いパーティ。お産にかんする本や、友人、親戚、赤の他人からの「役に立つ」アドバイス――。それらが雪崩のように押し寄せる。それに、ああ、名前だって決めなくては！ 何万という名前をふるいにかけたすえに、選ぶのはひとつだけ。夫が真っ先に「バンビ」とか「トール」といった奇抜な名前を提案しても、おそらく採用されることはない。

夫の世界は一変する。小さな雷神《トール》の誕生をどれだけ楽しみにしていても、なんとなくさびしい気持ちになるのは仕方がない。驚きなのはその原因である。妻だけでなく、じつは夫もホルモンの暴走に翻弄されているらしいのだ。

男たちは、女性とホルモンの関係を熟知している。[*4] 少なくとも、よく知っていると思っている。基本的なことはだいたい中学校の生物の授業で教わった。卵胞ホルモン（エストロゲン）と黄体ホルモン（プロゲステロン）という二種類の女性ホルモンが、一方が増えるともう一方が減る形で変動し、生理が来たら一か月のサイクルが終わり、時期をまちがえると赤ちゃんができる――。男のホルモンはもっと単純だ。思春期になると男性ホルモンの代表格であるテストステロンが急激に増加し、人生が終わる日まで血管のなかに勢いよく流れつづける。出血とかサイクルとか、そんなややこしいことは一切ない。女も男と同じなら話は簡単なのに。若い男性はそう思うかもしれない。そうすれば生物のテストだって、もっと簡単になるだろう。

男は母親や姉妹、おとなになってからは彼女や妻とともにすごすうちに、女性ホルモンが彼女たちの行動に与える影響を理解するようになる。女性とまじめにつきあったことがある男性なら、毎月だいたい決まったタイミングで、パートナーが自分のことを世界一セクシーで人類最高の恋人であるかのように扱う時期があることを知っているかもしれない。ところが卵胞ホルモンのレベルが下がりはじめると、恋人どころか、エヴェレストの北の斜面で凍えているほうがましだと思えるほどひどい扱いを受ける――。かならずしも納得できなくても、男はこのような女性の毎月のサイクルを学び、予想できるようになっていく。

ところが、妊娠を告げられたときには、こうしたサイクルはすでに終わりを迎えている。妻の女性ホルモンの分泌量が、妊娠をきっかけに一気に増加する。たとえば妊娠初期に胎児の生存のカギをにぎる黄体ホルモンの分泌量は日々激しくなる胎児の要求により、およそ二〇倍に増加する。卵胞ホルモンの増えかたはもっとすごい。卵胞ホルモンの一種であるエストリオールの血中濃度は一〇〇〇倍にも跳ね上がる。ところが胎児は、初めから体内にあるホルモンを増やすだけでは満足しない。母体内にこれまで存在しなかったホルモンもつくるよう指令する。

妊婦はなぜホルモンにハイジャックされるのか。その最大の理由は、母体を胎児にとって安全で、滋養に満ち、成長するのにふさわしい環境にすることにある。妊娠の終わりごろには、大量のホルモンが混ざり合い、妊婦の嗅覚が変わる、食欲が増進する、ストレスに対する反応が鈍くなる、陣痛や出産の痛みがやわらぐなど、驚くほど多彩な変化が起きる。妊婦のお乳が大きくなるのも、脂肪が増えるのも、妊娠の第三期（後期）に足がむくむのも、ホルモンのいたずらだ。つわりになるのも、第二期に顔色がバラ色になるのもホルモンのせい。妊婦の免疫系が混乱して、身体がちょっとした感染に過剰に反応したり、逆にまったく働かなかったりするのもすべてホルモンの仕業である。

ふたつめの変化は、お腹が大きくなることのようにめだちはしないが、胎児が生きるために同じくらい重要なものである。母体にお産の準備をさせ、母乳を出させるために急激に増えたホルモンが、妊婦の脳にも影響を与えて、行動を母親の役割にふさわしいものに変えるのだ。妊娠した女性は突然赤ちゃんに関係するあらゆることに敏感になり、妊娠後期には巣づくりに励むなど、いままでにない行動形式を示す。こうした変化は自然現象だと思われているが、じつはホルモンがうしろで糸を引いているのだ。ホルモンは、女性の身体だけでなく、心も胎児の成長にもっともふさわしい環境に変えてしまう。妊娠の後期になると、妊婦は自分のやりたいことや、ときに孤独な夫の希望を二の次にして赤ちゃんの幸せを最優先するようになる。

これらの変化は、生物学的に見て完全に理にかなっている。早いうちから母親の身体を変えることが、胎児にとってはいちばんの得策だからだ。だから胎児は母体のなかで成長しながら、黒幕の政治家のようにじわじわと影響力を発揮する。ホルモンの研究者、ジョン・A・ラッセルの言葉を借りれば、「胎児と胎盤は、自分たちの登場と、これから母体を仕切っていく決意を、声をそろえて（ホルモンを使って）宣言する」のである。

だから、父親になろうとしている夫が妻を赤ちゃんにとられたと感じたなら、その勘は正しい。子宮のなかに現れた小さな独裁者は、誕生の瞬間まで自分が安全かつ健康でいられるように、もしくは自分で自分のことを守れるくらい成長するまで、ママがそばにいてくれるようあらゆる手を尽くしている。ただし、夫は気づいていない。お腹の子が母親だけでなく、父親のホルモンも操作していることに。

ここで男性ホルモンの働きをざっと復習してみよう。ほとんど中学校の理科で習った内容だ。胎児の睾丸は、妊娠七週めからテストステロンの分泌を開始する。ややこしい説明は省くが、テストステロンの分泌は死ぬまで止まることがない。出産の瞬間には、赤ちゃんの体内で大量のテストステロンが放出されるが、その理由はわかっていない〔女性も胎児のうちから分泌するが、男性のような分泌量の波はほとんどない〕。誕生直後にいったん急増したテストステロンはすぐに減少。思春期に入って野放しの放出が起きるまでその状態がつづく。

テストステロンの生産量は思春期の半ば、ちょうど男の子の声が変わりはじめるころに最高潮に達し、四〇歳くらいまで横ばい状態がつづく。その後は分泌量が減っていくものの、完全にゼロになることはない。健康な八〇代の男性なら、若い男性の正常範囲の下側くらいのテストステロンのレベルを保っていることがある。

テストステロンが男をつくるといっても過言ではない。このホルモンがあるからこそ、ペニス、睾丸、陰嚢が育って成熟し、精子がつくられ、ひげや体毛が生え、声が太く低くなり、背がのびて、肩や胸を中心に筋肉が発達し、血液量が増えるのだ。男の性欲や性的能力もテストステロンが司っている。「男らしさ」の象徴と思われている身体的特徴も、ほとんどこのホルモン（もしくは、やや力の劣る親戚のジヒドロテストステロン）がつくっている。男は単純だと女性たちは言うが、まさにそのとおり。テストステロンの働きだけおさえれば、男を理解することができる。

テストステロンは、男性の繁殖の成功に欠かせないものだから、ちょっとやそっとでは止まらないようにできている。分泌を鈍らせるには、よほど大きな衝撃が必要だ。たとえば腎臓、肝臓、心臓などの重要な臓器が慢性疾患におかされたとき。慢性化した感染症、外傷、がんやその治療などもテストステロンの分泌を鈍らせる。アルコールや薬物への依存もテストステロンの分泌を抑制し、睾丸を退化させる。このような病気のせいで身体の働きが大きく損なわれると、「子づくりよりも優先すべき事態が発生した」という警告が睾丸に届く。すると生殖機能に使われていたエネルギーが、身体に害を及ぼしているストレス要因を癒すことに向かいはじめる。

ところが、病気もけがもしていないのに、テストステロンが減る状況がひとつだけある。それも気力や体力がもっとも充実した時期に。内分泌学の教科書を見ても、おそらく載っていない。この現象は男性の健康状態にはほとんど関係なく、妻の妊娠が引き金になって起きる。

妻が妊娠中の夫を調べた研究は、妊婦についての研究よりはるかに少ない。男は子どもを産まないのだから、当然のことだろう。経膣分娩を経験した男もいなければ、帝王切開を受けた男もいない。出産中に命を落とした男もいない。妊娠中に静脈瘤《りゅう》が生じた男性患者の報告もない。研究するテーマなど、どこを探してもなさそうに見える。

だが、ここ二〇年ほどのあいだに、ホルモンが母親の行動に与える影響を調べた研究から派生する形で、夫の体内に生じる変化にも注目が集まるようになった。知りたいことはずばり、「男はどうやって父親になるのか」。これまで赤ん坊に目もくれなかった男性が突然、財布のなかに子どもの写真を何枚も持ち歩く子煩悩パパに変身するのはどうしてなのか。妊娠した女性の行動が変わるのがホルモンのせいならば、夫の脳にも同じことが起きているのではないか。

カナダのクイーンズ大学の生物学者、サンドラ・バーグとキャサリン・ウィン＝エドワーズは一九九〇年代後半から、この前例のないテーマに挑みはじめた。[*5] 九〇年代の前半に、動物実験によってホルモン変化が「父親らしい」行動をうながす可能性がわかってきた。そうなれば次に「人間はどうなのだろう？」という疑問がわくのは自然な流れである。

一九九九年にバーグとウィン＝エドワーズは、主催する出産準備コースに参加する夫たち三四人に協力してもらい、研究を行った。オンタリオ州キングストンに住む、妻が妊娠中の夫たちを、子どもが生後三か月になるまで追跡調査したのである。一般集団から子どものいない男性を一四人集め、彼らにも対照群として研究に参加してもらった。具体的には週に一回、被験者たちの唾液を採取してテストステロン、「女性的」特徴をもたらすエストラジオール（エストロゲンの一種）、ストレスが高まると放出されるコルチゾールの三種のホルモンのレベルを調べている。

その結果、「我こそ男のなかの男」と自負している男性には、かなりショックな事実が判明した。妻が妊娠中の男性は対照群の男性に比べ、テストステロンのレベルが低かったのである。男性の年齢や研究の時期など、研究結果をゆがめる可能性がある数々の要因を考慮しても、この事実は変わらなかった。さらに衝撃的だったのは、妻が妊娠している夫たちの体内で、女性の妊娠にかかわる重要なホルモンのひとつ、エストラジオールの値が有意に上がっていたこと。その増加量は妻に比べれば物の数ではなかったが、それでも被験者であるカナダ人夫のホルモン構成は、妻の妊娠の経過とともに確実に「女性化」していたのだ。

一九九九年にカナダで発表された別の研究でも、バーグたちの研究と同じ結果ともうひとつ新たな事実が判明した。この研究に参加した父親予備軍の男性たちは、そうでない被験者に比べてテストステロンのレベルが低く、エストラジオールのレベルが高かっただけでなく、プロラクチン――母乳の分泌や母親らしい行動に深くかかわっている女性ホルモン――のレベルも高かったという。つまり、女性の身体と心を母親らしく変える化学物質が、夫の血管内でも暴れ回っていたのである。

このふたつの研究には限界があることを、当の研究者たちも認めている。まず、この被験者たちは自費で出産準備コースを受講し、出産教育の重要性を認識しているカナダ人男性である。同じカナダ人男性でも、より裕福な層や貧しい層のホルモンを分析すれば、この小規模で均質な集団とはちがう結果が出るかもしれない。それにまったく別の環境、たとえばサウジアラビアの砂漠地帯やアマゾンの熱帯雨林地域に住み、もうすぐ父親になる男性たちのホルモンについてはなにもわかっていない。このふたつの研究には、多様性の不足という欠点がある。

それでもこれらの研究結果は見逃せないものであり、特に動物実験の結果と照らし合わせると、非常に参考になる。ホルモンの女性化が判明した被験者がこれを読んでも、気休めになるかどうかはわからないが、哺乳類全体を見渡せば彼らの仲間は山のようにいる。パートナーが妊娠するとオスのホルモンにも変化が起きるのは、ハムスターやマーモセット、ノネズミやハツカネズミ、ワタボウシタマリンという小さくかわいらしい南アフリカのサルなど、オスが子育てに協力的な動物のあいだでは広く見られる現象だ。しかしオスが育児に非協力的な動物では、パートナーが妊娠中のオスとそうでないオスの各種ホルモンのレベルにはほとんど差が見られない。なぜだろう？

父親予備軍になったオスのホルモン・レベルに変化が起きるのは、妊娠したメスの近くにいるせいらしい。出産が近づくにつれてオスがパートナーとすごす時間が長くなり、ほぼ比例するように女性ホルモンのレベルが上がっていく。こうしたホルモン変化が、赤ん坊に対するオスの態度に直接影響を与えることになる。

たとえばハムスターを見てみよう。ハムスターのなかで、父親がいちばん育児に協力的なのはジャンガリアン・ハムスターである。ジャンガリアンのオスは子育て全般を手伝う。彼らのテストステロンのレベルは、パートナーが妊娠中に大きく低下することがわかっている。一方、ハムスターのなかで夫がもっとも育児に非協力的なのは、ジャンガリアンと近い関係にあるシベリアン・ハムスターである。シベリアンのオスはパートナーを無視し、自分の子どものこともまったく気に留めない。テストステロンのレベルもまったく変化しないから、父親であろうとなかろうと、プレイボーイならぬプレイハムスターとして女遊びを楽しむことができる。近い関係にあるはずの二種類のハムスターのあいだで、父親としてのふるまいとホルモン・レベルがこれほどちがうのはなぜだろうか？ ほかの生物学の謎と同じく、この謎を解くカギはダーウィンの進化論に見つけることができる。

種の繁栄は、どれだけうまく繁殖し、子孫を残すことができるかによって決まる。多くの動物の父親は、家族のために食べ物を集めたり、妻子を敵から守ったり、子どもに生きのびる術を教えたりする。このようにオスがある程度子育てに協力することは、種の繁栄に欠かせない。ジャンガリアン・ハムスターのオスは、妻や子どもたちに尽くす見返りに「父親としての自信」を受け取っている。交配中だけでなく、妊娠後もパートナーとずっと一緒にいることで、お腹の子の父親は自分であると周囲に示すことができるし、生まれた子どもをかいがいしく世話することで自分の遺伝子を受け継いだ子孫を残すことができ、進化上の成功者になれるのだ。ところが非協力的な父親の代表格、シベリアン・ハムスターのオスのやりかたはこうではない。彼らは、忠実でかいがいしい夫である親戚のジャンガリアンくんとはちがい、多くのメスと浮名を流す。子どもをたくさんつくれば、子育てを手伝わなくても何匹かは生き残る。放っておいても、彼らの遺伝子は次の世代に受け継がれるというわけだ。だからシベリアンくんだって進化論的には立派な成功者なのである。

ハムスターの話はこのへんにして、今度は人間を見てみよう。妻が妊娠中の夫のホルモンが女性化する理由として考えられる要因はふたつある。第一の、もっともあきらかな要因は、ヒトの新生児の頭が大きくなったせいで未熟なうちに生まれるようになり、お産がむずかしくなったことである。その結果、オスがそばにいることがメスの生存率を高める条件になった。出産や子育てに協力的な夫は、妻が人生でいちばん弱っている時期に食べ物を運んだり、敵の攻撃から守ったりしてくれる。だが、得をしたのはメスだけでなく、オスの側にも見返りがあった。子育てを手伝えば我が子が生き残りやすくなり、自分の遺伝子が次世代に受け継がれる確率が高くなったのである。これは進化論的に、オスとメスの双方にとって喜ばしい結果である。

第二の要因は、父親の獣性がおとなしくなれば、子どもの生存率が高まることである。これは哺乳類の「子殺し」という暗い習性に深くかかわっているため、あまり大っぴらには語られていない。しかしライオン、アレチネズミ、ヒトに近い類人猿など、オスが群れを支配する種のあいだでは、勝った群れのボスが負けた群れの子どもたちを殺すことが多い。なんと残酷なことを、と思われるかもしれないが、これは進化論的には正しい行動である。いちばん強いオスがほかの群れを制圧したら、自分より弱い、つまり劣った遺伝子を持つオスの子孫を育てる気にならないのは（進化論の観点で言えば）当然のことではないか。

子殺しはかなり無差別に行われることもある。だから、たとえばアレチネズミのボスが父親になったときに自分の子どもも殺してしまわないように、なにかしらの仕組みが働かねばならない。さもなくばアレチネズミという種は、進化論の舞台からすがたを消すことになるだろう。もうおわかりだろうか。子殺しの習慣を持つ種のオスが、子どもが生まれる前に「父親モード」に切り替わるのはこのためである。父親モードに入ったオスのホルモンを分析すると、カナダの研究の被験者のそれと非常によく似ており、テストステロンのレベルが低く、エストラジオールとプロラクチンのレベルが高くなっているという。

そうは言っても、妻の妊娠がきっかけで夫の行動に現れる変化のすべてがホルモンで説明できるわけではない。バーグとウィン＝エドワーズは、一九九九年に行った研究で次のように結論している。「男性の場合、ホルモンの状態と行動が完全に一致することはないだろう。それでも、哺乳類の母親の行動と関連する、または関連が疑われるホルモン変化が男性のホルモン受容体の反応を微妙に変え、赤ちゃんの発する刺激に敏感になったり、社会的刺激に対して父親という心理社会的経験を強化するように反応することはあるかもしれない」つまり、父親の行動変化の裏にはもっと多くの要因が複雑に絡み合っており、ホルモンはそのなかの興味深い要因のひとつにすぎないらしい。この真偽を探るには、もっと多様な環境で妻の妊娠を経験する夫たちを調べる必要がある。たとえば妻の妊娠の早期に海外に派兵され、出産後に帰国した兵士のホルモンはどう変化するのか？　商船の乗組員のホルモンは？　南極や北極の探検家は？　小児科医はどうだろう？　こうした幅広い研究を期待したい。

これまで探ってきた男性の行動変化の「メカニズム」を、もう一度おさらいしよう。ホルモンに変化が起きて、自由を謳歌していたターザンがパパに変身する。妊娠した妻の行動が子どもの求める方向に変化するように、夫も内分泌系の働きによって赤ちゃんに強い親しみを感じるようになる。すべてが順調に運べば、出産予定日近くにはホルモンの作用と共有した「妊娠」経験のおかげで、ふたりは「夫婦」から「両親」へと変身できるだろう。このプロセス全体を背後で操るのが胎児である。さまざまな化学物質の分泌をうながし、自分が世に出てくるずっと前に、ふたりを自分の「パパとママ」に仕立てあげるのだ。

では、男性のホルモンはどんなふうに変動するのだろうか。科学者たちの努力によって、真相に少しずつ近づいてはいるものの、まだ正確なことはわかっていない。胎児は母体にじかに影響を及ぼすことができる。これは一目瞭然だ。しかし、離れたところにいる父親にも影響力を発揮できるのはどうしてだろう？　その原因として有力視されているのがフェロモンだ。動物が呼気や分泌液を通して、特定のメッセージを伝えるために放出する化学物質である。フェロモンが絡んでいるとすれば納得できる。女性が発散した化学物質のにおいが空気を通って夫に届き、内分泌系の働きに変化をもたらす。妻と一緒にいる時間が長くなればなるほど、浴びるフェロモンの量も増えるから、それだけ男性のホルモンも大きく変化することになる。

しかしヒトの脳内の香りに反応する部位――嗅覚中枢――は、進化の歴史のなかで、悲しいほど退化してしまった。ヒトの嗅覚はイヌの何千分の一しかないという。そんな情けない状態では、フェロモンだけで妊娠中に男性のホルモンの構成を変えるなんて不可能なのではないか。ところが最近、どうやら可能らしいことがわかった。フェロモンか、フェロモンに非常によく似た物質が化学伝達物質になり、ほかの哺乳類と同じように、ヒトのメスとオスのあいだをつないでいるらしいのである。

フィラデルフィアのモネル化学感覚研究所のチャールズ・ワイソッキ博士のチーム[*6]は、数年前から配偶者の選択に香りが果たす役割を調べている。彼らが発見したことを簡潔にまとめるとこうなる――「我らは嗅ぐ、故に我ら交配す」。男性のわきの下の汗をしみこませたパッドを女性の被験者に嗅がせると、血液中の黄体形成ホルモン――月経周期の長さや排卵の時期を決めたり、子宮に受精卵が着床できるよう準備したりする「受胎」ホルモン——のレベルが急に上がる。それだけでなく、パッドのにおいを嗅ぐと安心するとか、不安が消えるといった意見も聞かれた。パッドを離すと同時にこの作用は消えたという。また、カリフォルニア大学バークレー校の研究チームは、男性の汗から女性にホルモン変化を起こさせる化学物質を抽出することに成功した。その物質とはテストステロンから派生したアンドロスタジエノン。これを二〇回ほど嗅ぐだけで、女性のホルモンに変化が起きたという。これらの発見をまとめると、わきの下を全開にして、においをふりまきながら夜の街を歩けば、女性が群がってくることになる。若い男性にとっては、夢のような話ではないか。

　ところが二〇〇二年にシカゴ大学の研究チームが男性のわきの下のにおいを使って実験したところ、そうは問屋がおろさないことがわかった。女性にもてたくてたまらない若い男はいずれ気づくだろう——交配する相手を選ぶとき、女性のほうが男性よりも選り好みが激しいことに。それには生物学的な理由がある。女性はどうやら、自分と遺伝子マーカーが似すぎている男性や、まったく似ていない男性よりも、マーカーが適度に共通している男性の「臭紋」（においの指紋のようなもの）を好むらしい。これを進化論の視点で見ると、ヒトのメスの祖先は自分の父親とか兄弟や、遺伝子的にまったく共通点のない他人よりも、遠い親戚くらいの関係にあるオスと交配することを望んだと推測できる。このように交配相手を無作為ではなく、においである程度選ぶことにより、次の世代の子孫の遺伝子がいい具合に混じり合ったのではないだろうか。

　だから男性の体臭、特にわきの下からの芳香は、配偶者となる女性にはあらがいがたい魅力になる。体臭を使えば、女性のホルモンをリモコンじかけのように操作できるらしい。ワイソッキ博士らの研究を思い出してみよう。わきの下にはさんだパッドを嗅いだ女性たちは、そのにおいの主に会ったこともなかったのに、ホルモンが大きく変化したではないか。

こうしたにおいの作用は、うまく相手の気を引いて、交配に成功したあとも持続するのだろうか？妊娠した女性の放つにおいが男性のホルモンの状態を女性化し、妻子に寄り添い、守ってくれるパパに変えてしまうのだろうか？

残念ながら、その答えはまだわかっていない。これまでの人間のフェロモンにかんする研究の大多数が、化学物質が相手を引きつける働きと配偶者の選択に与える影響を調べている。また、ほとんどが男性をにおいを放つ側、女性を受けとる側に設定している。妊婦の汗のかぐわしい香りをたっぷり染み込ませたパッドを男性の鼻先に近づけ、男性のホルモンに起きた変化を調べた人はまだいない。このような研究が行われるまでは、ある種の化学反応――おそらく男性を女性に引きつけた反応に、胎児が出すなにかしらの作用が組み合わさったもの――が起きるため、蜜月が終わったあとも夫が妻子のもとにとどまると考えるのがいちばん安全だろう。

そう考えると、出産前の夫というのは哀れなものではないか。女性ホルモンが増えて男性ホルモンが減り、分泌系の働きはガタガタ。妻は自分を素通りし、お腹の子どもにばかり話しかける。体調だってよくない。胸焼けがして、ちょっと太り、（まるで妊婦のように）特定の食べ物ばかり食べたくなる。お腹の中でなにか動くのを感じる人さえいるかもしれない。自分はちょっとおかしいのではないか――。そう思う人がいても、まったく不思議ではない。

ここが宣教師たちが来る前のニューギニアなら、そんなことに悩まずにすんだのに。当時のニューギニア人たちは、男にも産みの苦しみがあることを知っていた。妻が産気づくと、夫を革ひもでしばって暗い小屋に閉じ込めて食事だけ運び、妻のお産が終わって夫が正気にもどるまで放置した。赤ちゃんが生まれたら、夫を小屋から出してお風呂で身体をきれいに洗って家に帰したらしい。たいしたことじゃない。いつものように、男が子どもを産んだだけさ。

フランス語には、この風習を指すcouvade《クバド》（擬娩《ぎべん》）という言葉がある。[*7] これはフランス語の動詞couver《クーベ》（卵を抱く、ひなをかえす）から来たもので、夫がお産を真似る儀式だけでなく、妻が出産しているあいだに夫の体調も悪くなること、そんな状態の夫に対する周りの人々の対応なども指す。夫の心の動揺が、行動変化や身体症状として表れる現象は、「擬娩症候群」と呼ばれる。男が父親になるために、その社会で行われている伝統的な儀式は「文化的擬娩」と総称される。まずは、ふたつのうちでより興味深い――しかし、残念ながら消滅しつつある――文化的擬娩を、その現象を初めて詳細に記録した人物の紹介とともに、解説していこう。

その人物とはウォレン・ローヤル・ドーソン。一八八八年にウエスト・ロンドンに生まれ、生涯のほとんどを大英博物館の近くですごした。保険屋として働きながら、趣味でエジプト研究に没頭。父が亡くなり、中学を卒業後すぐに就職したため、学校で考古学を学んだことはなかったが、独学でミイラ、ミイラの製造工程、古代エジプトの刺青《いれずみ》、ヒルを使った魔術や医術、擬娩にかんする知識を深め、これらの分野における世界的権威になった。

彼が擬娩に関心を持ったのも、エジプト文明を愛するがゆえだった。世界各地に残る擬娩の風習を熱心に調べたのは、人類最初の文明がファラオの地ではじまったことを証明したかったからである。それを立証することはできなかったが、古代から第一次世界大戦の終わりにかけて二〇〇人以上の冒険家たちが現地の擬娩の風習について記した資料をまとめ、一九二九年に『擬娩の習俗』というタイトルで出版した（ドーソンは文献だけで研究を行う典型的な「安楽椅子《アームチェア》の人類学者」であり、めったにロンドンから出ることはなかった）。

『擬娩の習俗』は非常に面白い本である。日本のアイヌから、東アフリカのバンツー人、ヨークシャーの小農まで、さまざまな文化に残る分娩の風習が述べられており、読んでいくと共通するパターンがあることに気づく。ドーソンが調べたすべての文化において、子どもの誕生が近づくと、夫たちはだいたい同じような行動をとっていた。「妻が産気づくちょっと前から出産の少しあとまで、夫も床について食事を制限し、妻でなく自分が産みの苦しみを味わっているようにふるまう必要がある」というのである。

時代や地域がちがっても、擬娩の儀式は驚くほど似ている。たとえば一三世紀のトルキスタンを旅したマルコ・ポーロは次のように書いている。「女たちのひとりが子どもを産んだら、その赤ん坊を洗って布に包む。女はすぐに家の仕事にもどるが、夫は赤ん坊と一緒に四〇日間床につく。知人や親戚がその周りに集まってにぎやかにすごす」

それから六〇〇年後、英国の探検家ジョン・ケインはトルキスタンから何千マイルも離れたインド南部のエレクラ族の村で見た「奇妙な習慣」についてこう記している。「その村では妻が産気づくと夫が妻の服を身にまとい、暗い部屋のなかの、長いシーツだけをかけたベッドに入る。子どもが生まれたらきれいに洗って父親のとなりのベビーベッドに寝かせ、母親でなく父親に薬を飲ませる。……ヒンドゥー教徒が産婦にするのと同じ扱いを夫も受けるのだ。床から離れることは禁止されているが、必要なものは全部持ってきてもらえる」

このような習慣を純粋に儀式として行っている文化もあった。たとえば小アジアの古代ティバレニ人の夫はベッドに頭を固定して横になり、女たちが次から次へと運んでくる美食を楽しんだらしい。夫に食べ物を与えなかったり、とんでもなく痛い目にあわせる文化もあるのに！　一七世紀後半の西インド諸島のカリブ人ほど、父親になることをためらった民族はないだろう。子どもが生まれると、夫は四〇日のあいだキャッサバイモとビールによく似た飲み物だけしか口にすることができない。そのあとは友人たちがやってきて、「ネズミに似た動物アグーチの歯を使い、気の毒な夫の皮膚のあちこちに傷をつけ、全身を血だらけに」するだけでなく、傷口に「コショウを煎じた液を塗りつけ……哀れな夫は生きながら焼かれるような苦しみを味わう」。コショウをすっかり塗り終わったら友人たちは夫をベッドにもどし、「夫が準備したごちそうを食べて騒いだ」という。

こうした儀式に共通するパターンがもうひとつある。それは一連の行事から妻が完全に、もしくはほとんど除外され、子どもを産んだらすぐに畑や台所に追いやられることだ。こうした象徴的な儀式で男女の役割が完全に逆転しているという事実に、ドーソンはおおいに感銘を受けた。擬娩の儀式がどんな形で行われていようが、母親にとってどれだけ不公平なものであろうが、根本にある考えは同じである。どの文化でも、（やりすぎに見えることもあるが）男が父親になることを祝福すべきことだととらえていたのである。

皮肉なことに、ドーソンが世界各地で見つかった擬娩の風習を、なんとかしてエジプトに結びつけようと四苦八苦していたころには、文化的擬娩はすでにすがたを消しつつあった。彼が一九世紀と二〇世紀の前半の情報源に使った記録は、ほとんど英国人の軍人や探検家が書いたものである。彼らは擬娩の習慣を、ヴィクトリア時代とエドワード時代の道徳観のレンズを通して見た。文明国から来た彼らの目には、ボンベイ〔現ムンバイ〕のバラモンのあいだに伝わる風習——初めての子どもが生まれた父親は、服を着たまま家の井戸に飛び込まないと赤ん坊に触れさせてもらえない——が野蛮な迷信としか映らなかった。擬娩の風習は、女王陛下の植民地に住む原住民が「野蛮であること」を証明するものにほかならなかったのである。

西洋文明の発達とともに、第三世界の慣習をよくても奇妙、悪くすると忌むべきものと見る傾向が強まったため、宣教師がたどり着けない辺鄙《へんぴ》な場所をのぞいて、擬娩の風習は風前の灯となった。ドーソンは『擬娩の習俗』を書きながら、こうした慣習が地球上から完全にすがたを消す日は近いと予感していたらしい。

擬娩の儀式は、単なる先住民の奇妙な習慣ではない。それは父親になることを、子どもの誕生と同じくらい大切な人生の節目だと社会全体で認める手段であった。擬娩のしきたりを禁じたところで、父親になるという変化になかなか順応できない人が多い事実は変わらない。近代的な西洋文化が世界のほぼ全域に浸透したあとも、擬娩の風習はしぶとく生き残った。日常的に目にすることはなくなったが、やがてもっとも意外な場所にすがたを現す。その場所とは、病院の診察室である。

一九八二年にニューヨークの医学研究者マック・リプキンとジェリ・ラムが、出産の世界でほとんど注目されてこなかったテーマに関心を抱いた。そのテーマとは擬娩症候群。妻の妊娠中に夫が経験する身体症状のことである。夫もつわりになる話は、シェイクスピアが喜劇『空騒ぎ』で妻が妊娠したためにベネディックの歯が痛くなるエピソードを書いて以来、笑い話の定番になってきたし、それ以前も物笑いの種になっていたにちがいない。ところがリプキンとラムの研究によって、妻が妊娠すると夫の身体にもなにかしらの変化が起きること、それを感じる人が想像よりずっと多いことが初めてあきらかになった。

リプキンとラムは一四か月間にニューヨークの保健維持機構（ＨＭＯ）の救急外来を訪れた患者のなかで、妻が妊娠中だった男性二六七人を調べている。そのうち、特に原因の見当たらない腸の不調、食欲や体重の増進、足の痛み、めまい、疲労、歯の痛みなど、昔から擬娩症候群と分類されていた症状が主訴だったケースを抜き出した。それらを受診当時の妻の状態によって受胎日までの半年前、妻が妊娠中の九か月間、出産後の六か月間の三つに分類した結果、擬娩症候群の症状を訴えた男性の二五パーセント近くが妻の妊娠中に受診していることがわかった（リプキンらによると、この数字は控えめな見積もりだという。何か月か待たねばならないと知って受診をあきらめた男性もいるだろうし、生殖器がヒリヒリする、笑うと頭がくらくらする、胸の下あたりに内側からなにかに押されているような感覚があるなど、一般的でない症状は数に入っていないからである）。

擬娩症候群で受診した男性の数を見ると、妻が妊娠中という患者がそうでない患者の二倍も多く、訴えた症状の種類も四倍にのぼっていた。処方された薬も二倍だったという。もっとも処方されていた薬は充血除去剤、整腸剤、抗不安薬のヴァリウムである。このことから、妻が妊娠すると、夫は鼻が詰まり、腸の働きが悪くなり、不安になると結論せざるをえない。

面白いことに、彼らのカルテには「もうすぐ父親になる予定」という記述がほとんどない。患者の症状と妻の妊娠の関連性を疑った医者はいなかったようである。

医学界が擬娩症候群に関心を払わないのは、いまにはじまったことではない。一九六〇年代までは、妻が妊娠中に夫が身体的または精神的な症状を訴えても、心が弱いと言われるだけで、まともにとりあってもらえなかった。ほとんどの男性は妻が妊娠してもまったく動揺せず、夜中にオレンジ味のアイスキャンディやグレープナッツ・シリアルを買いに行くとき以外はほとんど忘れているというのが当時の常識だった。男は妻の妊娠期間をのほほんとすごす。それがあたりまえだと誰もが思っていたし、とりわけ医者がそのことについて考えることはほとんどなかった。

ところがリプキンとラムの衝撃の研究結果が示すように、妻が妊娠中に心身の不調を経験する夫は非常に多い。また、西洋人の男性（タイなどの西洋以外の社会に暮らしている人も含む）を調べた研究では、小さな症状も計算に入れれば、ほとんどの男性がなにかしらの擬娩症候群の症状を、予想されたパターンで示していることがわかった。そのパターンとは、夫たちが不調――ほとんどがリプキンとラムの研究で取り上げた症状――を訴えた回数をグラフ化すると、妊娠の第一期（初期）に多く、第二期（中期）に減少し、第三期（後期）に再び増えてU字型のカーブを描くというもの。夫の訴えた症状は妻の症状とかならずしも同じではないが、不調の時期はぴったり一致している。妊婦なら誰でも、第一期と第三期がいちばん苦しいというはずだから。

擬娩の原因については、ずっと前から心理学者たちが多くの仮説を立ててきた。一九世紀の学者は、呪術から悪魔崇拝まで、さまざまな原因を疑っている。虚弱体質、女性に対する恐怖心、妻からの抑圧などが擬娩症候群を招いているという説もあった。

最近では、擬娩症候群になる夫は妻と同一化しているとか、父親になることに対する不安が強いとか、胎児に敵対心を持っているとか、妊娠した配偶者に嫉妬しているとか言われている。精神分析医のヒラリー・クラインによると、擬娩症候群は潜在意識で起きていることが身体に表れた現象だという。僕もこの考えを全面的に支持する。もうすぐ子どもが生まれる夫のほとんどが、自分のなかでなにか変なことが起きていると言うのではないだろうか。昔から西洋で男らしい男といえば、強くて寡黙でたくましい個人主義者。父親学級に喜んで参加するようなタイプは男とは呼べない——。こんなイメージにしばられていれば、心のなかで起きているざわざわとした変化を認めることができず、身体症状として表れても不思議ではない。

しかし擬娩の症状は気のせいではないし、妻の尻に敷かれているせいでもなく、悪魔の仕業でもない。妻の妊娠が引き金になって、夫のホルモンバランスが乱れることが原因らしい。この説を裏づける証拠が次々に見つかり、黒幕のホルモンはプロラクチンらしいこともわかってきた。昔から、夫が身重の妻とすごす時間が長い文化には擬娩の症状がめだつことが知られていた。また、夫と妻のホルモンのレベルは比例するという。つまり、妻のプロラクチンのレベルが上がれば、夫のプロラクチンのレベルも上がることになる。プロラクチンの値が高い夫のほうが、擬娩の症状に苦しむ傾向が強い。だ
妻が妊娠中、夫の体内ではテストステロンが減少し、エストロゲンとプロラクチンが増加する。

いたい安定している男性のホルモンの働きが自然に乱れるのは、妻が妊娠中というこの時期だけである。こうしたホルモンの揺れに敏感に反応する人もいれば、それほど反応しない人もいる。なかには体調が悪くなる人だっているだろう。ホルモンのバランスが乱れたうえに、親になることへの不安や家族を養う重圧がかかれば、誰だってお腹のひとつやふたつ痛くなるというものだ。

おわかりいただけただろうか。産気づいた妻を急いで病院につれていく夫は、妊娠前とは別人だということを。ホルモンの状態が変化して、もっと赤ちゃんにやさしい、もしくは赤ちゃんに敵対心を抱きにくい（おそらくこっちのほうが重要である）体質になっている。言うなれば、体内で化学変化が起きた結果、自分の子どもに愛を注ぎ、育児や養育に協力するなど、「父親らしい」と言われる行動をとる体質に変化したのである。しかしながら全員が同じレベルの変容を示すわけではない。変化がほとんどめだたない夫もたくさんいるし、異常なほど赤ちゃんをかわいがる夫もいる。

それでもだいたいの男性は、家族や社会にとって望ましい方向に変化するらしい。妻の妊娠が第二期か第三期にある夫のホルモンを調べたところ、分析結果が妊娠前と同じ状態になることはなかった。変化は決してもとにもどらず、そのまま定着したという。

僕の場合をお話ししよう。初めて医者以外の立場で分娩室に入るまでの数か月のあいだに、僕はどう変わったのか。劇的に変化したと言いたいところだが、妻が妊娠する前と特に変わったことはなかったと思う。無気力にもならなかったし、足もむくまなかったし、お腹でなにかが動く感覚を味わうこともなかった。臼歯にひびが入ったので金をかぶせてもらったが、これはシェイクスピアの書いた

「男のつわり」などではなく、子どものころに歯の手入れを怠ったせいである。

僕の場合、仕事で毎日のように妊婦に会っていたから、ホルモンがすでに変化していたのかもしれない。それに小児科を仕事に選ぶほどだから、最初から赤ちゃんは好きだった。日々接触していた妊婦たちから受けとったフェロモンか、ブードゥー教の呪いか、エリザベスが僕に向けて放ったなにかの物質かはわからないが、とにかくなにかが身体に作用して、ゆっくりと父親ホルモンを分泌させていたのだろう。

それでも、擬娩の症状がまったくなかったわけではない。エリザベスのお腹が大きくなるにつれて僕も太ってきたし、特に予定日近くには、眠りが浅くなった。自分は父親になれるのだろうかとしばしば不安にもおちいった。ある暖かい春の夜、僕は眠れないままベッドに横たわり、窓から満月を見ていた。いま満ちている月が欠けて再び満月になったとき、心の準備ができていなくても父親になっているのか――。ふとそう思い、急にこわくなったことを覚えている。

それから二年経ち、あと二、三週間で二番めの子どもが生まれるというころ、のこぎりで木を切っている最中にうっかり指を切った。一歩まちがえば指を二本失いかねない大けがだった。あれは擬娩症候群だったのか、それともただのミスだったのだろうか。ボルネオ（カリマンタン）のダヤク人には、子どもが生まれる直前の父親を鋭い刃物に近づけてはいけないという掟があった。彼らはなにか大事なことを知っていたのかもしれない。

僕の分娩室でのパフォーマンスについては、次の章でじっくり披露したい。とりあえずエリザベスを正しい病院に、適切なタイミングで――実際は早すぎたが――つれていくことができた。妻の分娩台に自分を鎖でつなぐこともなかったし、お腹が痛くなってモルヒネを打ってくれとも言わなかった。パニックにおちいったり、気を失うこともなかった。過呼吸にもならなかったし、看護師たちの目前で派手に転んで額を割ることもなかった。これまで見た夫たちがおちいった罠をすべて避けることはできたが、一〇〇点満点のパフォーマンスができたわけではない。娘が妻の身体から少しずつおりてきて、世の中に出てこようとしているとき――そんな男の人生でもっともドラマティックな瞬間に、居眠りをするという失態をおかしたのだから。

7 誰に立ち会ってもらう？——付き添い人の効用

いまは午前六時。僕は第三分娩室で自分の出番を待っている。目の前には難産に苦しむ産婦がいて、産科医が必死に胎児を出そうとしている。僕は医療器具を急いで確認する。一、二分後には僕の手に赤ちゃんが渡されるだろう。危険な状態におちいっているかもしれない。僕のなかに緊張が走る。誰かにとんとんと肩を叩かれても、気がつかない。

その人はもう一度肩を叩いた。今度は僕が気づくまで。振り向くと、そこには眼鏡をかけた若者が、真剣な顔で立っていた。たくさんポケットがついたカーキ色のベストを着ている。ポケットに入っているのはレンズや計測器などの撮影器具。彼の名はエリック。産婦のテリーがさっき大声をあげた相手だ。

「ちょっと悪いんですけど」わかるだろうと言わんばかりの口調だが、僕にはなんのことかわからない。エリックはため息をつくと目を大きく見開いて、僕のうしろにある窓を指差した。窓の外では、朝の霧のあいだから明るい光が差しはじめている。「どいてもらえますか」彼は芸術家よろしく手を翻《ひるがえ》しながら、部屋の隅のベビーベッドを指した。「そこに立たれると、光が入らないんで」

エリックは、テリーのお産の一部始終（一二時間もかかった）を撮影するために雇われたカメラマンである。延々とつづいた陣痛のあと、胎児の頭が出てきて、やっと映像が活気づいたところだった。エリックが胎児の頭をライトで照らし、二台のカメラを向けると、テリーがきっぱりとした口調で「ライトを消して」と命じた。打ち合わせではライトを使うことになっていた。しかし相手は、出産中の女性である。しかも、赤ちゃんの頭が出てくるときはものすごく痛い。何年も前にトーニャが僕を殺してやるとわめいたのも、頭が出てきたときだった。出産中の女性の精神状態にあきらかに不慣れなエリックは、愚かにも彼女の要求を却下した。「それはちょっと無理ですね」愛想のよい営業口調で言う。「ライトがないと撮影できませんから」

テリーはもう一度、今度は陣痛の波が来た直後にわめいた。「そのいまいましいライトを消してちょうだい、すぐに！」有無を言わせない激しい口調だった。「まぶしいのよ！」エリックは思いがけない雇い主の怒りに驚いて、命令に従った。ライトが使えないなら、計画を変更するしかない。そうだ、あそこに立っている医者を動かして、窓から入る明かりを使おう――。

気の毒なエリック。せっかく傑作が撮れそうだったのに。僕はできるだけ窓から離れようとしたが、動けるスペースはほとんどなかった。横四・五メートル、縦六メートルしかない分娩室に、エリックと撮影道具が一式、僕と赤ちゃんの診察台、大きな分娩台と産婦、その夫、産科医、看護師が三人、もうすぐおばあちゃんになる女性がふたり、友人か親戚のような人がふたりいる。ひとりはシャーマンかなにからしく、魔よけのお守りをじゃらじゃら下げた服を着て祈禱の真っ最中。狭い部屋にこれだけいれば、僕でなくても、かならず誰かが光をさえぎるだろう――。

事態はこのあと、急展開を見せた。頭と肩がぬっと現れ、最後のいきみとともに、赤ちゃんが産科医の手にするりと飛び出した。羊水に胎便が混じっていて、赤ちゃんは仮死状態。産科医は大急ぎでへその緒を留めて切断し、その子を僕に渡した。僕は見守る人々のあいだを縫って診察台に運び、処置に取りかかった。

使命に燃える映像作家の視線を浴びながら、危険な状態の新生児の治療にあたるのは容易ではない。エリックがハンドカメラを構えた。僕の頭からほんの一五センチのところに、赤い電源ライトが光っている。「いま、どんな状況ですか?」ニュースキャスターが火災現場のレポーターに聞くような口調でエリックが聞いてくる。「そんな場合じゃない」と僕が言うと、むっとして僕の態度を小声で批判し、罵りの言葉までつぶやいた。あとで編集していなければ、あの悪態がそのままビデオに残っているだろう。

さいわい処置はすべてうまくいった。気管支から胎便を吸い出すと、赤ちゃんは呼吸ができるようになり、身体を動かして産声をあげた。看護師が赤ちゃんの身体をぬぐっておくるみに包む。一分ほど観察して問題がないことを確認してから、待っていた母親に赤ちゃんを渡した。僕はテリーの質問に答え、「最初の二、三分はちょっと大変でしたが、赤ちゃんは元気そのものですよ」と保証した。それからエリック、ふたりのおばあちゃん、友人たち、シャーマン、いま到着した年配の男性ふたり――おそらく新米おじいちゃんたち――や、シャンパンのコルクを懸命に抜こうとしている若い男をかきわけて出口に向かった。

「ありがとうございました!」産科医が人ごみの向こうから声をはりあげる。彼が振った手が、テリーのベッドの周りで泣いたり笑ったりしている人々のうしろにかすかに見えた。「どういたしまして。

そこでがんばってね」と僕は叫び返した。

出産は昔からこうだったわけではない。[*1] ビデオカメラや照明やシャンパンだけの話ではなく、昔はお産の場に産科医、小児科医、看護師、シャーマンなどはいなかった。もっと昔は家族も友人も、当然ながら夫と呼ばれる男性（オス）もいないところで、産婦がひとりで子どもを産んでいたのである。女性（メス）がひとりで出産した時代から観客に囲まれて産む時代になるまでには、長く奇妙で、じつに人間らしい道のりがあった。

第1章で、僕はヒトの女性の骨盤のあらましと、ヒトが進化して二足歩行を開始したり、脳が大きくなるのに合わせて女性の骨盤が変化した経緯を説明した。類人猿時代の両手を地面につける歩きかたをやめてから、ヒトの肩幅は広くなり、それに合わせて骨盤も広がった。また、胎児の脳と頭が大きくなるにつれ、メスの骨盤は丸くなり、少しひねりが加わって、やがて不完全な円筒形――トイレットペーパーの芯の上部三分の一だけを横にちょっとつぶしたような形――になった。骨盤にこうした改装が加わったことで、ヒトの出産のメカニズムに大きな変化が起きた。それまでほかの大型霊長類と同じように、顔を母体のお腹側に向け、母親と同じ方向を見ながら生まれていた赤ちゃんが、母親の背骨のほうに顔を向け、反対の方向を向いて生まれるようになったのである。

子宮から出てくる向きが変わったことは、ヒトのお産をむずかしくしただけでなく、もっと大きな変化をもたらした。母親がひとりで出産することがきわめて困難になったのである。エリックや僕を含む大勢の人々で早朝の分娩室がごった返すことになったのも、もとはと言えば一〇〇万年ほど前に、ヒトの身体の構造にこんな奇妙な変化が起きたせいだった。

　ゴリラの母親のことを思い出してみよう。ゴリラのメスは夜にひとりで子どもを産む。時間は三〇分ほどしかかからない。誰の助けもいらない理由のひとつは、ゴリラの胎児が小さく、母親の産道が広いため、子どもがするりとおりられる。また、赤ん坊の顔が前を向いているから、出てきた瞬間に母親自身がチェックできる。飛び出してきた赤ん坊をさっと自分の手で受け止め、その場で口から羊水や血液を出して、呼吸を楽にしてやれるし、首に巻きついたへその緒もほどいてやれる。

　ゴリラとヒトを比べてみよう。まず、ヒトのお産にかかる時間はゴリラの三〇倍以上も長い。長い分だけ問題が起きる確率も高くなる。それにヒトの母親の腕はゴリラの腕よりもかなり短く、お腹はずっと大きいから、出てきた胎児を自分の腕で受け止めるのはむずかしい。さらに具合の悪いことに、ヒトの胎児はうしろ向きで生まれてくるから、母親がすぐに子どもの顔を見ることも、手で顔に触れることもできない。鼻や口のなかをきれいにしようと、赤ちゃんの顔を自分のほうに向かせただけで、赤ちゃんの首が折れるかもしれない。また、骨盤が胎児の頭よりほんの少ししか大きくないため、産科医でさえ胎児の首に巻きついたへその緒をほどくのはむずかしい。赤ちゃんの頭に触れることさえおぼつかない母親に、そんな芸当をしろというのは無理な話である。

　ヒトの祖先の繁殖形態は、二、三〇〇万年前に分岐点に達した。ひとりで産むというお産の形態が、進化の過程で行き詰まったのである。骨盤は限界点まで広がったが、胎児の頭は一向に大きくなるのをやめようとしない。しかし、大きな頭の精霊をビンにもどすことは、もはやできなかった。いったん進化したヒトが退行することはない。知能は低くならないし、木の上の生活にもどることもできない。よもやもどりたくても、木の上にはすでにほかの霊長類たちが棲んでおり、頭の大きなライバルが入ってくるのをすんなり受け入れるわけがない。お産のやりかたを変えないことには、大きな頭と広い肩を持ち、子どもがうしろ向きで生まれるようになったヒトは繁殖に行き詰まり、種を残せなかったはずである。

しかし、ヒトの祖先の能力が勝利をおさめることになった。進化の過程のどこかの地点で、ある母親が「助けて！」と叫んだのである。最初のうちは、呼ばれた人が周囲を見張り、お産のあいだに寄ってくる腹を空かせた動物たちを追い払うだけだったかもしれない。ところが、ほどなく見張りのなかに、出産の経験があり、産婦の苦しみを理解できるメスが現れてお産を手伝うようになった。胎児の鼻や口から羊水を出したり、首に巻きついたへその緒をほどいたりしたのではないか。もしかしたら、産婦の手をにぎり、安心や励ましを与える役目に徹したのかもしれない。

初期のお産の付き添い人がどう手伝ったにせよ、他人の力を借りたおかげで母子の生存率が上がったことはまちがいない。お産に人の手を借りる慣習はここから自然に広まっていった。お産を人に手伝ってもらったり、守ってもらおうとする分別のあるメスの娘もやはり分別があり、母親と同じことをする可能性が高い。また、お産に手を貸した人の子どもも遺伝子的に、おとなになって親と同じことをする人が多いのではないか。胎児の頭が大きくなるにつれ、お産に人の手を借りた母親のほうが、借りなかった母親より子孫を残しやすくなっていく。また、手伝う人の能力が高くなるほど、胎児の頭や脳は大きくなることができた。つまり付き添い人が、ヒトの知能を高める直接のきっかけをつくったと言える。

ヒトの進化のある地点で、ひとりで子どもを産むことがあまりにも危険になり、付き添い人はなくてはならない存在となった。人類学者のウェンダ・トリヴァサンはこの運命の分かれ目となったポイントを「助産義務」地点と呼んだ。こうしたお産の形態はいまもつづいている。大型霊長類のなかでお産に助手を使う種はヒト以外にはない。チンパンジーやゴリラのメスは、仲間に遠くから見張ってもらったり、外敵からある程度守ってもらうことはあるが、出産はほとんど自分ひとりでする。

助産義務の考えは、現代人の脳にしっかりと根づいている。ひとりで出産する女性もいることはいるが、自ら好んでそうする人はめったにいないし、有能な助手がいたほうが母親が生き残る確率がぐんと高くなる（たとえば、付き添い人なしで逆子を出産すれば、一〇〇パーセントに近い確率で母親か子ども、または両方の命が危険にさらされる）。ヒトが進化し、メスがお産に助けを求めるようになった結果、個人的な営みだった出産が社会的な営みへと変わっていった。

「ミッドワイフ（助産師）」という言葉は約一〇〇〇年前の中世に、「一緒にいる」という意味の英語「ミッド」と「女性」を意味する「ワイフ」が組み合わさって誕生した。[*2] 文字どおりの意味は、「お産のときに女性と一緒にいる人」である。助産師という職業はだいたいどの文化や時代にも存在し、驚くほど似た名前で呼ばれている。古代ユダヤ人は「賢い女性」という意味の名前で呼んでおり、同じ意味のフランス語「sage-femme《サジュ・ファム》」は、現在も助産師の名称として使われている。古代ローマでは「cum-mater《クム・マーテル》」。これは「母親と一緒に」という意味だ。この単語が変化した「comadre《コマードレ》」は、現在もスペイン語とポルトガル語で助産師を指す言葉として使われている。

古代文明でお産の付き添い人が果たした役割は、ほとんどわかっていない。しかしながら、古代エジプト人のように多くの出産の神――カエルの女神ヘケット、カバの女神タウルト、ライオンの顔と弓なりに曲がった脚を持ち、月を光らせて人々を楽しませ、蛇から守った女神ベスなど――を崇拝した社会には、高度な助産術があったのではないだろうか。

古代エジプトの助産師が見られるのは、王族や貴族のお産のようすを描いた壁画のなかだけである。平民のお産は汚らわしく、記録する価値がないと考えられていたため、どこにも記録が残っていない。四〇〇〇年ほど昔に書かれたウエストカー・パピルスの神話のなかに、当時の助産師の仕事ぶりがもっともよくわかる話がある。エジプト神話の女神イシスと、イシスを助ける四人の神々の助けを借りて、太陽神ラーの子を身ごもった司祭の妻が三つ子を産むエピソードだ。助産師は、お腹にいる神の三つ子たちを威嚇して、ほとんど追いたてるように（「母のお腹のなかでえらそうにするな」と最初に出てきた子に言った）、子宮からひとりずつ「するすると」取り出したという。

神殿内にあるお産用の部屋の壁画には、助産師のところに「やさしい人」と書いてある。もっと神聖な呼び名は、「魅惑的な指を持つ女たち」であった。彼女たちの仕事は産婦の背中と腕を助手に支えさせて赤ん坊をとりあげ、へその緒を切って産湯をつかわせ、特別なベビーベッドに寝かせてから、母親のところにもどって世話をすること。現在、世界じゅうで助産師がやっていることとほぼ同じである。

一世紀から二世紀のギリシャ・ローマ時代の助産師の仕事については、もっと詳しくわかっている。大プリニウス（二三‐七九年）とエフェソスのソラヌス（九八‐一三八年）がそれぞれまったく異なる観点から、当時のお産のようすやしきたりを書き残している。

大プリニウスはローマ時代の軍人であり、博物学者であり、驚くほど多作の文筆家でもあった。じつに一〇〇冊以上の著書――文法や幼児教育の本や、ローマ帝国とゲルマンとの戦争の歴史を二〇巻にわたってつづった歴史書のほか、投げ槍を騎馬隊の武器として使う方法を記したハウツー本もある――を残しているが、『博物誌』は現在でも、ラテン語で書かれた文献のなかで、もっとも影響力ある書物として知られている。

大プリニウスの『博物誌』には、世界のことや、「現存している、または過去に存在していた」さまざまな民族から、ローマ帝国初の床屋の出身地まで（シチリア人だったらしい）、ありとあらゆるテーマが網羅されている。彼は特に人間の身体の働きに強い関心を抱いていた。マラリアのメカニズムにかんする考察から、火にくべても燃えない歯の性質、生理中の女性の「驚嘆すべき能力」――生理中の女性には、見つめただけで植物を枯らしたり、象牙の艶を奪ったりできるなど、さまざまな怪しい能力があるらしい――までの多種多様なテーマに混じって、ローマ帝国でお産に使われた民間療法に多くのページが割いてある。

現代人の目から見ると、大プリニウスが書いた内容のほとんどに頭をひねらざるをえない。たとえば、出産中の女性の下腹にハイエナの右足を載せれば安産になるという記述があるが、その根拠は？うっかり左足を置くと妊婦が死ぬとあるが、それはなぜだろう？　ハイエナの腰肉の脂身を燃やした煙が子宮の収縮を早めると書いてあるが、そのメカニズムは？（当時の民間療法の世界ではハイエナが大人気だったらしい）

胸が悪くなるような療法もある。メスブタの糞を乾燥させて粉にしたものを水に溶かして飲むと陣痛が楽になるとか、ガチョウの精液と「イタチの子宮から性器へと流れる液体」を調合した薬が陣痛をやわらげてくれるとか――。ただし当時の人々が、こうした奇妙な材料をどうやって集めたかについてはなにも書かれていない。

大プリニウスは、お産に使われたさまざまなハーブや植物、お守りや品物についても長々と記している。お守りとして紹介してあるのは、蛇の抜け殻、地面に落ちる前の犬の胞衣《えな》、「蛇がカエルを脅すのに使った棒」など、西洋の魔女たちが乗っていた空飛ぶホウキくらい探すのがむずかしいものばかり。これらを産婦の腿に載せると陣痛が軽くなるらしい。

大プリニウスは、これらの奇想天外な療法を軽んじてはいなかった。彼の文章には、これらの療法を出産に使うのは、しごくまともなことだと考えているふしがある。当時の人々のほとんどが、小さな村落や田舎に住んでおり、民間療法は生活の一部だったから、この時代にローマ帝国で暮らしていた女性の大多数が、実際にこのような療法を使って出産したのではないだろうか。

このような民間療法はどのくらい効いただろう？　大プリニウスはこの点についてもなにも書き残していない。しかし、これらの療法が何世代にもわたって受け継がれてきたのは、人々が効くと信じていたからではないだろうか。つまりプラセボ効果である。メスブタの糞を飲めば陣痛が軽くなる――産婦が心からそう信じていれば、本当に痛みがやわらいだのかもしれない。現在のスウェーデンの産婦たちが受けている鍼治療のことを思い出してほしい。陣痛をやわらげるために鍼を使っている助産師の多くがまったくちがうツボに刺していたにもかかわらず、ほとんどの患者が「痛みがぐんと

「楽になった」と言っていたではないか。ものが鍼であろうと、メスブタの糞を溶かした水であろうと、テリーのとなりでシャーマンが唱えた呪文であろうと、効果が現れるメカニズムはほとんど変わらない。

ハイエナの足やガチョウの精液などを用いた助産術の有用性については多くの疑問が残るものの、誰かが自分のためにそれをやってくれたという事実が産婦を安心させたのではないだろうか。こうした療法を行うためには、ほかの女性か助産師がずっと妊婦のそばにいる必要があっただろう。療法そのものよりも、彼女たちがずっと付き添い、励ましてくれたことが、産婦にとってなによりも心強かったにちがいない。

ソラヌスは大プリニウスが没した半世紀後に、アレキサンドリアとローマで活躍した産科医である。彼はお産に対して大プリニウスより科学的な考えを持っており、『博物誌』に紹介されているような民間療法を「野蛮な迷信」で「慣習的な儀式」にすぎないと一蹴した。ソラヌスの有名な著書『婦人科学』には、マイア（助産師）の適性のようなものがつづられている。「この職業にふさわしいのは、字を読むことができ、冷静な判断力を備え、記憶力がよく、働くことが好きで、礼儀正しい女性である」また、助産師は健康で、心が強く、思いやりがあり、出産の理論や実務に通じ、まじめな性格で、「危険な状況でもうろたえたり、恐れたりせず」、「男並みの忍耐力」を持ち、「長くしなやかな指に恵まれ、その爪を短く切りそろえて」いなければならないという。

ソラヌスは、マイアの仕事に必要な道具も書いている。お湯、オリーブ油、痛みをやわらげる軟膏と湿布、海綿、出産中の妊婦にかける毛布、生まれた赤ちゃんを包む布、気つけ薬、赤ちゃんを乗せるふとん、そしてなによりも重要な分娩椅子——。

ソラヌスの推奨した分娩椅子は、座席が三日月形になっている以外は、ごく普通の木製の椅子である。すわると脚が前で開くように設計されており、陣痛の間隔が短くなったら産婦をすわらせる。背もたれがうしろに少し傾斜し、「臀部に抵抗がかかって下にずり落ちるのを防ぐ」構造になっている。また、横についた持ち手はΠの形で、いきむときににぎりやすい。産婦が恥ずかしくないように、助産師にとって重要な脚のあいだ以外は板か布で目隠しされていた。

ソラヌスが『婦人科学』につづった助産師の条件は、部分的には少し変更されたものの、一〇〇〇年以上にもわたって出産と産褥ケアの基準となる。産婦たちはスキルも受けた訓練もさまざまな助産師のもと、科学と民間療法が混ざったケアを受けながら子どもを産んだ。このお産の形態は、一七世紀初めに産科鉗子が発明されたのを機に医者がお産の現場に進出し、助産師たちが脇役の座に追いやられるまでつづいたのである。

そんななか、特筆すべき活躍をした助産師もいる。たとえばルイーズ・ブルジョワ（一五六三―一六三六年）。フランス王室に二六年仕え、当時の有力な産科医たちからの度重なる妨害にも負けず、助産師として活躍した人物である。それにジェーン・シャープ。一六七一年に『助産師の本（*Midwife's Book*）』を出版し、助産師を再び人々に尊敬される職業にもどすために尽力した。また、エリザベス・ニヘルも、出産現場への医者の進出と鉗子分娩を公然と批判し、一八世紀にもっとも名声が高かった英国の産科医、ウィリアム・スメリーやウィリアム・ハンターと論争して有名になった。

助産師に敬意を示す人もいれば、ひどくうさんくさがる人もいた。植民地時代の米国では、特に色眼鏡で見られることが多かった。助産師兼ヒーラーだったマーガレット・ジョーンズは、あまりに怪しいと評判になり、一六三八年にニューイングランド地方で初めて魔女として処刑された。有名なセイラムの魔女裁判の五四年前のことである。同じ年に別の助産師ジェーン・ホーキンズも魔術を使ったかどで訴えられ、ボストンからロードアイランドに追放された。このふたりの魔女が告発された背景には、清教徒間の派閥争いが深くかかわっていたらしい。それでも、妖しげな薬を使い、「女の仕事」に従事する助産師という存在が標的にされやすかったことはまちがいない。ニューイングランド地方で魔女裁判にかけられた七九人のうち二二人が、子どもをとりあげることを生業《なりわい》にする女たちだったのだから。

助産師の仕事は、魔女の汚名を着せられても生き残った。助産師たちは、当時の米国ではほとんど家で行われていたお産と産褥婦の世話を担いつづけた。ところが二〇世紀前半に病院分娩という新たな敵が現れ、勝ち目がないことがはっきりしてから事態は一変する。お産の場が家から病院に移ったことが、米国の助産業界に与えた影響は計り知れない。いま米国で誕生している年間約四〇〇万人の赤ちゃんのうち、助産師がとりあげる子は一割にも満たない。世界では、七割近くが助産師の立ち会いで生まれているのに。おまけに米国では、助産師によるお産の九六パーセントが病院で行われている。

ここまでは赤ちゃんをとりあげる助産師と医者について説明してきた。このなかには、一九七七年の激動の夏に産科病棟で悪戦苦闘していた僕も含まれる。だが妊婦の周りにいたのは、お産を援助する技術を持った医者や助産師だけではなかった。きれいなシーツやオリーブ油、メスブタの糞の溶かし水などを運んでくれた友人や家族の存在を忘れてはならない。技術的には、誰にでもできることかもしれない。しかしどの文化でも、産婦に声をかけて励ましたり、頭をタオルで冷やしたり、いよいよ出産というときに手をにぎったりするのは、いちばん親しい女友達か家族の仕事だった。

一九世紀に入るまでは、どんな階級の女性でもお産を公衆の面前でやっていた。そうは言っても、子どもを産む行為そのものを人目にさらしたわけではない。妊婦が恥ずかしくないように、その部分は毛布を何枚もかけて隠され、助産師はしばしば手の感覚だけを頼りに作業したらしい。けれどもお産の部屋には、人々が自由に出入りできた。友人、親戚、近所の人々などが食べ物を持ってきたり、立ち寄って産婦に声をかけたり、母子がすきま風で風邪をひいたり悪霊にとりつかれることがないよう、壁の割れ目に詰め物や窓に目張りをするために立ち寄った。お産の直前になると、見物人は厳しく選別され、助産師と選ばれた女の家族や友人だけが残った。このように人の出入りがあったおかげで、産気づいてからお産が終わって身体が回復するまで、妊婦がひとりきりになることはほとんどなかったという。

皮肉なことにルネサンスや啓蒙時代のヨーロッパでは、農婦よりも王妃のほうが衆人環視のもとで子どもを産まねばならなかった。生まれた子が正統な王位継承者であることを証明するために（そして死産だった後継者がほかの赤ちゃんとこっそりすり替えられるなど、王統がゆがめられるのを防ぐために）、宮廷の代表者たちが豪華な分娩台の周りに集い、お産を監視するのが常だったという。役人や一般大衆が監視役として呼ばれることもあった。こうした「庶民階級」の証人はたいてい遠く離れたところから、ときにはカーテンや仕切りの向こうから見ることになっていたらしい。

この慣習は、ルイ一六世時代のフランスで頂点に達したと言えるだろう。マリー・アントワネットの侍女だったジャンヌ・ルイーズ・アンリエット・カンパン夫人は回想録に、一七七八年に王女マリー・テレーズが誕生したときの騒動を書き残している。侍医のヴェルモン医師が、マリー・アントワネットが産気づいたことを声高らかに発表すると、たちまち蜂の巣をつついたような騒ぎになった。好奇心に燃える人々が、どっと王妃の部屋に押し寄せたという。「あまりにもたくさんの人が集まったので、王妃様は危うく押しつぶされて命を落とすところでした」と夫人は記している。ルイ一六世は人であふれても大丈夫なように、前日に部屋の壁かけをロープで固定させていた。「国王陛下の配慮がなければ、壁かけは王妃様の上に落下していたことでしょう」ところが、こうした予防手段を講じても、混乱を完全に防ぐことはできなかった。

王妃の部屋はあっという間にぎゅうぎゅう詰めになった。見物人たちは家具によじ登るなどして、少しでも見やすい場所を奪い合った。その騒々しさときたら、「まるで公共の広場にいるよう」だったらしい。王妃は人いきれと熱気に圧倒され、気を失ってしまう。「窓を開けて空気を入れろ！」ヴェルモン医師はそう叫び、温かいお湯を用意させ、王妃の意識をもどすために足に瀉血を施した。王はすっかり取り乱し「全面に紙が貼られた高窓を、王妃様への愛ゆえにわき出た力で」割ってしまう。それから王は我に返り、今度は怒りの矛先を部屋につめかけた人々に向け、召使に「態度を改めない無分別な野次馬たち」を力ずくで追い出せと命じたという。

残ったのは一〇人ほどの要人たち。そのなかには王と医師のほかに、当然のように「王女が正統な後継者であると確認するのにふさわしい数の王家の大公や大臣たち」もいた。カンパン夫人を含む召使も何人か残った。部屋が静かになって割れた窓から一二月の寒風が入ってくると、王妃は意識をとりもどした。

マリー・テレーズはぶじに生まれたが、マリー・アントワネットは産後の出血がひどく、危うく命を落としかけた。そうなったのも、一連の騒ぎでヴェルモン医師の手元が狂ったせいかもしれない。もちろん王妃は回復した――そうでなければ一五年後にギロチンにかけられることもなかっただろう。回復はしたものの、二度とあんなサーカスのような状況で出産するものか、と心に決めたらしい。カンパン夫人によると、王妃は「死の門からもどってくるやいなや」、王族のお産を見世物にする習慣は終わりにすると宣言。一七八一年には前回よりはるかに少ない人々が見守るなか、ルイ・ジョゼフ王子を出産したという。

一九世紀の幕が開けても、お産の慣習や技法は（王族の出産をのぞいて）ソラヌスの時代とほとんど変わっていなかった。ほとんどの女性はいまだに家で、助産師と自分が選んだ女性たちに囲まれて子どもを産んでいた。医者はあまり呼ばれることがなく、呼ばれるのは鉗子分娩や胎児頭骨切開が必要なほどの難産だけであった。ところが一九世紀の終わりにはこの状況が、特に米国で一変する。そのきっかけは、女性たちが大挙して農村や田舎の村を離れ、大都市の工場を目指したことである。こうした女性たちが都会のスラム街に住んで、すし詰めの産院で子どもを産むようになり、女同士でお産を助け合う伝統的な社会のネットワークが崩壊した。

お産を助け合う習慣は、米国社会の隅々まで浸透していた。一九世紀の人々はさかんに手紙や日記を書いていたから、こうしたネットワークの充実ぶりを伝える記録には事欠かない[*3]。歴史学者のジュディス・ウォルザー・リーヴィットは、こうした資料を巧みに掘り起こし、『子どもを産む——一七五〇年から一九五〇年までの米国の出産（*Brought to Bed: Childbearing in America, 1750-1950*）』という本にまとめた。リーヴィットは個人の日記や女同士で送り合った手紙を引用し、社会が激変するなかで当時の人々の生活がどれだけ変化したかを浮き彫りにしている。

女性たちの日記や手紙を読むと、お産のときは女の家族、特に自分の母親に付き添いを求めていることがよくわかる。ウィスコンシン州に住む若い女性、ネティ・フォウラー・マコーミックは、一八九〇年に初産を迎えた。彼女が母親に送った手紙のなかの一通には、「大好きなママへ　ママさえここにいてくれたら、すべてが完璧になるのに」と切ない気持ちがつづられている。

家族と遠く離れて暮らすようになると、家族や親戚に囲まれて子どもを産むことがさらにむずかしくなった。しかしリーヴィットの本からは、女性たちが女同士のつながりを絶やすまいと懸命に努力しているようすが伝わってくる。たとえばオレゴンに住むドロシー・ローソン・マコールは四人の子どもを、汽車と馬車を乗り継いではるばるマサチューセッツの実家に帰って家族のもとで産んでいる。別の女性は、初産の直前に八〇キロの道のりを馬に揺られて実家にもどり、二、三週間後に生まれた子どもを抱いて再び馬で帰っていった祖母の話を書いている。母親や姉妹に囲まれて出産するために、長い距離をものともせずに移動する——そんな妊婦の話はどこにでも転がっていた。

娘や姉妹のお産に立ち会えない女性は、しばしば罪悪感にさいなまれたらしい。一八六三年に、メアリー・ルイーズ・フォウラーは、ヨーロッパに住む妹にこんな手紙を送っている。「もうすぐ訪れる試練に思いを馳せているころだと思います。異国の地で見知らぬ人たちに囲まれているあなたは、私たちがお産で受けたような思いやりをもらっていますか？　ああ、あなたがうちの小さな寝室にいればどれだけ安心だったことか！　そうすれば私は、母親や姉妹にしかできない愛情のこもったやりかたで、あなたの世話を焼くことができたのに」

アルビナ・ワイトは一八七〇年にウィスコンシンの片田舎で、身重の妹を案じる気持ちを日記に切々とつづっている。「ああ、あの子のことが心配でたまらない。姉妹みたいにやさしくしてくれる女友達がふたりいると聞いて、少しは安心したけれど。それでも、私がそばにいてあげられたらどれだけいいだろう」

お産のときに家族が近くにいない女性は、付き添ってくれる女性を近場で探し、たいていは見つけることができた。近所の人、使用人、奴隷、ときには話を聞いて駆けつけてくれた見ず知らずの人――。分娩の場では、文化の壁はほとんど消えてしまった。出産は住む場所に関係なく、どんな女性にも共通する大きな体験だから。それでも例外がなかったわけではない。一八六九年にスーザン・アリソンという女性は、実家に帰る予定日の何日か前に産気づいて、未熟児を産み落とした。お産にはスザンヌというネイティブ・アメリカンの女性が付き添った。スーザンはのちにこう回想している。「スザンヌはスザンヌなりにやさしくしてくれました。けれどインディアンの女性のように強くなれと言われても、私には無理でした」

リーヴィットは一九世紀の米国における典型的な分娩のようすを記している。お産に立ち会ったのは女性だけで、父親はときどき顔を出して声をかけることはできたが、すぐに追い出されたらしい。

一八三六年のある文献には、ミネソタ州に住む夫が強引に分娩室に入ろうとしたが、付き添いの女性のひとりが「割って入って妨害し、夫はあきらめてすごすごとその場を去った」というエピソードが載っている。

ほとんどの男性はお産に付き添えないことを受け入れ、妻のお産には経験豊かな女性に立ち会ってもらうのがいちばんいいと思っていた。妻が味わった産みの苦しみに心の底から同情したらしい夫が、次のように述懐している。「僕の命は危険にさらされなかった。妻の苦痛に同情はしたが、僕の神経が痛みでおかしくなることも、筋肉が損傷することも、関節がねじれることも、皮膚が切れることも、血が飛び散ることもなかった」一八六〇年に、ある女医はこう書いている。「女が味わった苦しみや、いま味わっている苦しみを理解できるのは女だけです」

女性が男に対して――もっとも善意ある男性に対しても――抱いていた感情が、じつによくわかる小説がある。一九三二年に発表されたグレース・ランプキンの小説『日々の糧を得るために（*To Make My Bread*）』だ。このなかに、一九世紀の終わりごろから二〇世紀にかけてサウスカロライナに住んでいた女性が、初めてのお産について思いを馳せる場面がある。「彼女は温かいコーヒーを飲みほしながら、なにも言わなくても自分の望みを察してくれる女性に一緒にいてもらいたいと思った。そして女が苦しんでいるあいだ、男は自分たちの居場所――山の向こうとか、近所の家とか――にいてほしいと思った」

何千年にもわたって受け継がれ、洗練されてきた女同士でお産を助け合う習慣。これが米国では、長い歴史のなかの瞬きほどのあいだにほぼ消え去ってしまった。二〇世紀の初期には、医師による病院出産の人気が沸騰。母子の生存率が高く、痛みも少ない出産を約束され、女性たちは自分の母親や祖母のやりかたに背を向けるようになる。二〇世紀半ばには、お産の場が家から病院に完全に移った。自宅出産は開拓時代の遺物になり果て、誰もその衰退を惜しむ人はいなかった。

ところがお産が自宅や家族から離れたことにより、知らず知らずのうちに犠牲になったものがあった。産婦に女たちが付き添う風習である。この習わしは病院の規則と相容れなかった。医者たちはひっきりなしに質問してくる家族を、効率的で理想的なお産を邪魔するものと見るようになる。一九四〇年までには、医療従事者以外の人間はお産にほとんど同席しなくなった。こうして出産は医者と看護師と、しばしば意識がもうろうとした産婦のあいだで行われるものになっていく。

僕の母が経験したお産は、二〇世紀半ばの病院では常識になっていた冷たく非人間的な出産の、悲しいほど典型的な例である。母は一三年間で七人の子どもを産んだが、どの子のときも最初から最後までほとんどひとりぼっちだった。特に悲惨だったのは初産である。一九四八年の一月、予定日より二か月も早く産気づいた母を父が急いで病院に運び込んだ。到着するやいなや父は父親待合室につれていかれ、母は車椅子でベッド、ベッドライト、背もたれがまっすぐな椅子しかない殺風景な部屋に運ばれた。その部屋で三一時間も、ほぼひとりきりで陣痛に耐えたという。

母の記憶では、看護師が二回ほど検査に立ち寄ったのと、父のいとこで病院に勤めていた人がちょっと顔を出してくれた以外は「誰も声もかけてくれず、ひたすらベッドに横たわっていた」らしい。しばいよいよ出産というときには車椅子で大きな部屋に運ばれ、鎮痛剤を投与されて意識を失った。しばらくして気がつくと、またあの殺風景な部屋にいた。不安と吐き気にさいなまれ、心細くてたまらなかったという。

そのとき生まれた赤ん坊が兄のジェームズ・バーナード・スローンである。未熟児で生まれた兄はお産の合併症がもとで、生後二日で息をひきとった。母は生きた兄のすがたを見ていない。呼吸できずにあえぐ小さな息子を、母親に見せるのは酷だと医者が考えたからである。それだけでなく、母は兄の死に顔も見ていない。それも医者の判断だった。

母の孤独は、兄が亡くなってからもしばらくつづいた。当時の習慣にしたがって、母も産後二週間ほどを病院ですごしている。お見舞いに来た人たちに会うことはできた。しかし彼らは病院の職員にジェームズのことを話すなと釘を刺されていたから、ぎこちない会話しかできなかったらしい。「お客さんはお天気とか最近のニュースとか、なんでも好きなことを話題にしてよかったけれど、私が子どもを産んだことと、その子が死んでしまったことだけは禁じられていたの」と母は回想する。外出も許されず、息子の葬式に出ることすらできなかった。お通夜の日に、祖父母の家の居間のテーブルの上で、白い棺のなかに横たわる息子。そのぼやけた写真だけが、母に残された兄の思い出だった。

このような孤独な出産を経験した人々が、機械的になる一方の西洋の出産事情に激しく反発するようになったのは当然のことだろう。二〇世紀半ばに産科学の主流にいた医師たちにとって意外だったのは、もっとも激しい批判の声が仲間うちからあがったことだった。その人物とは、ヨガを愛好する変人の産科医、グラントリー・ディック・リード。[*4] 自然分娩運動の父である。

リードは一八八九年に英国ノーフォーク地方で、農夫の息子として生まれた。若いころは宣教師を志したが、第一次世界大戦に衛生兵として従軍して心身とも疲れ切り、宗教に対する情熱をすっかり失ってしまった。元気を取りもどしてからは、宣教師になるために捧げてきた情熱を産科医になることに注ぎはじめた。

彼は最初から、鎮痛剤や鉗子などを使ってお産に積極的に介入する同世代の産科医たちとは、まったくちがう考えを持っていた。通常の分娩は、「痛みがないのが本来のすがた」であり、近代女性は——言うまでもなく医者たちも——自然の理想から大きく外れてしまった。そう主張した彼が理想としたのは、「原始に近い」お産である。「原始的な生活を送る女性たちは陣痛がくると、それまで使っていた鍬《くわ》や砥石をその場に置いて、雑木林などの人がいない場所に行く。それからメスのゴリラのように、すばやく静かに子どもを産んだ」という。

原始社会の女性にとって、お産はすぐに終わる簡単な作業だった。それは彼女たちが出産にともなう敗血症、感染症、出血の恐ろしさを知らなかったからであり、さらに幸運なことには「自然なプロセスを台無しにする助産師もいなかった」から。出産中に母親が死んでも、一族の人々は悲しまなかった。「先祖の魂や仲間のために、子を産む能力がない女は一族に置いておく意味がない」ことを本能的に知っていたからだという。

リードいわく、現代の女性たちは、簡単で痛みのないお産をするコツ(そして人の死を悲しまないコツ)を忘れてしまった。その原因は「女の子を人生の厳しい現実から守り」、「生まれながらに備わっている本能を使わせないようにする」現代の文化にほかならない。出産とは、文化の洗礼を受けた近代女性に課せられる「初めての原始的で根源的な行為」である——。

出産に対する準備がこれほど不足していれば、「近代女性」たちが出産を恐れるのも無理はない。そのような恐れの気持ちが痛みをつくりだし、病院出産で味わう孤独がその痛みに拍車をかける。痛みのせいでお産が長引き、産科医たちが痛み止めや鉗子を使わざるをえなくなる――。産婦が孤独にならない環境を整え、「不安が緊張を呼び、緊張が痛みを生み出す」悪循環を断ち切れば、女性は原始時代のようにすばやく、痛みのないお産ができるようになるとリードは訴えた。

彼がこの原始的出産の着想を、どこでどのように得たのかはわかっていない。従軍中に、フランドル地方の農婦が農作業の手を止め、畑のなかでほほえみながら「ちょっといきんで赤ん坊をひり出し」、その子を自分でひっぱり出してからすぐに農作業にもどったのを見た（とリードは主張している）経験がきっかけのひとつだったらしい。しかし、彼が産科医として働いたのはロンドン郊外の私立病院と、南アフリカの白人居住地域にある都市部の病院である。その経歴を見るかぎり、原始的なお産に触れる機会があったとは思えない。

リードの理論には科学的な根拠が不足し、憶測がめだつ。科学的な研究結果もほとんど引用せず、大部分を自分の観察や判断に頼っていた。彼が初めて提唱し、世に知らしめた「自然分娩法」は、出産前教育、妊婦のための体操、従軍中にインド人の部下から学んだというヨガにもとづくリラクセーション法からなっている。もうひとつの特徴は、医師が最初から最後まで出産に立ち会って患者の世話をすること。二〇世紀半ばの出産事情では、非常にめずらしいやりかただった。自分の教えを厳守すれば、楽しく、痛みもまったくなく、助産師のおせっかいな介入もいらない「神の思し召し」どおりのお産がほぼ確実にできるとリードは主張した。

彼の科学的根拠のほとんどない論文と宣教師的な情熱は案の定、本流の産科医たちの反発を招いた。しかし、彼が唱えた自然分娩法は、産科病棟の常識になりつつあった出産のありかた——妊婦をひとりぼっちで放置し、いざお産になると鎮痛剤を投与して意識を失わせ、そのあいだに鉗子で子どもをひっぱり出す方法——に不満をつのらせていた女性たちの心をつかんだ。一九三三年に初の著書『自然分娩（*Natural Childbirth*）』が出たころには、すでに少ないながらも熱心な支持者がいた。続編が出版された一九四三年までに、リードの信奉者はさらに増え、熱狂的になっていく。『主婦と市民——全女性の経済的・社会的解放を擁護する雑誌』が主催した陣痛管理の会議では、リードを信奉する女性たちが病院出産を支持するパネリストたちをやじり倒すという事件が起きた。

皮肉なことだが、自説に対する揺るぎない自信と狂信的と呼べるほど情熱的な宣伝活動のせいで、リードに対する風あたりはだんだん強くなっていく。医学界からの疑問や批判にはすべて皮肉でかわし、自分の考えを大衆に直接訴える彼のやりかたは倫理に反すると多くの医者から批判された。矛盾したことを平気で言う傾向と、自然分娩の成功率が九五パーセントだと主張するにもかかわらず、その数字を立証する確かなデータを出そうとしない態度が災いし、彼はやがて専門家としての信頼を失っていった。

一九五〇年に、米国の産科医ふたりが『米国医師会ジャーナル』に論文を発表し、リードの「恐怖が身体の緊張を引き起こし、そのせいで痛みが起きる」という理論、特に「出産とは本来痛みのないものである」という主張を、あらゆる側面から分析して否定した。リードは怒りをあらわにしたが、ひるむことなく「攻撃してきた医師たちは私の論文を読んでいないか、読んでも頭が悪すぎて理解できなかったのだろう」と反論した。ところが一九五三年に、さらなる打撃が彼を襲う。リードの支持者だったイェール大学のフレデリック・グッドリッチ教授が、ニューヘイヴンで自然分娩をした女性のうちまったく痛みを感じなかったのは二パーセントにすぎず、全体の五〇何パーセントかは軽い鎮静剤や、もっと強い薬を使ったと認めざるをえなくなったのである。

リードと本流の産科医たちの対立は、一九五六年にフェルナン・ラマーズの『無痛分娩』が出版されたことで新しい局面に突入した。[*5] ラマーズは、パリの金属労働組合病院に勤務する産婦人科医だった。一九五一年に、ロシアでパヴロフの条件反射の考えにもとづいた無痛分娩法が開発され、九〇パーセントの成功率を出していると聞きつけ、レニングラード〔現サンクトペテルブルク〕に渡る。ロシア人の産科医が開発した出産技法を見学し、その有効性を確信。ロシアのやりかたに比べてリードの自然分娩法はあまりに情緒的かつ非科学的であると切り捨てた。

リードはラマーズの批判を、自分の理論と母国に対する侮辱と受け取った。そして公然と、ラマーズは有名な共産主義者であり、その論文はスターリン主義のロシアをほめちぎることに終始していると批判した。ときは冷戦の真っ最中。リードは英国の国旗で身を包み、自分の自然分娩法を「英国法」と呼ぶと宣言しただけでは足りず、グラントリー・ディック・リードという名前のディックとリードのあいだにハイフンを加えて英国の上流階級風に改名し、英国人らしさを前面に打ち出した。

ところが、彼がいくら英国人の愛国心に訴えてもラマーズとラマーズ法はびくともせず、名声を高めていった。特に米国では人気が沸騰し、ほどなくエリザベス・ビングとマージョリー・カーメルによってラマーズ法研究会が設立された。ラマーズ法の人気が高まり、リード法がすがたを消すかと思われたそのときに、意外な人物がリードに救いの手を差しのべた。その人物とは、ローマ法王である。ヴァチカンで数百人の産科医を集めて行われた国際会議で、ローマ法王ピウス一二世がリードの自然分娩法を倫理的かつ理論的に優れていると擁護。無痛分娩に対するロシアの貢献にざっと触れはしたものの、無痛分娩の「理論と技法を完成させた」のはリードだと賞賛したのである。法王の話にラマーズの名前は最後まで登場せず、その研究に言及したときも、「フランスの共産党系病院」の研究としか言わなかった。

ピウス一二世がなぜリードとラマーズの争いに参戦を決めたのか、その本当の理由はわかっていない。表面的には、法王はある産科医の質問に答えただけのように見える。しかし、法王の答えは長く、内容もよく練られており（翌日の『ニューヨーク・タイムズ』紙にそのまま掲載された）、この問題についてじっくり考えていたことがわかる。法王が自然分娩に関心を寄せた背景には、実利的な目的があったのかもしれない。どんな技法を使うにしろ、お産の魅力が高まりさえすれば、新しい世代のカトリック教徒が増える可能性がある。しかしながら、法王がリードを支持した理由は、冷戦時代の政治背景にあると見たほうが正しいだろう。

ピウス一二世は、筋金入りの反共主義者だった。だから、たとえ遠まわしにでもロシアで生まれた考えを讃えるのは不愉快だったと思うが、レニングラードの学者たちがなにかを開発したことに触れないわけにはいかなかった。そうかと言って、共産主義者ではないリードにしても、手放しでほめられる相手ではない。リードには、産みの苦しみはイヴがおかした罪の代償だとする聖書こそ、出産時の痛みと恐怖心の大きな原因だと決めつけた前科があった。それでも英国旗を振り回し、愛国心を訴えたことが功を奏して、共産主義者のラマーズよりはましだと思ったのかもしれない。

このあとに起きた思わぬ悲劇が、またもやリードを救うことになる。ラマーズはフランス共産党の内紛に巻き込まれ、一九五六年に金属労働組合病院を解雇された。それまでの何か月にもわたるゴタゴタで疲れがたまったのか、その翌日に心臓麻痺で急死してしまう。

法王のお墨つきをもらっただけでなく、最大のライバルも消えた一九五七年は、グラントリー・ディック＝リードにとって最高の一年になった。まず彼は自然分娩のレコードを発売した。これは一一時間の出産を四〇分にまとめたもので、呼吸法をつづける産婦をリードが落ち着いた声で励まし、最後に赤ん坊の元気な産声が聞こえる構成になっている。このレコードは大ヒットした。同じ年の後半には史上初の出産のテレビ放映に出演している。また米国各地で講演して成功し、どこに行っても大歓迎を受けた。ある英国の新聞は、リードの大衆を熱狂させる能力は、エルヴィス・プレスリーのそれに匹敵するとさえ書いている。

一九五九年に息をひきとったとき、人々はリードを女性の擁護に惜しみなく力を注いだ人物と賞賛したが、医師たちの評価はもう少し辛らつだった。米国の外科医で小説家だったフランク・スローター博士は、リードとその信奉者たちを「たわごとやでたらめを振りかざすカルトのようなもの」と一蹴。リード法は「怪しい医術にいんちき療法をかけ合わせたもの」だと書いている。

いま見てみれば、リードの理論にはおかしな部分がある。それでも彼は、産婦をお産の主役にもどすという重要な役割を果たした。二〇世紀初期のお産では、産婦に意識があるかないかは二の次で、子宮の働きばかりが注目されていた。そんな時代にリードは、そのような方法はあまりにも非人間的であり、女性がお産で味わう孤独感が出産だけでなく、その後の人生にも長らく影響を与えることに気がついたのである。

彼はまた、病院出産が主流になる過程で消えてしまった、お産のあいだじゅう産婦を励まし、力づける慣習の大切さも知るようになった。しかし彼はこのような重要な役割を女友達や家族ではなく、医者にゆだねるべきだと考えた。医者がお産のあいだ、ずっと産婦に付き添って励まし、安心させるべきである——。この主張のせいで、彼は医者仲間から蔑まれることになった。

リードは、夫がお産に立ち会うことも奨励している。ただし、立ち会うには条件があった。まず、彼が主催する出産準備クラスを受けること。そして気が小さくないこと。そんな夫は「階下で待たせておく」ほうが、妻のためである——。彼が考えた夫の役割もかぎられていた。分娩の第一期では、妻にクラスで学んだことを思い出させる。呼吸法を正しく行い、「リラックスの指示に合わせて力を抜くよう」うながす。だが、いきみの段階に入ったら、夫は部屋の隅の椅子に退散し、白衣とマスクをつけたまま、リードが巧みに誘導し、赤ん坊をひっぱり出すのを静かに見守る。一度でも目をそらしたら、階下の「いくじなし部屋」に退場させられる——。

これらの条件をクリアした夫を分娩室に迎え入れることにより、リードはお産の新しい流れを生み出し、西欧諸国のみならず世界じゅうで産婦の夫が果たす役割を一変させた。夫が妻の分娩コーチになる道を拓いたのである。

一九九〇年六月一三日の午前四時。当直中の僕にエリザベスから電話が入り、産気づいたと知らされた。僕は徹夜で赤ちゃんたちの診察にあたり、当直室で少し横になろうとベッドに入ったところだった。二時間ほど前にトイレで破水し、陣痛がはじまったという。

嘘だろ？　僕はまずそう思った。予定日までまだ一〇日もあるじゃないか。思わず「本当なのか？」と尋ねてしまった。その日にしでかした愚かな失敗の第一号である。エリザベスは怒りをこらえて答えた。「トイレの床は水浸しよ。まちがいないわ」当直明けのぼんやりした頭がようやく悟った。もうすぐパパになるのか！

僕は深呼吸して、自分に言い聞かせた。大丈夫だ、うまくやれる。分娩コーチの資格もある。呼吸法だって、分娩段階のことだってしっかり勉強した。産婦をリラックスさせる方法もマスターしたし、痛みが激しくなったとき、妻に罵倒されても、頭をパンチされても受け流すコツも学んだではないか。医者として何回も立ち会ってきたから、お産のこともよくわかっている。産婦の夫になる準備は万端さ！

僕のやるべきことは単純明快だった。まず家にもどってエリザベスを車に乗せ、病院までつれてくる。病院の廊下をふたりで何往復かして一〇まで数える。それを二回ほどやれば一丁あがり。出産はすぐに終わるはず――。ああ、そう思っていた僕はなんとおめでたく、自信過剰で、救いようがないほど無知だったことか。とにかく僕は同僚に当直を代わってもらい、駐車場までダッシュして車に飛び乗って一目散に家に帰った。

当時、僕たちは北カリフォルニアの海の近くに住んでいた。家は六〇メートル真下に海を見下ろす崖の上にあり、周囲には牧場が点在していた。窓の外には、サン・アンドレアス断層の美しい（けれどもときに不安になる）景色が広がっていた。一九〇六年のサンフランシスコ地震の震源から、三キロしか離れていない場所だった。

病院にいた僕と産気づいた妻のあいだには、約三〇キロの曲がりくねった田舎道が横たわっていた。でこぼこの舗装道路の周りには、牧草地や、カシノキの林など、アンセル・アダムズの写真のような米国の田舎の風景がどこまでも広がっている。普段なら車で四〇分ほどしかかからない道。しかし、この道路は交通状況が読めないことで有名だった。どのカーブが渋滞していても不思議ではない。最初から最後まですいすい行ける日もあれば、よろよろ走るスクールバス、旧式の農業機械、のんびり歩く家畜の群れのノロノロ攻撃に行く手を阻まれる日もあった。特に僕たちが恐れていたのは、しばしば通勤時間を選んで無慈悲なほど遅いトラクターに乗り、畑から畑へと移動する農夫だった。時速八キロほどで走るトラクターのうしろには車が長い列をなし、いらだった運転手たちが中指をつき立て、クラクションを鳴らしたものである。

だが、僕の気持ちは落ち着いていた。ちょうどそのとき、僕たちの家には弟夫婦が滞在していた。弟のジョン・ヘンリーも医者だから、僕が帰る前になにかあれば対処してくれるだろう――。その日、最初に現れた障害物は一〇頭ほどの乳牛の列。おっぱいをぶらぶら揺らし、牛舎に帰る途中だった。さいわいなことに、これはすんなり通過できた。たかが四〇分のことじゃないか。たいした問題が起きるわけがない。

しかし、もうすぐ父親になろうとしている夫にとって、四〇分は長い時間である。特に携帯電話がない時代に、妻に連絡をとる術もなくひとり車に乗っている男にとっては。「あなたが帰るまで、なんとかがんばるわ」とエリザベスは言った。どういうつもりでそう言ったのだろう。僕はふと不安になった。僕が帰るまで「がんばる」？　帰ったら「がんばる」のをやめるつもりだろうか？　もしかして……僕を動揺させないために、なにか隠しているんじゃないだろうか？

それに、待てよ。弟はたしかに医者かもしれないが、理学療法とリハビリが専門だ。首の骨折とか脳卒中の処置なら得意かもしれないが、産科医ではない。お産のことなどなにもわからないのでは？　弟の幼いころのすがたが頭いっぱいに広がった。けがが絶えず、身体じゅうに縫い傷がある子ども。階段から落ちたことは数知れず。前歯を――二度も――折ったことがある。そんな弟が僕の子をとりあげる？　僕は冷静さを失いはじめた。

心配なことが次々に浮かんできた。自宅でお産になったらどうしよう？　診察道具は当直室に置いてきた。家の台所の流しの下には、酸素タンクがない。もし合併症があったら？　救急車を呼んでも、一時間はかかるだろう。ああ、妻よ、我が子よ！　ぶじでいてくれ！　冷静沈着な小児科医から、冷や汗をにじませ、不安におののくごく普通の父親になりかけた僕の目の前に、危険もかまわず道路をわたる家畜の群れが現れた――。つづいて登場したのは、仏頂面の農夫が乗ったトラクター！　もしトラクターが途中で止まっていたら、僕は農夫の指を嚙みちぎっていただろう！

そのとき、干し草を積んだ荷台が急に曲がり、忽然とすがたを消した。助かった！　それから僕は猛スピードで車を走らせた。家まで三〇分で到着。世界記録じゃないか。オーバーヒートしたホンダ車を家の前で急停車させると、造園したての庭に砂利が散らばった。僕は玄関まで猛ダッシュした。エリザベスを抱き上げて、エンジンをかけたままの車に乗せていま来た道を病院まで引き返す。赤ちゃんが生まれる前に、全速力で分娩室につれていこう――。そう心に決めていた。

玄関を開けると、エリザベスがお茶を飲んでいた。いちばんおしゃれなマタニティドレスを着て、足もとにはスーツケースが置いてある。「シャワーを浴びてきたらどう？」そう言われたとたん、アドレナリンでぱんぱんだった僕の心の風船がぷしゅうと縮んだ。「すぐにどうこうってことはないと思うし」僕はなにも言えずに、あたりのようすをうかがった。どうしてそんなことがわかるのだろう？　僕は不安と驚きが入り混じった目で妻を見つめた。いつ生まれるのか、かなりよくわかっているようだ。本人がそう言うのなら――。僕はすごすごと車にもどって、車のエンジンを切った。

それからシャワーを浴びて髭を剃り、コーヒーを一杯飲んだ。弟夫婦から激励され、車にスーツケースと新品の赤ちゃん用カーシートを載せる。エリザベスは自分で歩いて車に乗り込んだ。僕は予定どおり、妻を病院につれていった――厳重な妻の監視のもと、制限速度を守りながら。

その一時間後――今回はトラクターはいなかったが、スクールバスに行く手を阻まれた――僕たちは病院に到着した。患者通用口で車をおりると、入り口のわきにピカピカの車椅子が、まるで客待ちのタクシーのように一列に並んでいる。取りに行こうとする僕の腕をエリザベスがつかみ、「車椅子はいらないわ」と言った。僕たちは二人三脚のように肩を組んでゆっくり廊下を歩き、エレベータで三階に向かった。

産科病棟は最後に僕が見たときと、なにも変わっていないように見えた。最後にここに来たのは四時間前。ちょっと問題のあった赤ちゃんの処置に来たときだ（さいわいすぐに解決した）。僕たちは途中で陣痛休憩を一度とってから、なんとかナースステーションにたどり着いた。

ステーションにいた看護師の何人かはさっきと同じ顔ぶれだった。しかし、ようすはまったくちがう。小児科医の僕を見ても、誰も病気の赤ちゃんがいる部屋に案内しない。彼女たちの視線はエリザベスに注がれている。看護師のひとりがにっこり笑い、妻の手をとって分娩室に案内しながら「いま、どんな気分ですか?」「陣痛がはじまったのはいつごろかしら?」「熱や出血はありませんか?」と尋ねる。人類の歴史がはじまって以来、女たちのあいだでこうした会話が幾度となく交わされてきたにちがいない。

僕はスーツケースを持って、ふたりのあとにつづいた。産婦の夫としての第一の関門——間に合うように妻を病院につれていくこと——をぶじに通過でき、心は安堵に包まれていた。これが一九五三年で、僕がもし父だったら、産気づいた母を病院に運び込んだところで任務完了だったはず。あとは家に帰るか、ここそこ待合室に移動して、ほかの夫たちが煙草を吸うすがたを眺めていたことだろう。けれど僕は父ではないし時代もちがう。僕の長い一日ははじまったばかりだった。

僕が医者になったのは一九七〇年代半ば。当時、分娩に立ち会う夫はまだ少数派だった。ところがそれから二〇年たって娘のクレアが生まれるころには、夫の立ち会いがあたりまえになっていた。それもただ付き添うだけでなく、人類史上初めて、男が医療以外の役割を果たすようになっていた。呼吸法の誘導、砕いた氷の運搬、足のマッサージなど、お産にかんするあらゆることを手伝う係である。準備ができている人もいない人も、手伝いたい人も手伝いたくない人も、夫はみんな分娩コーチの役割を果たさねばならない。そんな世の中になっていた。

立ち会いから逃れようとした男には、あわれな運命が待っていた。父親失格のレッテルを貼られたり、親子の絆に無関心な野蛮な人間だと非難されたりした。

父親が出産に立ち会うことや父子の絆の重要性が注目されるようになったのは、一九六〇年代と七〇年代のことである。[*6] 当時の若者は、親たちの価値観すべてに反発していた。彼らがまず槍玉にあげたのは、子どもと少し距離を置く一九五〇年代までの父親のありかたであった。ところが、わずか二、三〇年のあいだに、社会が「子育てにはあまり関与せず、家族のためにお金を稼ぐ大黒柱」という父親像を否定し、「これ以上は無理なほど子育てに没頭するパパ」を歓迎するようになる。父親が熱心に子育てに参加する風潮は、分娩室にも波及した。一九七〇年代と八〇年代前半に行われた多くの研究が、父親がお産に立ち会うことの重要性を声高に訴えている。子どもの人生における貴重な最初の数分間を見逃すのは取り返しのつかない失敗であり、まだおむつも取れない子どもを寄宿学校に送るのに匹敵するおろかな行為――。そう言わんばかりの風潮だった。

分娩に立ち会わず、「親子の絆を築けなかった」父親は、子育ての失敗者になる――。この不吉な予言にはひとつ、「事実ではない」という大きな問題があった。父親が出産に立ち会うと父子の絆が強くなる証拠として示されたデータのほとんどが、典型的な研究バイアスの産物だったのである。初めから「父子にとって、誕生は逃してはならない重大な瞬間である」という結論があり、学者たちはそれに到達するために研究を行い、結論を証明するデータを発見し、大衆はその結果を嬉々として受け入れた。やがて、夫に分娩立ち会いを求める社会のプレッシャーがあまりにも強くなり、「立ち会わなかった夫」を研究しようと思っても、被験者を見つけるのがむずかしいほどになる。

デラウェア大学の発達心理学者ロブ・パルコヴィッツ博士は、父親の立ち会いと親子の絆の形成の関係を示した研究を初めて公に批判した。博士は、一九八五年に画期的な研究を行って当時の常識に挑戦し、父親が立ち会う必要性を証明するために最初から研究データが選ばれ、用いられていると指摘した。

こうした研究の大部分が、ごく少数の男性を対象とした実験結果や――被験者が一五名という研究さえあった――事後調査のデータ、分娩室でざっと観察した結果のみにもとづいて大胆な結論を導いていた。親子の絆を測る尺度だって怪しい。子どもが生後六週になったときにおむつを替える回数が多く、家事によく協力し、赤ちゃんをよく抱っこするのが「絆がある」父親の証明だとか、そんなあいまいな定義がめだつ。

しかしながらパルコヴィッツが指摘したように、これらの研究は父親がお産に立ち会ったか否かという変数しか見ていない。被験者が分娩前から持っていた要素――もともと気がきく性質だったか、赤ちゃんに親しんだ経験があったか、夫婦仲がよいか、初めから子を持つことに乗り気だったかなど――を調べた研究はひとつもなかった。これでは、子どもが大きくなったとき父親が数学の宿題を手伝う可能性を、父親本人の数学能力など、ほかの要因はすべて度外視して分娩に立ち会ったかどうかのみを基準に評価するのと同じである。

父親の立ち会いを支持する研究者たちは、過去の研究からデータを引用するときも、都合のよい部分だけを選んで使っていた。一九七四年にマーティン・グリーンバーグ博士が行った研究は、男性三〇人だけを対象に、出産経験が父親に与えた影響を調べた初めての研究である。グリーンバーグによると、赤ちゃんが生まれてから二日後の状態では、分娩に立ち会ったグループのほうが赤ちゃんと一緒にいることに抵抗が少ないようだったという。また我が子を一目で見分けることができると自信を持って答えた人も多かったらしい。

この小規模で主観に頼った研究が、のちに立ち会い賛成派たちのよりどころになっていく。彼らは、この研究こそ父親の立ち会いの重要性を示す確かな証拠だと確信し、グリーンバーグの発見にもとづいて「父親がお産に立ち会うべき理由」を並べたてた。その結果、「立ち会わない男は父親ではない」ような雰囲気ができあがったのである。ところが、どの研究者もグリーンバーグが導いた本当の結論は引用していない。彼の結論はこうである。「出産に同席した父親としなかった父親を比べた結果、赤ちゃんに対する愛着という点で有意な差は認められなかった」

パルコヴィッツは「父親が我が子の生まれる瞬間を見逃すことは、父子関係にとり返しのつかない打撃を与える」という仮説を否定する研究もあげている。そのなかで特に印象的なのは、ベッツィ・ロゾフ博士が一九八三年に行った研究だ。ロゾフが調査した一二〇の文化のうち、父親がお産に参加すること――たいていは見るだけ――を許している文化は四分の一だけだったが、父親が子育てに協力する度合を調べたところ、立ち会いを許す文化と許さない文化のあいだにほとんど差はなかったという。父親がお産に同席することが子どもの健全な成長にそれほど不可欠であれば、ずっと昔に立ち会いが世界じゅうで慣習化されていたはずではないか――ロゾフはそう示唆している。

パルコヴィッツは自分の研究結果にもとづいて、父親が出産に立ち会う利点はおそらく間接的なものだと結論している。夫が妻の妊娠、陣痛、出産などに積極的にかかわれば、夫婦の結束は（妻が夫の参加を望んでいる場合は）強くなり、夫は自分の家族に対し、帰属意識を持ちやすくなるだろう。しかし、当時の常識に反して、父親の立ち会い自体に父子の絆を直接強める作用があるという確証は見つからなかったし、現在も見つかっていない。父親になるという複雑なプロセスには多くの要因が含まれているのに、父親の立ち会いの有無だけに注目するのは「危険」である。父親の立ち会いは「よい父子関係を築くのに絶対に必要なわけではないし、立ち会いさえすれば充分というものでもない」とパルコヴィッツは書いている。

一九七〇年代以降の父親には、出産への立ち会いが強く求められるようになった。こうした流れのなかで、夫が分娩コーチの役目を果たすようになったのは当然の成り行きだろう。数か月前から妻と一緒に子ども部屋を整え、赤ちゃんの名前を考えてきた夫ならば、妻の求めることが誰よりもよくわかるはず。妻のお産のコーチに、これ以上ふさわしい人材がいるだろうか？

ほとんどの男性がこの考えに同意した。彼らはお産が与えてくれる刺激や感動を楽しんだし、援助そのものも、呼吸法の誘導や背中をさするぐらいで、さほどむずかしくなかった。それに、分娩室には助けてくれる人たちがいる。看護師たちがかならずそばにいて、夫が休憩したいときにすぐ交替してくれるのは心強いことだった。

お産に立ち会う父親が増えるにつれて、病院での出産に興味深い変化が起きた。お産の舞台が家から病院に移って間もなく、トワイライト・スリープ分娩の全盛期に、医者や看護師の意向で産婦の女友達や家族が分娩室からすがたを消したことを思い出してほしい。そののち、自然分娩を支持する人々が分娩時の付き添いの復活を強く求めた。病院側の譲歩により家族のなかでただひとり、夫だけが同席を許される。分娩室に入れてもらった夫兼分娩コーチは、看護師たちの指示や協力に頼って動いた。その結果、分娩室からだんだん看護師が減っていったのである。

分娩室から看護師が消えはじめたのは何十年も前のこと。看護師の仕事が、患者の世話から医療行為にシフトしたのがきっかけだった。一九八〇年代には胎児モニターの登場により、分娩に立ち会う看護師はさらに減った。*7 モニターがなかった時代は、看護師が産婦のお腹に聴診器をあてて胎児の心拍数を計るなど、産婦のようすを頻繁に──ときには五分から一〇分おきに──チェックしていた。しょっちゅう顔を出していれば、看護師は夫にも気を配り、お産は順調ですよと教えたり、次に起きることを説明したりできた。産婦と夫が長くふたりきりになることは、ほとんどなかったのである。

ところが胎児モニターの登場で、事態は一変した。母体にモニターの端末を接続すれば、看護師が数人のお産経過をたいていはナースステーションから、同時にチェックできるようになった。その結果、看護師の足が分娩室から遠のき、夫と顔を合わせる機会も減った。産婦は産婦で、お産が進むと、自分の身体のことで精一杯になり、夫のことを気にかける余裕はない。夫はひとりで恐怖や不安と向き合わざるをえなくなった。夫も自分のなかで不安などの問題と闘っている──この事実があきらかになるにつれ、夫がかならずしも妻の援助者としてベストの人材でないことがわかってきた。

一九八〇年代の後半に続々と発表された研究によって、お産のあいだの夫の心の動きが解明されてきた。どんな夫にとってもお産はストレスであり、彼らの多くが分娩のコーチとして仕事をこなすことよりも、自分の動揺を悟られないようにふるまったり、自分がうまく誘導できるか心配したりすることに多くの時間や労力を割いている。彼らのほとんどが分娩室で我が子の誕生を見たいと望み、分娩コーチとしての責任を立派に果たしていたが、情緒不安定になったり、不安に襲われたり、自分や妻や赤ちゃんのことを心配したりしていたという。吐いたり、気を失ったりして、「男らしくない」と思われたくない。赤ちゃんが生まれたら、妻の愛情がそっちに移るのではないか。彼らが訴えた不安のなかでも、最大のものはこれだった――妻や子どもが死んだらどうしよう?

私たちは男性に多くを求めすぎているのかもしれない。なんと言っても、男の脳は女の脳とはちがい、お産に関連するプロセスだけをつかさどる部位が備わっていないのだから。これからの生活を心配し、妻子を失う不安におびえ、父親の責任など果たせないと急に弱気になったところに、愛する妻が苦痛にのたうち回るすがたをおそらく初めて目のあたりにしたショックが加われば、産婦が望むような支援をするどころではないだろう。父親はコーチの責任など果たせなくても、分娩室にいるだけでよしとすべきなのかもしれない。

一九九〇年に話をもどそう。産科病棟に落ち着いたエリザベスは、入院着に着替えてベッドに入った。看護師がお腹にジェルを絞り出し、赤ちゃんがいると思われる場所に電子聴診器をあてる。ズーン、ズーン、ズーン……。胎児が槌でなにかをついているような音がした。看護師は「心臓、元気に動いてますね」と言うと、今度はエリザベスの脈をとり、体温と血圧を測った。それから、お産の今後の経過をざっと話し、病棟について簡単に説明した。「ナースコールのボタンはこれ。テレビのリモコンはあそこにあります。ナースステーションは病室を出たところです。用事があるときはナースコールのボタンを押してください」看護師が病室を去り、僕たちはふたりきりになった。半開きになったドアのすきまから、人々が忙しく立ち働く音が聞こえる。

第五分娩室。何度も来たことがある部屋だった。エリザベスの腹部についているモニターも、一九二〇年代の赤ちゃん毛布の材料見本が並んだ透明な陳列ケースもすべて見慣れたものである。なのに立場が変わっただけで、まったくちがう部屋に見えた。僕はいつも部屋の隅の、さまざまな医療器具を載せた小さなテーブルの横に立つ。その位置からは胎児モニターと出てきた赤ちゃんがはっきり見える。いままで何回そこに立ったことだろう。一〇〇〇回ほどだろうか？　いま僕は、ベッドのとなりの快適な椅子の上にいる。産婦の夫の定位置だ。お産の終わりごろに呼ばれて行くと、いつもここには夫がすわっていた。みんな服はヨレヨレで、目が真っ赤だった。あの人たちの目に、僕はどう映ったのだろう？　白衣を着て聴診器をぶら下げ、なにやら説明している僕を見て、彼らはどう思ったのだろうか？

病室には僕たちふたりしかいない。妻は「心配しているようには見えないわよ」となぐさめてくれたが、僕は不安でたまらなかった。妊婦の夫研究の被験者たちと同じ穴のムジナである。「妻も子どもも大丈夫。二、三時間もすれば、親戚じゅうに電話して、子どもの名前はこれ、体重はこれだけ、母子ともに元気だと報告しているはず」と自分に言い聞かせることはできた。しかし僕は仕事で、うまくいかなかったお産の例を見すぎていた。今回のお産が、不運な例のひとつになったらどうしよう？　エリザベスか赤ちゃんに障害が残ったり、死んだりしたらどうしたらいい？　だいたい僕はどうなんだ？　すべてがうまくいったとしても、父親になる準備はできているのだろうか？　不安は山ほどあったが、なかでも「子どもができても、また同じ自分にもどれるのか？」ということがなによりも心配だった。

「ねえ、忘れてない？」エリザベスの声に、はっと我に返った。「呼吸の誘導をするんでしょ」僕は妻の手をにぎり、ヒーヒーフーを開始した。

二時間もすると、心はずいぶん落ち着いた。陣痛の合い間には、赤ちゃんの名前について話し合う余裕もできた。女の子だったらアンナかクレア。それは決まっていたが、男の子の名前は決まっていなかった。女の子の名前はなんてかわいらしく、響きが美しいのだろう。男の子の名前ときたら「サッド」とか「バンバン」とか、そんな感じの名前ばかりじゃないか――。

陣痛は規則的になり、三分間隔になった。僕は痛みが来るたびに、出産準備クラスで学んだ分娩コーチの務めを果たし、痛みが去るまで妻がヒーヒーフーに集中できるように手を尽くした。首のマッサージをしたり、水を飲ませたり、額を冷やしたり――。痛みをやわらげるために、あらゆることをやった。あと二、三時間で終わるはず――このときはそう思っていた。

それから三時間がすぎ、七〇回くらいは呼吸法をやっただろうか。三時ごろに、ジーナという助産師が来た。物静かで、人をほっとさせる雰囲気を持った細身の女性だった。ジーナはエリザベスを内診し、「子宮口が四センチ開いていますね。いい感じです」と言った。僕は頭のなかで計算した。子宮口は一時間に一センチ開く。ということは、生まれるまであと六時間か。あとになって、この見積もりは少し――正確には二四時間ほど――甘かったことがわかった。

アドレナリンは気まぐれな物質である。アドレナリンが出ると、野生の動物を撃退したり、燃えさかる建物に飛び込んで子どもを助けたりなど、普段なら絶対できないことができる。しかし大放出が終わると、身体からぷしゅうと力が抜け、ばったりと寝込んでしまう。僕だって例外ではない。子どもが生まれないまま夕方になり、三六時間ずっと起きていたあと、急に激しい眠気に襲われた。

産科病棟の廊下を一周して、帰ってきたばかりだった。これまで何周しただろうか。いまの状態が永久につづくような気がしていた。エリザベスをベッドに寝かせ、毛布をかける。エリザベスは汗びっしょりで、顔も真っ赤になっている。お産《レイバー》はその名のとおり労働《レイバー》なのだとつくづく思った。エリザベスに水を飲ませてから、椅子に身をあずけると、まばたきひとつしないうちに僕はぐっすり寝入ってしまった。三分後にエリザベスに起こされたとき、そんな状態でもなんとか立ち上がり、痛みの波が去るまで世話をした。

もう足もとはふらふらだった。椅子をできるだけベッドのそばに引き寄せ、すわったまま妻の手をにぎって呼吸の誘導をした。しかし、それもむなしい抵抗だった。陣痛の波が引くと、僕はいつの間にかエリザベスの肩に頭をもたせて意識を失っていた。三分ほど寝ては、はっとして起きるのを繰り返していると、夜中にとうとう妻が「もう寝たほうがいいわ」と言った。僕は毛布を持って椅子に退散し、その言葉に甘えた。

あとのことはぼんやりとしか記憶していない。何度か看護師や産科医や麻酔医が来たのは覚えている。疲れ切ったエリザベスは、自分の身体を休め、できれば帝王切開を受けなくてすむように、不承不承ながら硬膜外麻酔を使うことに同意した。僕たちが二、三時間気持ちよく眠っているあいだに、子宮は自動操縦装置《オートパイロット》モードの飛行機のように、自分の責任をきちんと果たしてくれた。

五時半に、僕は完全に目を覚ました。まだ外は薄暗く、向かいにある建物もぼんやりとしか見えなかったが、空は明るくなっていた。昨晩と同じ助産師のジーナが病室に立ち寄り、僕たちがまだいるのを見てちょっと驚いた顔をしてから、子宮口の開き具合を調べた。八センチ――。エリザベスはもう泣き言を言わなかった。よく寝たおかげで元気をとりもどし、今度こそ産み落とそうと決めていた。

エリザベスが陣痛に苦しんでいたころ、病院出産の現場は夫が産婦の支援者としてかならずしもベストではないことに気づきはじめていた。では、最高の分娩コーチになれるのはいったい誰なのか?[*8] 人類の歴史を振り返れば、答えはおのずと見えてくる。何世紀にもわたってお産に付き添ってきたのは産婦の家族や友人の女性たちではなかったか。どうしていまはちがうのだろう? そう気づいた人々によって、分娩室のドアがもう少し開かれた。何十年間も締め出されていた女性の家族や女友達が、少しずつ分娩室にもどりはじめたのである。

それでもまだ問題はあった。もどってきた女性たちが、何世代も前に妊婦に付き添った女性たちとはちがっていたのである。核家族化が進んで、実家から離れて暮らす人が増えたせいで、分娩に立ち会える家族の数が減っていた。おまけに、女の家族がいても、娘や姉妹が産気づいたときにすぐ駆けつけられるほど近くに住んでいる人は少なくなっていた。また、お産の四分の一が帝王切開分娩になり、経腟分娩も硬膜外麻酔を使うことが多くなったため、経腟自然分娩の経験者が非常に少ないという問題もあった。一九世紀までのお産で重要な役割を果たしていた出産経験の豊かな家族や女友達は、探そうとしてもなかなか見つからなくなったのである(帝王切開や硬膜外麻酔によるお産が増えつづけているため、この傾向はいまも変わっていない）。それでは、お産を間近に控えた女性は誰に頼ればいいのだろう？　そこで登場したのがドゥーラである。

ドゥーラはギリシャ語で、「女性の使用人」という意味である。米国でこの言葉が初めて使われたのは一九七六年で、当時は母乳がうまく出ない母親を助ける女性を指していた。やがて、必要な訓練を受け、出産に立ち会う女性をドゥーラと呼ぶようになった。そのなかでも、特にシアトルにある「北米ドゥーラ協会」のような専門組織の認定を受けた人たちは、出産中だけでなく、ときにはそのあとも、医療以外の面で女性を身体的・精神的に支援する。妊娠、出産、病院、助産所などにかんする情報を提供したり、お産のあいだじゅう産婦を励ましたり、必要に応じて産婦と医療従事者の意思の疎通を手伝ったりするなど、さまざまな役割を果たす。ドゥーラの仕事とは要するに、女性が子どもを産みたい気持ちを支え、実際の出産に順応できるよう手伝うことである。

マーシャル・クラウス博士とジョン・ケンネル博士がお産のあいだ人々に支援してもらうこと、特に訓練を受けたドゥーラに付き添ってもらうことには目覚ましい効果があると発表。それをきっかけに、一九八〇年代と九〇年代にはドゥーラを推進する動きが一気に活発化した。クラウスとケンネルによると、経験豊かな女性の付き添いは、産婦にとって心強いだけでなく、実際の出産の質も劇的に高めてくれるという。

クラウスとケンネルが初めて研究を行ったのは一九八〇年のこと。場所はグアテマラの市街地にある混雑した病院。そこでは、お産は付き添いなしですることになっていた。このときの実験は簡単なものだった。産気づいた初産婦を無作為にふたつのグループに分け、一方には病院の規則どおり、付き添いなしのひとりで出産してもらい、もう一方には病院の許可を得たうえで、特に訓練を受けていない見知らぬ女性が付き添った。ただし付き添いの女性たちは、お産のあいだ産婦の手をにぎって、おしゃべりの相手をする以上のことはしない。このようなごく基本的な接触でも、人との触れ合いが産婦に与えた効果には目を見張るものがあった。出生までにかかった時間の平均がひとりで出産したグループでは一九・三時間だったのに対し、女性が付き添ったグループは八・七時間だったのである。

一九八六年に同じ病院で、もっと多くの被験者を使って再び実験を行った。その結果、付き添いがいたグループのほうが分娩時間が短かっただけでなく、帝王切開になる割合も格段に低かった。付き添いグループの帝王切開分娩率は七パーセントで、ひとりで産んだグループでは一七パーセントだったという。ところがこの結果が発表されても、米国の病院は先を争って規則を変えようとはしなかった。なんといっても舞台はグアテマラであり、米国の病院とは異なる点がたくさんある。そうしたちがいも結果を左右したかもしれない。米国の医師たちを動かすには、米国で研究を行う必要があった。

クラウスとケンネルは、米国内で自説を証明しようと決意。テキサス州ヒューストンのジェファーソン病院で実験を行い、その結果を一九九六年に発表した。ジェファーソン病院は市街地にあり、その産科病棟はおもに所得の低い女性たちでいつも混雑している。今回の研究では、被験者を「病院の規則どおりひとりで出産する女性」「訓練を受けたドゥーラに付き添われて出産する女性」「産婦に話しかけず、接触せず、できるだけめだたないように観察するだけの第三者が同席して出産する女性」の三つのグループに分けた。

ヒューストンでも、グアテマラの研究とほぼ同じ結果が出た。ドゥーラが付き添ったグループのほうが、ひとりで産んだグループよりも分娩にかかった平均時間が短く（ひとりグループが九・四時間だったのに対し、ドゥーラグループは七・四時間）、硬膜外麻酔の使用率も低く（ひとりグループ二二・六パーセントに対し、ドゥーラグループは七・八パーセント）、帝王切開で産んだ人も少なかった（ひとりグループ一八パーセントに対し、ドゥーラグループは八パーセント）。特に衝撃的だったのは、ただ他人がすわって見ていただけの「観察者」グループの結果である。このグループの分娩の所要時間、硬膜外麻酔利用率、帝王切開率はいずれもドゥーラが付き添ったグループと、ひとりで産んだグループのちょうど中間くらいだったという。つまり、分娩室に人がいるだけでお産の質が向上したのだ。ただし、他人がいることが産婦に直接影響したのか、それとも産婦のケアにあたっていた病院のスタッフに影響を与えたのかは定かではない。黙ってすわっている女性がいたため、スタッフが研究だということを意識し、硬膜外麻酔や帝王切開に慎重になった可能性も考えられる。

それでも、お産のあいだじゅう支援を提供することの重要性は立証された。ほどなくベルギー、フィンランド、フランス、ギリシャ、カナダ、南アフリカで行われた同様の研究でも、クラウスとケンネルの結論を裏づける結果が出ている。すべての研究において、産婦を継続的に支援することにより、帝王切開、硬膜外麻酔、鉗子分娩の割合と、分娩にかかる時間が減少したのである。驚いたことに、こうしたよい影響は出産後も数週間つづいていた。南アフリカの研究に参加した産婦のうち、訓練を受けたドゥーラが付き添ったグループはひとりで出産したグループよりも、自尊心が高く、不安も少なく、うつ尺度の点数も低かった。また、六週間後も子どもを母乳で育てている人が多かったという。

大切なのは、出産のあいだずっと支援しつづけることである。グラントリー・ディック＝リードの自然分娩運動以降の研究を見ると、出産中に支援があっても、断続的だった場合、お産の成果はひとりで産んだときとほとんど変わらない。出産がしばしばもたらす恐怖心や不安が引き金になって、ストレス・ホルモンのカテコールアミン（第5章で紹介した「闘うか逃げるか反応」をつかさどるホルモン）が大量に分泌される。このホルモンの作用によって、陣痛の間隔が長くなり、痛みも強くなってしまう。カテコールアミンの分泌を適切なレベルに保つには、安心を与えてくれる人がずっと付き添う必要があり、現れたり消えたりする支援者ではほとんど役立たないらしい。

こうした継続的な支援を提供するのは、もちろんドゥーラでなくてもよい。出産経験豊かな家族や友人に付き添ってもらえば、血のつながりがなく、ときには面識すらないドゥーラの援助と同じくらい効果的だろう。しかし前述したように、いまの世の中では、お産のあいだじゅう質の高い支援を与えてくれる家族や友人を見つけるのはむずかしい。

どうやら夫はお産の付き添いとしてベストの人材ではないらしい。数字がそのことをはっきり示している。夫だけがお産を手伝ったグループと、夫とドゥーラが付き添ったグループでは、夫が出産準備コースを受けていた場合でも、お産の質――帝王切開率の低さ、硬膜外麻酔の使用率の低さなど――は、ドゥーラグループのほうがずっと高かった。この差は、ドゥーラ自身がお産経験者であり、産婦のニーズを理解してうまく対応できることによる部分が大きい。ドゥーラは、夫のようにお産で心が乱れないから、夫より自然に妊婦に触れ、手をにぎり、話しかけることができるし、もっと長時間にわたって寄り添うこともできる。

そうかと言って、夫は分娩室にいてはならないわけでもないし、付き添いがうまくできないわけでもない。夫がお産に立ち会うのは、妻にとっても、夫婦の絆にとっても、赤ちゃんにとっても大切なことである。それに、これほど人生観が変わる経験をしないのはもったいない。けれど、コーチになる必要はないのではないか。はるか昔から女性が担ってきた付き添いの役目はドゥーラや女家族や友人に任せ、夫は夫の役割を果たせばいい。それは男にとってまったく未知の世界である分娩室に同席し、妻に安心を与えることではないだろうか。

エリザベスのお産が終わるまでの一時間は僕のそれまでの経験のなかで、もっとも神秘的で現実離れした時間だった。赤みがかった金髪の小さなふさが、エリザベスがいきむと顔を出し、やめるとひっこむ――かくれんぼしているみたいに。陣痛のたびに、ぴょこんと飛び出すふさが少しずつ大きくなる。助産師のジーナは、「三つ編みにでもしようかしら」と軽口を叩いた。性別はまだわからなかったが、髪が豊かな子であることは確実だった。

やがて分娩コーチの役割は、僕からジーナと看護師に移った。ふたりの女性が別の女性のお産を手伝う――病院の規則に邪魔されるまで、ずっとそうしてきたように。僕は見守る役に回り、妻の手をにぎり、欲しいものを取ってくるのが仕事になった。誰もお湯を沸かしてこいとか、薪を集めてこいとは言わなかったが、もしそう命じられたら喜んでそうしていただろう。

六月一四日の午後三時三六分。僕が当直室でエリザベスの電話を受けてからおよそ三六時間後に、僕たちの子が誕生した。助産師の自信に満ちた手に導かれ、まず頭、つづいて肩が出て、それから残りの部分がするりと飛び出した。ジーナは僕らの娘をひざに抱き取り、へその緒を切ってから妻の胸に乗せた。赤みがかった短い金髪を見て、僕はすぐに名前を決めた――この子の名前はクレア以外にない。アンナだったらもっと髪が黒いはずだから。

いつもの僕なら、この段階で分娩室から立ち去っている。みんなが元気なら、小児科医の出る幕はない。分娩室を出る前に一度だけ振り返って確認すると、目に映る光景はいつも同じだった。ママと赤ちゃんがベッドにいて、パパはベッドの横に立って赤ちゃんの顔をのぞき込み、そっと小さな指に触れている――。けれどその日は、お産がぶじ終わっても立ち去らなかった。僕がパパの場所にいたからである。

いま持っている知識を使ってクレアの誕生をやり直せるとしたら、変えたい部分はたくさんある。まず「出産予定日」は情報にもとづいた最善の「予想」にすぎないから、前もって同僚に頼み込み、六月の当直をすべて交替してもらうだろう。つづいて、僕がお産のあいだ妻の手をにぎったり、額の汗をぬぐったり、また産婦の夫の心に浮かぶ心配ごとに黙って集中できるよう、僕らふたりを――もちろんエリザベス中心だが――手伝ってくれる出産経験のある女性をエリザベスと探すことだろう。

この役を引き受けてくれそうな人はたくさんいた。妻の母と姉は出産経験があり、どちらも集中治療室に勤務する看護師だった。頼めば大喜びで協力してくれたにちがいない。けれど当時の僕たちには、人に頼むという選択肢が浮かばなかった。近くにドゥーラもいたはずだが、だれも知らなかった。なによりも僕たちはこう思い込んでいた――夫婦がいるのだから、他人の助けなど必要ない。当時は父親がお産に立ち会うのがベストという考えがもっとも強い時代であり、僕たちが知るすべての産婦が夫を分娩コーチに据え、夫婦でタッグを組んでお産に挑んでいた。「非体制派の出産教育者」を自任し、お産の知恵袋だった僕たちの出産準備クラスの講師でさえ、出産経験のある女性に付き添ってもらうという昔ながらのやりかたは推奨していなかったと思う。

それでも一九九〇年代にはすでに発表されていた研究データを知っていたなら、特にクレアが誕生後に発表された研究結果を予想していたなら、お産について夫が理解できることにはかぎりがあると考えたことだろう。きめ細やかな出産準備クラスは確かに有益だが、出産経験のある人がお産の最初から最後まで手伝ってくれる安心感に代わるものではない。いまの僕たちなら、お義母さんかお義姉さんに付き添ってもらい、昔ながらのやりかたで赤ちゃんを産むだろう。

やり直したい部分をまとめよう。当直を代わってもらい、エリザベスが破水したときに自宅にいられるようにする。猛スピードで車を飛ばし、帰宅することもやめよう。自分がいまどんな状態か妻は本能的に知っており、生まれるのはまだまだ先と言っていれば、その言葉を信じる。エリザベスがシャワーを浴び、荷物を詰めているあいだに、僕はお義母さんでもお義姉さんでも、とにかくお産を手伝ってもらうことにした女性に電話をかけ、病院の玄関まで来てもらう。その人と病院で落ち合って、一緒に分娩室に行く。それから妻と付き添いの女性が長く苦しい陣痛を、人類の誕生以来女性がずっとしてきたように心を通わせながら乗り越えるのを、僕はただとなりで見守りたい。

そうすればクレアの誕生を、当時よりも落ちついて楽しむことができるだろう。長らく僕の心にわだかまっていた「自分は分娩コーチ失格だ」という漠然とした罪悪感も持たずにすんだかもしれない。

これまでに見たなかでもっとも付き添いが少なかったのは、僕が最初に立ち会ったトーニャのお産である。ほとんど最初から最後まで、分娩室にはトーニャと僕のふたりしかいなかった。もっとも多かったのは、エリックが果敢に撮影に挑んだテリーの出産だ。僕が分娩室に入ったときには一二人、去ったときには生まれたばかりの赤ちゃんを入れて一六人が部屋のなかにひしめいていた。

産婦の周りに人が何人いようと――それが友人であろうと、家族であろうと、病院のスタッフであろうと――変わらないことがある。それは、最後にかならず人間がひとり増えること。そして、その新しい人間――泣きわめく、重さ三キロから四キロほどの家族の希望と夢のかたまり――が、そこにいる人々の心をあっさり奪ってしまうことである。

Ⅳ

こんにちは、赤ちゃん

8　お腹のなかで学ぶこと――新生児の五感

ヴィクターは四歳児。いつもは黒髪で小柄で元気のかたまりのような少年だが、そのエネルギーが背中にファスナーのついた病院着のなかで小さくなっていた。診察台にすわった彼は、僕が針のついたものを隠し持っていないかと、警戒している。今日は入園前健診。ヴィクターは知っていた――注射を受けねばならないことを。

僕は白衣のそでをまくり、どこにも注射器がないことを見せた。「注射はあとで、別の部屋でやろう。ここではただ診察するだけだよ」ヴィクターはちょっと安心したようだが、指はまだしっかりとひざの上のおもちゃのお医者さんバッグをにぎりしめている。診察をはじめると、彼はその手を差し出し、身を乗りださねば聞こえないほど小さな声で言った。「ボクのおいしゃさんセット、つかってもいいよ」

僕はバッグを受け取り、ふたを開けた。なかには食べかけのグラノーラ・バー、パワーレンジャーのフィギュア（レッド）[*1]、色とりどりのプラスティックでできた僕の商売道具一式――聴診器、耳鏡、打診器、血圧測定バンド――が入っていた。僕は中身をひとつずつ出し、「おお」とか「すごい」とか言いながら、テーブルに置いてある本物の道具のとなりに並べる。底にあったグラノーラ・バーの下から、高価そうな懐中電灯が出てきた。電動マッサージチェアや電波時計を売っている電器店に並んでいてもおかしくない、ちゃんとした品物である。

「この懐中電灯はなにに使うのかな?」パワーレンジャー・レッドの秘密の武器かなにかだろうと思いながら、ヴィクターに聞いてみた。彼は目を丸くして、ぽかんと口を開けた。それから口を閉じ、診察台のとなりの椅子にすわっているママを横目でうかがった。「使いかたを見せてあげたら? 先生はお医者さんだから大丈夫よ」

ヴィクターは懐中電灯をにぎって診察台から飛びおりた。明かりをつけると、ママがブラウスをたくしあげてふくらんだお腹を出すのを待った。妊娠第三期のお腹が出てくると、懐中電灯をおへそにそっとあてがう。「だいじょうぶ、こわくないよ」そう言いながら、頭をママのお腹にあて、ぴんと張った皮をやさしくなでた。「こわくないからね」

「この子、心配しているんです。お腹のなかが暗いんじゃないかって」ママはにっこり笑って、息子の頰をなでた。「暗闇で弟がこわがらないように、ときどきこうして光をあてているんですよ」ヴィクターは顔をあげてママの顔を見る。それから少しむきになって、「ほんとだよ、おなかのなかはまっくらなんだ」と僕に言った。

僕はヴィクターを再び診察台に乗せ、お医者さんセットをバッグにしまうのを手伝った。「お腹のなかが真っ暗だって心配する気持ち、先生にもわかるよ」これは嘘ではない。僕には彼の気持ちが痛いほどわかる。

ジョアンおばさんは、僕が「お腹のなかに赤ちゃんがいる」ことを意識した初めての人だった。場所は、親戚が集まっていたウィスコンシン州の湖畔の別荘。男がバーベキューの準備をするあいだ、女は順番で子どもたちを湖につれていって釣りをさせていた。当時、僕は六歳か七歳だったから、身ごもっている女の人のひとりやふたりは見たことがあったと思う。母さんだって僕のあとにふたり子どもを産んだし、おばさんたちも次から次へと妊娠し、いとこがどんどん増えていたのだから。それなのになぜかその昼下がりまで、僕は妊婦がどんな見た目をしているか意識したことがなかった。

ジョアンおばさんは、別荘の前にある猫の額ほどの岸辺に立っていた。ほんの二、三か月前に会ったばかりだったのに、見た目がすっかり変わっている。「どうしておばさんはあんなに太ったの？」日陰に吊ったハンモックで雑誌を読んでいた母さんに聞いた。「さあ、どうしてかしらね。自分で聞いてみたら？」母さんはページに視線を落としたまま、上の空で言った。僕は言われたとおり、岸辺を歩いておばさんのところに行き、単刀直入に聞いた。「ねえ、どうしてそんなに太っちゃったの？」おばさんは分厚い眼鏡の向こうから驚いた目を向けて、それから笑い崩れた。「そうじゃないのよ」そう言うと、僕の頭をくしゃくしゃになでた。「おばさんはね、赤ちゃんができたの」

それでも僕にはピンとこなかった。赤ちゃんが病院から来ることは知っていたけれど、それ以上のことはわかっていなかったから。「妊娠したから太った」と聞いても、「髪を切ったから太ったの」とか「家のペンキを塗り替えたから太ったの」と言われるのと同じだった。赤ちゃん？　太った理由を聞いただけなのに、どうして赤ちゃんが出てくるんだろう？　僕は一応わかったふりをしてうなずき、母さんのところにもどっておばさんに聞いたことを伝えた。

僕の当惑した表情を見たせいか、カトリックの学校で教わる以上のお産の知識が必要だと判断したせいかはわからないが、ともかく母さんはハンモックの上で身体を起こし、雑誌を閉じて、僕を近くに引き寄せた。「あのね、おばさんのお腹には赤ちゃんが入っているの」核兵器にかんする機密情報を伝えるスパイのように、声をひそめて言った。「だから太ったのよ」

えっ？　僕はこのとき、真夏のウィスコンシン特有の湿った風がひと吹きしただけで倒れてもおかしくないほどのショックを受けた。「お腹に赤ちゃんが入ってる？」僕はおばさんが湖の浅瀬に足を浸したり、岸にもどったりするようすを呆然とながめた。「だから太った……」ショックからやや立ち直ったとき、僕は真っ先にこう思った。「お腹のなかは真っ暗なんだろうな」

ところがそうではないらしい。けれど、当時の僕には知る由もなかった。子宮のなかがいつも真っ暗ではないこと。ジョアンおばさんが木綿のサマードレスに身を包み、夏のまぶしい光を浴びて立ったときに光の一部がお腹の皮膚と筋肉を通って子宮に届いていること。それに、僕がおばさんに勇気を出して質問したとき、妊娠第三期のお腹のなかにいた子には――いとこのジミーだったはず――僕の頭の影が小さな日食のように見えたかもしれないこと。「どうしてそんなに太ったの？」と聞いた声がもう少し大きければ、ジミーの耳にも届いたかもしれないこと――。

臨月近くの子宮のなかで胎児が感じていることや、お腹のなかにいる弟は目が見えていて、耳も聞こえて、味もにおいもわかるということをヴィクターに教えようかと思ったがやめておいた。まだ四歳なのだから、「ボクが弟を暗闇から守っている」という自負心があれば充分。二、三日後に弟に会えたとき、その気持ちは一層強くなることだろう。

「弟のお世話をしてるんだね、えらいぞ」僕は、診察が終わってシャツのボタンを留めているヴィクターに言った。「懐中電灯のこと、喜んでるはずだよ」

確かに妊娠後期の胎児は、一日の大半を暗がりですごしている。母親の服、皮膚、脂肪、筋肉、子宮壁などの層に、ほとんどの光をさえぎられるからだ。しかし、胎児の目に映る子宮のなかはいつも真っ暗ではなく、赤くなるときもある。

外の光が胎児の目に届く度合い[*2]は、光の色によって異なる。紫、青、緑といった短波長の光はほとんど子宮に到達できない。しかし条件がそろえば、長波長の赤い光の一〇パーセントは子宮に届く。これだけあれば子宮のなかは充分に赤くなる。半世紀前にウィスコンシンの湖畔でジョアンおばさんがしたように、妊婦が薄着で日の光を浴びれば、子宮のなかは火星の夜明けのようにほんのりと赤く色づくだろう。

胎児の視覚にかんする研究は、五感のなかでもっとも研究されている聴覚に比べると驚くほど少ない。その理由のひとつは、視覚と聴覚では発達する速さがちがうことにある。音は光より子宮のなかに到達しやすい。届く音、つまり聴覚入力が多いため、胎児の聴覚は速く発達する。一方、子宮内には視覚刺激が不足しているから、どうしても新生児の視覚は発達し切ることができない。実際、視覚が成熟するのは五感のなかでいちばん遅い。

生まれたての赤ちゃんの目は、工事中としか呼べない状態である。大きさこそ成人の目の三分の二以上に育っているが、機能はほかの感覚――聴覚、嗅覚、味覚、触覚――にはるかに及ばない。新生児の視力はコウモリ並み。数値で言えば〇・〇五で、いわゆるド近眼の状態だ。偶然、僕の視力もこのぐらいである。僕が眼鏡をかけはじめたのは九歳のときだった（たぶん、もっと早い時期にそうすべきだったのだろう）。そのときの衝撃ときたら！　世の中とはこういうものだったのかと、心から驚いた。医学的には〇・〇五の視力とは、同じ物体を視力一・〇の人と同じ鮮明さで見るために、二〇倍近くに寄らねばならないという意味である。

ここまで読むと新生児に同情したくなるかもしれないが、〇・〇五の視力があれば彼らはなにも困らないので気の毒でもなんでもない。眼鏡をかけていないころいつも目を細めていた僕とはちがい、新生児は一〇〇メートル先、一〇メートル先が見えなくても困らないし、一メートル先ですら見えなくても平気だ。生きるために必要なものは、すべてママの周りにあるのだから。

胎児の視覚実験のほとんどが、ただ刺激と反応を調べたものだった。胎児になにか刺激を与え、跳び上がるかどうか調べる研究である。研究者たちは早くから、まぶしい光をあてると胎児が身体を起こそうとすることに気づいていた。まず心拍数が上がり、つづいて身体がベッドから起きあがるような動きをする。

胎児はまぶしい光に対し、判で押したようにこの反応を示す。あまりにも同じなので、少し前にニューメキシコ大学の産科研究チーム[*3]が、胎児の健康状態をこの反応を使って調べてはどうかと提案したほどである。健康で妊娠の経過も順調な妊婦五三人のお腹にハロゲンライトを直接照射したところ、ひとりを除いた胎児全員の心拍数が上がり、身体が動く反応が見られた。反応しなかった唯一の胎児を調べたところ、母親に胎盤異常が見つかり、緊急帝王切開を受けることになった（母体の組織が光を遮断する能力は非常に高い。この実験では、日光と同じ強さのハロゲンライトを使ったのに、胎児に到達した光は二五ワットの電球程度だったという)。

妊婦たちは胎児が光に反応することを、研究者が発見するずっと前から知っていたにちがいない。日光を浴びたとき、照明がパッとついたときなど非常に明るい光にあたると胎児が動きだすという話はかなりよく聞く。ある女性は、「部屋を暗くして、ワイドスクリーンのテレビで映画を見ると、赤ちゃんがかならず動くんですよ」と教えてくれた。本当にそうなのだろう。ただ赤ちゃんは映画ではなく、光に反応したのかもしれない。画面が放つ明るい光が、寝ていた胎児を起こしたのだろうか。それとも会話や音楽やすさまじい効果音といった「騒音」に反応したのだろうか。

一八八五年に、人間の胎児は「耳が聞こえない」ということになり[*4]、その後七〇年以上もそのままになっていた。この判断を下したのはドイツの科学者エルクレールング・フォン・W・プライヤー。彼は簡単な実験をいくつか行ったすえに、胎児には聴力がないと結論した。当時、欧米の科学者は結核やコレラと闘うのに必死で、胎児の耳が聞こえるかどうかまで心配する余裕はなかったから、この結論がそのまま事実として受け入れられた。それから何十年間も、胎児の聴覚はほとんど研究されないままになっていた。

当時の科学者たちは、胎児の耳が聞こえないというニュースをすんなり受け入れたかもしれないが、女性たちは驚いたことだろう。お産経験者の多くが、ドアがバタンと閉まる音や、床にやかんを落としたときのガチャーンという音など、急に大きな音がするとお腹の赤ちゃんがビクッと動いたり、蹴ったりするのを経験的に知っていたはずだ。これは目新しいことでもなんでもない。聖ルカの福音書にも、聖母マリアがいとこのエリザベトに、家族の大歓声を聞いたイエス様が「喜んでお腹のなかで跳び上がった」[*5]と語るくだりがある。しかし女性の主観的な印象は、一九世紀の科学の鉄の意志――男性の見解――にはかなわなかった。

やがて女性たちの常識と科学的思考が一致するときがやってきた。プライヤーと同じドイツの科学者アドルフ・ピーパー博士は、胎児の耳が聞こえないという説を最初に疑ったひとりである。一九二五年にピーパーは、胎児の聴覚を調べるためのかなり単純な実験を思いついた。まず彼が妊婦と車のあいだに立って、一方の手を女性のお腹の上に乗せる。助手が指示に従って、一メートルほど離れたところで車のクラクションを鳴らす。そうやって胎児の動きを感じるたびに記録した結果、クラクション四回に一回は動いていたという（ピーパーが使った車の種類や型式はわかっていない。しかし実験当時に主流だった車を考えれば、クラクションの音は大きかったにちがいない）。

実験の内容は少しずつ進化していった。ブザーから、ベル、バネ式のネズミ捕り器までが胎児を刺激する音源として用いられるようになる。また胎児の反応を調べるために、聴診器やストップウォッチ、手の感覚などが使われるようになった。一九三〇年代までには、胎児が少なくとも非常に大きな音なら聞こえることを示す、数こそ少ないが良質のデータが蓄積された。だが当時の権威ある科学者や医学者たちは、このデータを相手にしなかった。それだけでなく、ピーパーらの発見を無視したり否定したりした。動きを記録したデータにしても、胎児のものではなく母親が動いたのではないかと難癖をつけた。プライヤーが一八八五年に発表した論文が原文のまま、『米国医学ジャーナル』に再掲載されたのは一九三七年のことである。二〇世紀の半ば、ちょうど僕が胎児になるころまでは「胎児は耳が聞こえない」というのが社会の常識になっていた。

ところが、一九四〇年代後半から五〇年代にかけて、若手の研究者たちがねばり強く、より正確に測定できる音源に使い実験の精度を高めていった。当時、目覚ましく進歩していた電子工学の技術を活用。ラウドスピーカーを音源に使い、子宮から遠く離れた位置からお腹にくっつく位置まで、自由に距離を変えながら胎児の動きを調べた。やがて、ピーパーの発見は正しいと証明された。胎児は大きな音が聞こえると——恐怖に襲われたときのように、突然ビクッと身体を動かし、心拍数が上がる——確かに反応していたという。しかし音源の精度をどれだけ高めても、結果を解釈するのはなかなかむずかしかった。胎児の研究には当時、ひとつ大きな問題があった。母親のお腹のなかにいる研究対象を、じかに観察する手段がないことである。

研究者たちは、子宮の内部をじかにのぞいて胎児が音に反応して動くようすを見る方法を求めていた。一九六〇年代になって、産科超音波診断装置と電子胎児モニター装置が登場。これこそ、彼らが待ち望んでいたものだった。胎児を客観的かつ静かに偵察する方法がようやく手に入ったのである。

洗練された音源と電子モニタリングや超音波診断装置のおかげで、胎児の聴覚研究は驚くほど生産的な「黄金時代」に突入する。[*6] 一九九〇年代半ばにはさまざまな研究により、子宮のなかではプライヤーとピーパーが想像したよりも、はるかに多くの現象が起きていることが判明した。ほんの一〇年のあいだに、胎児には聴覚に関連するさまざまな能力が備わっていることがわかったのである。子宮のなかで聞こえる音は、安物のCDプレイヤーを水中でかけた程度の音質である。そのことを思えば、胎児の聴覚の発達ぶりには目を見張らざるをえない。

ここ一五〇年のあいだ、妊娠第三期の子宮は音が一切聞こえない防音室のようになっているとか、離れて聞かないと耳がおかしくなるほどうるさいとか、かすかなホワイトノイズが満ちあふれママの心音と心やすらぐ声しか聞こえないとか、さまざまなことが言われてきた。実際のところ、そこには母体の内外に氾濫するあらゆる音――子守唄から、車の騒音、ママの胃が動く音まで――があふれている。どの音も、胎児の聴覚発達、ひいては子どものコミュニケーション能力の発達に欠かせないものである。

しかし、外の世界の音が母体の腹壁を通過しても胎児に届くのはごく一部であり、届いた音はもとの音とはずいぶんちがうものになる。まず、少しでも胎児の耳に届くためには、その音が子宮の「ノイズフロア」より大きくなければならない。ノイズフロア――背景雑音をもっともらしく言い換えた言葉――は当然ながら、子宮だけにあるものではない。いまこの瞬間、執筆中の作家（僕）の周りにあるノイズフロアを見てみよう。僕はいま、カフェにパソコンを持ち込んでこの原稿を書いている。近くのテーブルでは、カップルが激しく言い争っている。けんかの理由を知りたくても、会話の内容はわからない。あまりにも雑音が多すぎるからだ。コーヒーを挽いたり焙煎したりする音、天井のスピーカーから流れる怪しいレゲエのリズム、母親たちがおしゃべりに興じるあいだ、ホットチョコレートでハイになった幼稚園児たちがはしゃぐ声――。あのカップルがこれらの雑音を一緒にしたより大きなボリュームで怒鳴り合わないかぎりは、女の人がどうして男の人につかみかからんばかりの勢いなのか、男の人がどうしてあんなにおびえた顔をしているのか、僕には決してわからない。

妊婦の子宮のノイズフロアは、おもに母と子の身体がたてる音からなっている。母親の側からは、呼吸音、会話、心臓の鼓動、胎盤に血が流れる音、身体が動く音、胃腸が鳴る音などが出ている（胎児がいちばんよく聞いている音が、ママのやさしい声ではなく、腸のガスがたてる音であることはまちがいない）。胎児の側からは、心臓の音、身体が動く音、へその緒が脈打つ音などが聞こえる。カフェの例からわかるように、外から胎児の耳に届くには、これらの騒音を一緒にしたより大きな音でなければならない。どのくらいの大きさなら届くのだろうか。子宮のなかはどれほどうるさいのだろうか。

子宮内のノイズフロアの研究[*7]が初めて行われたのは、四〇年前のことだった。勇気ある研究チームが、信じられないほど心の広い女性の許しを得て、出産直後の開いたままの子宮に小型マイクロフォンを挿入し、なかのノイズを調べたのである。この研究やその後行われた研究を見ると、結果にはかなりばらつきがある。子宮内のノイズは三〇から五〇デシベル程度――ささやき声から普通の会話くらいの音の大きさ――で静かだとした研究もあれば、九六デシベルもあって「非常にうるさい」――六〇メートル先に地下鉄が走っている音――という報告もあった。ところで後者の報告について、僕などは疑問に思わずにはいられない。地下鉄がホームに入ってくるときのような騒音のなかで、研究者たちはどうやって話し合い、考えをまとめることができたのだろうか？

のちに、「子宮のなかはうるさい」という結論は誤りであることがわかった。彼らが拾った音は、室内の機械や、人の声や、病院の関係のない雑音であり、出産直前の子宮内のノイズレベルとはちがっていたという。妊娠中のヒツジ――ヒツジの子宮のノイズフロアや胎児の聴覚は驚くほど人間のそれに似ている――を調べた最近の研究で、子宮のノイズレベルが周りの環境と同じぐらいであり、ノイズの周波数、つまり音の高さによってノイズレベルが変わってくることがあきらかになった。

子宮内のノイズには低音が多い。周波数が一〇〇ヘルツ以下の音——中央ハ音より二オクターブほど低い——は容易に子宮に到達できるが、それ以上の周波数の音はこもったり、完全に消えてしまうらしい。これは胎児と外の世界を隔てる腹部と子宮の組織に、音を吸収する性質があるせいだ。周波数が低い音は、皮膚、脂肪、筋肉、体液をほぼそのまま通過する。だが周波数が高い音は、これらの組織にほとんど吸収されてしまう。周波数が高ければ高いほど、子宮に届きにくくなる。よって、母体の組織を通って羊水に到達するころには、音はすでにろ過され、低音が多く、高音が少なくなっている。こうなっても、胎児にとってまったく問題はない。どっちみち生まれてからしばらくは、高い音がうまく聞こえないのだから。

胎児の耳は、おとなの耳とはちがう聞きかたをする（おとなが水中にいる場合は別だが）。まず、子宮のなかでは鼓膜がほとんど使われない。鼓膜は空気が運ぶ音を検知する器官であり、胎児は生まれて初めて空気と出会う。子宮のなかにいるときの鼓膜は、胎児の肺や肝臓と同じく、お飾りのような存在である。ところがお産の何週間か前になると鼓膜は急に成長を開始し、死ぬまで働くための準備に入る。

水中で音がどう聞こえるか思い出してほしい。それが子宮のなかで聞こえる音に、いちばん近いだろう。空気中を伝わる音と比べると水中で聞く音は音源が特定しにくく、音がどこから来ているかなかなかわからない。これは水中の音が、骨伝導で認識されるからだ。骨伝導の仕組みを説明すると、まず音波が水中を通過して頭蓋骨を震わせる。その振動が今度は内耳の聴覚器官の中枢にじかに伝わり、音として感知されるのである。耳鼻科では音叉を額の中心にあてて音の伝わりかたを調べるが、このとき起きているのが骨伝導だ。聴覚が正常であれば、振動が頭蓋骨を伝わって両方の内耳に同時に到達し、どこから聞こえたかわからない音になる。

胎児の聴覚の仕組みをまとめてみよう。母体の組織と羊水を通過した音波が骨伝導によって、鼓膜を完全に飛び越えて内耳に伝わる。内耳に到達した音は周波数が低いものが多く、胎児がいちばん聞き取りやすい音である。妊娠後期の胎児は内耳に届く低周波の音を、低周波の音を聞き取るのが得意な聴覚で拾いながら、子宮の内外に広がる世界について理解を深めていく。高音域の音がほとんど伝わっていないにもかかわらず、胎児は周りの世界のことをかなり理解しているらしい。

科学者たちは胎児に音が聞こえていることをようやく認め、当然の帰結として「胎児は自発的に聞いているのか」という疑問を抱くようになった。もしそうなら、胎児は聞いたことから学ぶことができるのだろうか? 答えは「できる」であることが、すぐにあきらかになった。

一九四八年に、ペンシルヴァニア州ミューレンバーグ大学のD・K・スペルトは、胎児が古典的条件づけによって学習できること、つまり一見ささやかに見える刺激につづいて、もっと大きな刺激がくることを理解できると証明するために実験を行った。[*8]

実験はまるで冷戦時代のSF映画のセットのような装置を使って行われた。スクリーンの向こう側に妊婦が横たわり、腹部には胎児の動きを感知する電極が二組、胸には呼吸を記録する電極がつけてある。お腹の上には、木の枠に入った小さな金属棒が吊ってある。被験者にはこの物体の正体はわからなかったと思うが、一般的なブザーに入っている振動して音を出す部品(振動発生装置)だった。

スクリーンのこちら側にあるのは、ベッドと同じくらいの長さの、地震計のように見える不思議な装置。これは「キモグラフ（動態記録計）」と呼ばれ、動きや振動の変化を波線で記録する機械である。ベッドの頭のところには、カシノキでできた拍子木二本を、マツ材の大きな箱に鉄のバネで取り付けた自作の騒音発生装置があった。ひもをひっぱると勢いよくバネがのび、拍子木が「木箱の表面を強く叩いて」騒音刺激が発生する。

被験者はこの装置を見て不安になったにちがいないが、あれこれ質問することはなかっただろう。インフォームド・コンセントの概念がなかった時代だから、女性たちは電線や、騒音や、振動する金属棒の目的が皆目わからないまま実験に参加したと思う。これが実験の一部だということさえ知らされず、ただ赤ちゃんについて「特別な情報」を集めたいとだけ言われていたはずだ。ただし、指示に素直に従うだけで出産費用と入院代が無料になると言ったら、すぐに一三人の参加希望者が集まったらしい。

実験は次のように行われた。スペルトがまず振動発生装置を妊婦の腹部にあてて、ブーンという振動音をたてる。それから騒音発生装置のカシノキでマツを叩き、「バシッ」という音をたてた場合とたてなかった場合の反応を比較した結果、胎児は振動発生装置がたてるブーンという音には反応しなかったが、大きな音が突然聞こえるとビクッと身体を動かしたことがわかった。

つづいてスペルトは、振動音を聞かせたあとに、かならず騒音を出すやりかたに切り替えた。これを二〇回ほど繰り返したところ、胎児は「振動の次に大きな音がくる」ことを理解したらしい。やがて、実験の最初には反応しなかった振動音が聞こえた段階で動くようになったという。

この研究には、実験が終わる前に産気づく被験者が続出するなど、いくつか問題はあったものの、「振動音と大きな音」のサイクルを五、六〇〇回繰り返し、反応を調べることができた。おかげで、かなり説得力あるデータが集まり、胎児が大きな音がくると予測していることが立証された。

その後の研究によって、胎児は大きな音を予測するだけでなく、「自分の意思で無視できるようになる」こともわかった。地球に住む人ならほとんど誰もが、この馴化《じゅんか》という現象になじみがあるだろう。時計がカチコチ時を刻む音や、長くつまらない講演といった不快な背景雑音を、聴覚からしめだす能力のことである。胎児は知らない音を聞くと、興奮して心拍数が上がる。ところがしばらくしてその音に慣れ、飽きてしまうと、心拍数が上がらなくなる。ここでまた新しい音を聞かせると、心拍数は再び上昇する——物珍しさが消えるまでの話だが。僕たちと同じように、胎児も繰り返し聞いた音を無視できるようになるらしい。

ところが、妊娠後期の胎児が一日じゅう聞いても決して飽きない音がある。ママの声だ。一九七〇年代後半に、女性たちが昔からうすうす感じていたことが研究で証明された。胎児はどんな音よりも、ママの声が好きらしい。妊婦が話しはじめると、お腹の子の動きが鈍くなり、心拍数が下がる。こんな現象がしばしば見られるが、新生児の場合、これはだまってなにかに集中している兆候である。

ママの声を録音して、子宮の外から聞かせただけでも、他人の声を聞いたときより反応がいい。しかし録音の声と生の声では、ほぼ一〇〇パーセントの確率で生の声が勝つ。胎児はなにに魅了されているのだろう？　ママが話す内容だろうか、それとも口調だろうか？

子宮に到達する音の例に漏れず、ろ過されたママの声も低音域の音がいちばん大きい。胎児に聞こえる声のほとんどが母音——長く、低周波の音——であり、母体の組織を通過できないような短い周波数が高い子音はまず聞こえない。スヌーピーのアニメでは、おとなの声が「ワーワー」といったトロンボーンのような音で表現されているが、これが胎児の聞いているママの声にかなり近い。

胎児はママが話す内容ではなく、おしゃべりのリズム、音程、音の上がり下がりに耳を傾けている。母親が二か国語を流暢に操るバイリンガルでも、母国語を話したときのほうが胎児の反応がいいことがわかっているが、それも当然のことだろう。胎児はママがより得意な言葉のリズムに親しみを抱き、興味をそそられ、ママらしさを感じるのではないだろうか。「母国語」というだけのことはある。

音楽についても同じことが言える。胎児は音楽を聴くのが好きだ。多くの研究によって、胎児が音楽に興味があることがわかっている。初めのうちは、音楽のなかでも特にクラシック音楽が好きらしいということになっていた。ところがクラシックおたくの研究者たちがポップス好きの同僚たちに胎児の「耳の確かさ」を吹聴していたころ、胎児がクラシック音楽をとりわけ好むというのは誤りだという研究結果が発表された。胎児はたまたま研究者がかけた音楽に反応しただけで、本能的にモーツァルトのほうを好んだわけではないらしい。本当のところ、胎児はどんな音楽にも反応するようだ。英国で人気の連続ドラマのテーマソングを使った実験でも、胎児は音楽に夢中になっていた。たしかに、クラシック音楽でなくてもいいようである。

音楽の趣味が高尚か低俗かはさておき、胎児は音楽の要素のなかで、リズムがいちばん好きらしい。音楽も言葉と同じく、周波数の高い音はほとんど胎児の耳に届かないからである。ブラームスの子守唄にしても、ビーチボーイズの「グッドバイブレーション」にしても、高音は子宮に到達する前に消えてしまう。妊娠第三期の胎児は、改造車が信号待ちで出す低いエンジン音のような音楽に包まれてすごしている。

胎児の聴覚研究の黄金時代に、聴覚が低音に偏っているにもかかわらず、胎児が聞いているものから数々の優れた能力を獲得していることがわかった。二〇〇〇年までに、胎児がさまざまな声や音の高さを聞き分けていること、ママが本を読み聞かせると耳を傾けること（ママが母国語以外の言葉で読んだときや、他人が読んだときは反応しない）、『ピーターとおおかみ』の音楽物語から近くの空港から聞こえるジェット機のエンジン音まで、幅広い音に反応すること、[*9]曲や本のなかにもその子なりのお気に入りがあり、新しければいいわけではないこと（そしてその好みが生まれてからもつづくこと）があきらかになっている。胎児が子宮の外の世界を学習する能力の高さときたら、薄気味が悪いほどだ。一〇件ばかりの研究に目を通した段階で、妊婦のお腹にモールス信号を送ったら胎児が同じ信号を返してきたという研究結果を見ても僕は決して驚かなかっただろう。

つまり、胎児は妊娠最後の二、三週間に母体の内外の環境から自発的に学習し、話し言葉や音楽のリズムなどの基本を獲得していることになる。胎児が子宮内で学習していることがあきらかになると、多くの研究者や親たちが胎児を教育する（胎教）可能性を模索しはじめた。たとえば音楽の才能を発達させるため、お腹にスピーカーをあててモーツァルトのコンチェルトを聞かせる。数学の才能を育むために、「心音」を聞かせ、そのパターンを簡単なものからだんだん複雑なものに変えていく——。そうした試みがなされるようになる。ところが胎児が学習しているという発見は、やがて未知の、立証されていない領域に入り込んでいった。

インターネットをちょっと検索してみると、「胎教」の教材を販売するサイトがいくつもひっかかる。[10] そのほとんどが、自社製品が子どもの早期発達にどれだけ役立つかを吹聴する内容だ。しかし、「成果」としてあがっているのは、たいていは顧客の喜びの証言だけ。コメントしている顧客にしても、そのほとんどが大金を支払って買った商品に効果がないとは死んでも認めたくない人たちである。こうした胎教のプログラムの効果を示す確かな証拠はない。それどころか、有害でないことを示すデータさえ存在しない。

人間の聴覚は、子宮という守られた環境のなかで進化してきた。二〇〇年前までは人間を取り囲む環境に現在、おとなや子どもの難聴の原因となっている工業音や機械音は存在していなかった。前述したように子宮は完全防音ではなく、内部の騒音レベルは妊婦がいる室内のそれにほぼ比例する。だから、騒音だらけの工場で働いている妊婦は、子どもの聴覚を危険にさらしているかもしれない。胎児の耳を耳栓でふさぐことはできないのだから。

そうすることで子どもがよりよく成長するという証拠もないまま、ただでさえ騒音に満ちた環境に新たな音を加えることは、それがクラシック音楽や、録音したママの心音のような「よい音」であっても、子どもを規制のない大きな実験——選択的帝王切開のような——に放り込むようなものだ。[11]

ジョアンおばさんに頭をなでられ、ハンモックのところで母さんと話したあと、僕は桟橋の下へ泳ぎに行った。当時は知らなかったが——子宮についても学んだばかりだったし——僕はそこで、いとこのジミーが妊娠第三期のお腹のなかで味わっているのとかなり似た感覚にひたっていた。湖の水は温かく、桟橋の下は薄暗く、まるで子宮のなかのよう。子宮の壁こそなかったが、くもったゴーグルに邪魔されて、まわりもよく見えなかった。おまけに巻貝や、ハマグリや、ほんの少しタツノオトシゴに似たヨウジウオを探して湖の底にもぐったとき、頭の上を通過したモーターボートの低いエンジン音が骨伝導で伝わり、僕の頭に——おそらくジミーの頭にも——響いたのである。

ただし、大きくちがう点がいくつかあった。まず、鼻をクリップで留めていた僕には、においが全然わからなかったこと。それと口を開けたら湖の水が入り、微生物と魚と石油などがかすかに混じった味がしたこと。この二点にかんしては、ジミーのほうがいい思いをしていたはずだ。おばさんはそのとき、プレッツェルを食べていた。だから、ジミーもその香ばしい味と香りを楽しんでいたことだろう。妊娠第三期の胎児は、ママの食べたものの味とにおいを感じることができるのだから。

歴史を振り返ってみると、胎児の味覚や嗅覚の研究には聴覚の研究のような派手さが欠けていた。味覚と嗅覚の研究を調べても、ピーパーの車のクラクションや、スペルトの騒音発生装置のような派手なしかけは見当たらない。胎児に音を送る手段なら、いくらでも思いつく。振動棒を使ってもいいし、録音した子守唄を使ってもいいし、バッハのソナタを大音響で流したっていい。ところが、腹壁や子宮の組織は味やにおいを通さない。妊婦のお腹にどれだけピーナツバターやジャムを塗りたくろうと、胎児にはまったく届かない。だから僕の机にある胎児の鼻や舌を調べた論文の山は、聴覚にかんする論文の山よりずっと低いのである。

まず嗅覚から見てみよう。[*12] 胎児がにおいを感知できるという説は、長らく科学者たち、おもに胎児は聞くことができないと決めつけたのと同じ人々のあいだで否定されてきた。彼らが反論の根拠とした事実は三つ。第一に、生まれたての赤ちゃん（ということは胎児も）の鼻道には例外なく粘液や羊水などの分泌物が詰まっていること。粘液でふさがった鼻で、においなど嗅げるわけがないという理屈である。第二に、子宮の外の世界ではにおいが空気を通して伝わっているということ。子宮のなかには空気がなく、ゆえに胎児はにおいを感知できるはずがない。第三に、子宮内には嗅げるようなにおいがないこと。羊水のにおいは、妊娠の最初から最後まで変わらないと考えられていた。胎児ににおいを嗅ぐ能力があったとしても、周りのにおいがいつも同じなら、おとなが自分の口臭や体臭を気にしないようにそのにおいに慣れてなにも感じなくなるのではないか？

これらの疑問の解明には、間接的な方法しか使えなかった。悪臭のある化学物質を羊水に注入して胎児の反応を調べるような直接的な方法は、倫理的に許されないからである。しかし、嗅覚の研究心に燃える学者たちは、動物実験を行ったり、満期出産児と未熟児を詳しく調べることにより、さまざまな事実をつきとめ、胎児の嗅覚研究の「黄金時代」を築きあげる。一九九〇年代の終わりごろには、胎児の嗅覚能力の全容が解明された。

まず超音波を使って詳しく調べたところ、妊娠第三期の胎児の鼻腔は、看護師が吸入カテーテルで吸い出すまで粘液が詰まったままではないことがわかった。実際は大きく開いており、羊水が自由に行き来していたのである。胎児がなにかを飲み込んだり、しゃっくりしたり、呼吸したりするたびに羊水が少し循環する。そうやって鼻腔中の液体はつねに入れ替わっていたという。

また、鼻の化学感覚系――においを感知する神経――は、妊娠第三期がはじまるころには充分に機能できるほど発達していることもわかった。ヒトの嗅覚は相互連結した四つの下位システムで構成されているが、においの感知に重要なのはそのうちふたつだけである。

そのひとつが三叉神経。これは鼻の早期警戒システムのような働きをする。風邪をひいたり、アレルゲンを吸い込んだり、気付け薬を嗅いだりすると、鼻がむずむずしたり、熱くなったり、チクチクしたり、かゆくなったりするが、これらは三叉神経の仕業である。もうひとつは嗅神経。高級な香水から傷んだ牛乳まで、あらゆるにおいを嗅ぎわける大仕事を担っている。ほかに鋤骨器官《じょこつきかん》と終神経があるが、これらが果たす役割はおそらく小さいものであり、まだ詳しくは解明されていない。

これらの四つのシステムがともに働き、外の世界に出た人間がにおいを感知し、記憶し、思い出せるようにする。未熟児でもこれらのシステムがきちんと働いているということから、妊娠後期の胎児の嗅神経もしっかり機能していると考えられる。第三期に鼻の機能がおとなと同じくらい発達しているなら、胎児はそのよい鼻でいったいどんなにおいを嗅いでいるのだろう？

出産に立ち会ったことがある人ならば、羊水のにおいが人によってちがうことを知っているだろう。羊水には、最後に食べた食事のにおいが移るらしい。出産の何時間か前にイタリア料理を食べた妊婦が破水すると、羊水からニンニクのにおいがたちのぼる。妊娠中にアスパラガスにとりつかれ、出産の直前まで食べていた産婦が赤ちゃんを産んだとき、アスパラガスの強いにおいがしたことを覚えている。

そうしたにおいの出所がまちがいなく羊水であり、ほかのもの――母親の息や腸内のガス、分娩室の隅にあるお弁当箱など――ではないことが、妊娠第三期の女性たちを対象とした研究で証明されている。その研究では、産気づく前の妊婦たちに、医学的に必要な羊水穿刺を受ける前にニンニクの粉末のカプセルを飲んでもらった。それから一時間後に子宮から羊水を抜いて調べると、強いニンニクのにおいがしたという。[*13]

においがきつい食べ物なら、羊水を嗅いだだけですぐにそれとわかる。しかし、そんな食べ物は、子宮内の食品ピラミッドのほんの一部にすぎない。においが弱い食べ物は、強いにおいにかき消されるが、それでも羊水には、いろいろな食べ物のにおいが混じっており、胎児はそのなかにずっとつかっている。第三期には食べたものの分子が胎盤を通りやすくなるから、羊水のにおいは特にきつくなる。

胎児はママの食べたもののにおいを嗅いでいるだけでなく、生まれたあとも覚えていて、好んで食べるようになることが多い。ある研究では、アニス（セリ科の香草）をしょっちゅう食べていた妊婦の赤ちゃんが、その甘草《かんぞう》に似た独特の香りがするたびに、においがした方向を何度も振り返っていたことがわかった。別の研究では、妊娠第三期の女性たちに毎日ニンジンジュースを飲んでもらった。何か月かのちに離乳食を開始すると、彼女たちの赤ちゃんはニンジンを好んで食べたという。[*14]

僕の経験から言えば、羊水のにおいの記憶は長期、場合によっては何十年にもわたってつづくことがある。第6章に書いたように、母は僕を妊娠中、寝ても覚めてもグレープナッツ・シリアルを食べていた。コンビニも二四時間営業のスーパーもない時代だったから、父は台所にいつも二、三箱は買い置きし、夜中に切らすことがないようにしていたという。当然のように僕は、アニスやニンジン好きになった赤ちゃんと同じように、幼いころからグレープナッツ・シリアルなしではいられないほど夢中になった。僕とグレープナッツとの蜜月は、寄る年波で歯が悪くなり、ナッツを食べられなくなった二年前までつづいたのである。

羊水のにおいは、文化に根ざした食べ物の好みの発達にも重要な役割を果たしているのではないだろうか。たとえば子宮でいつも強いカレーのにおいにさらされていた胎児は、のちにカレー料理が好きになる可能性が高い。また、羊水のなかでカレーの香りを嗅いだことがない子ども――たとえばグレープナッツのにおいにつかっていた胎児――は、かなり大きくなってからでないとインド料理を好きになれないかもしれない。

胎児は子宮のなかでにおいを嗅ぐだけでなく、その食べ物を味わってもいる。[*15] しかし、文化に特有の食べ物の好みを刷り込むうえで、味はにおいほど重要でないらしい。妊娠後期の胎児と新生児の舌は甘み、苦み、酸味を感じることができる（塩味がわかるのは、生後何週間かたってから）。だが、このスキルは嗅覚よりもずっと限定的で、柔軟性に欠け、感情に左右されにくいようだ。

鼻が詰まっているときは、大好きな食べ物も味気なく感じる。焼きたてのチョコレートチップクッキーのにおいを嗅ぐとキッチンに吸い寄せられ、現物を見なくても口のなかにつばがわく。このことを思えば、味覚より嗅覚が先行するという話は納得しやすい。嗅覚と味覚はともに働く。味覚は甘みなどを感知するといった基本的な作業を担い、食べ物と感情を結びつけるのは嗅覚の仕事である。

胎児はこのように、ママが食べたものを羊水を通して残らず味わいながら、グルメ修業をしているわけだが、このことになにか目的はあるのだろうか？　子宮内で音を聞いたり、学習することも意味はあるのだろうか？　プライヤーが言ったこと――子宮壁に囲まれた胎児は、外から入ってくる感覚刺激に気づかない――が正しかったら、なにか不都合なことがあるのだろうか？

自然がやることにはすべて意味がある。このことを忘れないでほしい。これらの質問に対する答えは、母体を出てからの数分間に見つかる。この数分間で、胎児はこの世にはなにもしないで手に入る食べ物はないことを知り、現実の厳しさを学ぶのだ。

「あなたが子宮から出たばかりの新生児だとします。誕生後の一時間で、どんな気持ちを味わうと思いますか」そう聞くと、ほとんどの人が「わあ、すごい色！」「まぶしい！」「なにこれ、うるさい！」「人間がいる！」といった「驚愕系」の言葉を口にする。羊水でびしょぬれになり、裸のままで泣きながら、行楽シーズンのディズニーランドに放り出されたようなイメージだろうか。

「驚愕系」のコメントは、おとなの目で見れば誕生の瞬間をうまく表現しているように思える。しかし赤ちゃんの目から見れば、まったく的外れだ。自分にとって唯一の家だった子宮から強制的に追い出されることが、新生児のシステムにとってかなりの衝撃であることはまちがいない。しかし、自分も昔経験したことがあるくせに、おとなにはこの衝撃の大きさが正確に理解できない。新生児が飛び込んだ世界は、それまでいた世界を単に大きく派手にしただけのものではない。赤ちゃんが生まれた先は、それまで存在さえ知らなかった場所。想像を絶する光景、音、味、においに満ちた世界である。裸で放り出された先はディズニーランドというより、ちがう惑星に近いのではないか。

赤ちゃんが子宮のなかで聞いていた声や、どこからともなく聞こえていたくぐもった音が、突然見たこともない広い空間を動き回る、巨大でぼやけた物体から響いてくる。気がつくと、自分の身体がその奇妙なうるさい物体の手から手へと渡り、空間をすごい速さで移動している。見たこともないものが視界に現れては消え、知らない音が耳をつんざく。新しい世界はどこを見ても、まぶしく、目もくらむような光や色があふれている――。

　ああ、このにおい！　子宮で嗅いでいた羊水やママの食べたものが醸しだす心安らぐ香りとはまったくちがう。胎児にとっては奇妙で、やや不快でさえあるにおい。大きくなれば、それがママの汗や、パパのコロンや、お医者さんがはめているゴム手袋のゴムのにおいだとわかるだろう。しかしいまは、その全部が混じり合い、胎児の感覚に僕たちが想像さえできないほど大きな衝撃を与えている。

　これだけのショックを受ければ、泣きたくもなるだろう。だから赤ちゃんは、生まれてすぐに泣き出す。けれど、あまり長くはつづかない。肺に入った液体をすっかり吐きだし、その元気なようすを見た人々が安心するころに泣きやむ。次の瞬間には、不気味なほど静かになって神経を集中させ、生まれる前に味わった感覚刺激を手がかりにママの声、顔、乳房、一生の絆を探しはじめる。

　新生児が生まれた日に見られるすばらしい瞬間のひとつに、人間の都合でなかなか見られなくなったものがある。現代人は赤ちゃんが生まれると体重や身長を測ったり、家族で順番に抱っこしたり、まばたきや驚いた反応を逐一撮影したりするのに大忙しで、ほかの哺乳類や類人猿だったヒトの先祖とのつながりを実感させてくれる奇跡的な瞬間を見ないまま終わってしまう。生まれたばかりの赤ちゃんを、ママのお腹の上に乗せてしばらく放っておけばすごいことが起きるのに。[*16]

　赤ちゃんは初めお腹の上で目を見開き、ママの顔、特に目と唇をまじまじと見つめ、声にじっと耳を傾ける。二、三分ほどしたら、今度は唇をなめたり、よだれをたらしたり、口のほうを忙しく動かしはじめる。それから渾身の力をふりしぼり、ママのおっぱいに向かってゆっくりと這い出す。

そのようすは、ロッククライマーが絶壁を登るところを横から見てスローモーションにした感じだろうか。赤ちゃんはママのお腹の皮膚の上で足がかりを探しながら、ゴールに向かってじりじり進む。ときどき腕立てふせのような動きをして、ななめになった身体をまっすぐにもどす。たびたび指をしゃぶったり、においを嗅いだりして休憩し、次の匍匐《ほふく》前進のためのエネルギーを蓄える。生まれるためにエネルギーを使い果たした赤ちゃんにとって、これは大変な作業だ。それでもひと息入れたあとは、またロッククライミングにもどっていく。

三〇分以上かかることもあるが、赤ちゃんはかならずママ山の頂を征服する。たどり着いたらまず、両手でママのおっぱいをつかんで頭を前後に揺すりながら乳首をなめたり、においを嗅いだりする。それからようやく乳首をつかみ、ママの顔をじっと見つめながらちゅうちゅう吸いはじめる。これで任務完了。三〇分もしないうちに、自分で食べ物のありかを発見し、手に入れる方法を考え、もっとほしいときに頼れる人を見つけることもできた。この旅の道中で、赤ちゃんは五感をすべて使っている。子宮のなかで学んだ感覚を頼りに、視覚、聴覚、嗅覚、触覚、味覚をフル稼動させてママのおっぱいに到達したのである。

新生児の視覚は、この探索にじつに都合よくできている。前に説明したように、生まれたばかりの赤ちゃんは近眼だから一五センチから二〇センチほど離れたものがいちばんよく見える。母乳を飲んでいる赤ちゃんの目とママの顔との距離がだいたいこのぐらいだから、これはうなずける話だ。新生児の目で見れば、それより遠くにあるものは見る価値がないものばかりである。

赤ちゃんはこの世に生まれ落ちた瞬間に、ママだけを目で追いはじめる。自分に必要なものがなにか知っているのである。[*17] 赤ちゃんは曲線や丸いもの、白と黒の組み合わせや、動くものを見るのが好きだ。それはまさに顔のことではないか――。そう思った人は正しい。赤ちゃんは、くるくる回る目やよく動く口がついた顔が大好きで、生まれつき人間の顔の要素を見分ける能力を持っているらしい。このことは、簡単な実験で実証されている。この実験では、新生児に普通の顔のイラストと、鼻をいちばん上に、耳をふたつとも同じ側につけるなど、パーツの配置を狂わせて描いた顔を見せた。するとどの子もちゃんとした顔ばかり見て、シュールレアリスム風のイラストには目もくれなかったという。

新生児の脳には生まれたときから、人間の顔を見分ける回路が備わっているのだろうか？　それとも単に顔に似た特徴を持つものを追いかけるだけなのだろうか？　これについては、発達心理学者のあいだでも意見が分かれている。白い、電球のような形をした物体に小さな黒い四角形をいろいろなパターンで貼って見せたところ、新生児たちは実際の顔よりも、黒い四角形を目の位置にふたつ、鼻と口の位置にひとつ貼った「顔のパターン」のほうにご執心だったという。しかし、赤ちゃんが見ているのは顔なのか、パターンなのか議論しても、意味がないように思う。黒い四角形を使った実験で、新生児が好んだパターンは、おとなである僕が見ても人間の顔に似ている。なによりも、新生児が黒い四角形を貼った電球に出会う確率がどれほどあるというのだろう。自然は正当な理由があって、新生児を人間の顔に強くひかれるようにつくったのである。

このような顔を認識する能力がどこから来たのかはわかっていないが、満期出産の赤ちゃんにも、予定日より二、三週早く生まれた赤ちゃんにも備わっているという。ということは、妊娠後期の胎児も顔の要素を認識できる可能性がある。残念ながら、崩した顔のスライドを子宮のなかで上映する方法はまだ開発されていないが。

僕が出産準備クラスで、胎児がすでに人間の顔の基本を知っていると話すたびに生徒たちは驚く。新生児はただ顔を認識できるだけでなく、記憶することもできる。赤ちゃんは生まれて四時間後にはすでに、ママの顔とほかの女の人の顔を区別できるようになる。そして、すぐに大好きなママの顔の変化に敏感に反応するようになる。ちょっと意地の悪い研究で、母親にマスクをしてもらい、生後二、三日の赤ちゃんの反応を調査した。すると、赤ちゃんたちはみんな、ママの顔に起きた変化にあきらかに動揺したらしい。マスクをつけて授乳しているあいだ、赤ちゃんは幾度となくマスクを見ては、見慣れた顔を探しているようなそぶりを見せた。マスクをつけて授乳したときは母乳の飲みも悪かったし、あとで寝かせようとしても寝つきが悪かったという。さいわい、見慣れたママの顔にもどったら、いつものように機嫌よくおっぱいを飲むようになった。

新生児がママのおっぱいに初めて到達するときは、聴覚も重要な役割を果たす。子宮のなかでいつでも、どこからともなく聞こえていた声が、いまはママの口から出て、赤ちゃんに届いている。聞きなれたママの声。この世に満ちている奇妙な音のなかから、その安心できる声をたどっていけばママのおっぱいにたどり着くことができるのだ。

ママの顔と声は赤ちゃんが動きだすきっかけかもしれないが、ママのおっぱいを探すうえでもっとも重要な役割を果たすのは、じつは嗅覚である。[18]　嗅覚がなければ、おっぱいのわきをするりと抜けて、ママのあごにぶつかるまでそのまま直進してしまうかもしれない。これは単なる推測ではない。ある実験で、出産後すぐにママの乳首のうちひとつを洗ったところ、赤ちゃんは洗っていないほうの乳首に向かって進んでいったという。

　新生児をママのおっぱいに引き寄せる役目をするのは、なんと羊水のにおいである。出産に立ち会ったことがある人なら、羊水には決して快いとはいえない独特のにおいがあることを知っているだろう。そのにおいを研究者たちはさまざまな言葉で形容しているが、劣悪なワインに使われる表現が用いられることが多い。たとえば、「すえたにおい」「アンモニア臭がする」「かびくさい」「香辛料のにおいがする」「脂くさい」「乳くさい」など。「ヤギくさい」とか「糞便のにおいがする」という表現さえあった。成人、少なくとも研究を行った人の多くは、羊水のにおいを「不快」だと感じていたことがわかる。

　すえたにおいかもしれないが、新生児たちは、子宮のなかのなつかしい家を思い起こさせる羊水のにおいが大好きだ。ママのおっぱいに向かう途中でよく動きをやめ、手のにおいを嗅いだり、なめたりするが、このとき赤ちゃんは子宮にいたときのことをなつかしんでいる。慣れ親しんだ羊水のにおいと味に触れて、心を落ち着けているのである。この大好きなにおいがするものが、すぐ近くにある！　そう気づいた赤ちゃんは、においの出所を探しつづけ、やがてママのおっぱいにたどり着く。じつはこの旅のあいだ、ママの乳首は羊水そっくりのにおいの化学物質を分泌するのだ。これは本当に驚くべきことだと思う。

人類の歴史を振り返ると、母親のお腹からおっぱいまで這っていく能力が、見守る親たちを感動させるだけでなく、もっと重要な役割を果たしていた時代があった。当時はおっぱいまですばやく登る能力が、胎児の生死を決めていた。多くの哺乳類のあいだでは現在もそうである。

子どもを一度にたくさん産む哺乳類の動物を見てみよう。たとえば犬とかブタ、なんならネズミでもいい。こうした動物の子たちは、生まれてすぐに、お腹がすくと必死で母親の乳首を奪い合う。もっとも動きが機敏で強い子が栄養をいちばん多くとることができる。動きが鈍く、弱い「できそこない」の子は、栄養がとれなくて死ぬことが多い。こうした動物たちも、子宮のなかで嗅いだなつかしいにおいを手がかりに母親の乳首を目指す。

一度に一匹しか子を産まず、兄弟間の争いがない動物でも、においが母子の絆を結ぶ働きをする。つい最近、僕は自宅から一時間ほど離れたポイントレイズ国定海浜公園で、一分前に生まれたばかりのゾウアザラシの子とその母親を偶然目にすることができた。双眼鏡で観察すると、子どもと母親が互いの顔を嗅ぎ合っていた。そうやって相手のにおいを覚え、それを親子の絆として一か月ほど海岸で一緒に暮らすのである。三〇分ほど鼻をくっつけ合うと、母アザラシがごろりと横になり、お腹の下側についている乳首を見せた。ヒトの新生児は母親のお腹から乳房へと登っていくが、ゾウアザラシはその逆で、まず母親の首のにおいをかぎ、それから胸を、つづいてお腹を通ってその下についている乳首へとじりじりおりていった。

このように、視覚（ママの笑顔）、聴覚（聞きなれたやさしいママの声）、嗅覚（羊水のにおいがするおっぱい）が一体となって、ヒトの赤ちゃんをママのおっぱいへと引き寄せる。新生児はすぐにママの顔を見つめ、声を聞き、おっぱいを見て、食べ物、ぬくもり、安らぎを連想するようになる。ここから母と子の生涯つづく絆がはじまっていく。いや、はじまるというのは正しくない。これまで九か月かけて育ってきた絆が、これからもつづくのだ。

五つめの感覚、触覚のことを忘れたわけではない。ただ、触覚の役割があきらかになるのは出産後、もっとめだつ感覚がそれぞれの仕事を終え、赤ちゃんがママの胸に落ち着いてからのことだから、これまで論じなかっただけである。

このことに気づいている人は少ないが、じつは皮膚は人間の身体のなかでいちばん大きな感覚器官なのだ。新生児のころから、皮膚で熱さ、冷たさ、圧力、湿度、痛みなどを感知する能力は非常によく発達している。これらの能力がすでに備わっているのは、危険を避けるためとか、自分を守るためとか言われている。たしかに皮膚感覚のほとんどが、なにか普通とちがうことを察知するためにつくられている。寒すぎる、暑すぎる、おむつがぬれて気持ちが悪い、お兄ちゃんに「愛をこめて」耳たぶをひっぱられた――。このような不快な目にあうと、赤ちゃんは大きくはっきりした泣き声で「助けて！」と訴える。

しかし皮膚――特に唇と手の皮――には快い触覚刺激を感知する神経終末も集まっている。赤ちゃんはみんな、手やママのおっぱいやおしゃぶりなどをなめて心を落ち着かせる。それに、どの子も抱き上げてもらうのが大好きだ。赤ちゃんの強い要求に応えて親が抱っこしてやるのは、泣きやませるためだけではない。人との触れ合いは、赤ちゃんの心身の健康に欠かせないものである。

人との触れ合いが身体によい影響をもたらすことは、新生児特定集中治療室（ＮＩＣＵ）に入院中の未熟児を調べた研究で立証されている。[*19] しばらくの期間、一日三回ベビー・マッサージを受けた赤ちゃんは、受けなかった赤ちゃんに比べて体重の増えかたも順調で、いろいろなものに興味を示し、世話をする人にもよく反応した。退院の時期も、マッサージを受けなかった子たちより、一週間ほど早かったという。

実際に人との触れ合いが不足すると、悲惨な結果を招きかねない。成長に必要な食べ物だけを与えられ、世話をしてくれる人とほとんど接触がなかった赤ちゃんは、発育障害――体重が増えず、身体的・情緒的発達に深刻な遅れが生じる症状――になることが多い。昔の孤児院や養護施設では、赤ちゃんに手を触れたり、抱いたりしないで世話をするのが普通だったから、多くの子どもが発育障害になった。悲しいかな、この問題はまだ解決していない。いまでも育児放棄や虐待の犠牲になった赤ちゃんのあいだで、発育障害の問題が見られる。

ほとんどの親は誰に言われなくても赤ちゃんに触りたい、抱っこしたいと思うものだから、触れ合いがもたらす効用は特に意識されない。しかし触覚は、視覚、聴覚、味覚、嗅覚ほどめだたないものの（たとえば赤ちゃんがこっちをじっと見ていれば、視覚が働いているとすぐわかる）、じつはこれらの感覚をまとめる接着剤の役割を果たしている。親が本能的に赤ちゃんに触れたい、抱っこしたいと思わなければ、目で見て、耳で聞き、鼻で嗅ぎ、舌で味わったものはすべて無駄に終わるだろう。

ヒトの祖先のあいだでは、見た目、におい、声、感触で自分の母親をすばやく認識できる能力がしばしば命綱になった。猿人への道を歩きはじめたころ、メスはまだひとりで出産しており、守ってくれる付き添いはいなかった。生まれたての赤ん坊とその母親は、食べ物を探す相手にとって格好の獲物である。襲われたメスの体内では、「闘うか逃げるか」反応を起こすホルモンが大量に放出され、四本の足を全速力で動かして木の上や藪のなかに逃げ込んだ。母親が敵と必死で闘っているとき、赤ん坊は誰の毛皮にしがみつけばいいのか、どちらの身体が危険でどちらが安全なのか、とっさに判断しなければならなかった。つまり、子宮にいたころに感覚を通して学んだこと――母親を瞬時に見分ける能力――が、子どもの生死を分けたのである。

ご存知のように人間は、子どもを同時にたくさん産むことはない（以前こう言って、三つ子のママに強く反論されたが）。それに近代的な病院出産では、ライオン、トラ、クマに襲われる確率はかぎりなくゼロに近い。生まれてすぐにママのおっぱいを探す本能的な習性は、昔ほど赤ちゃんの生存に不可欠ではなくなった。医師、助産師、看護師、授乳の指導員たちが周りに控えているし、万が一母親が亡くなっても、養子をもらって育てたい人はいくらでもいる。

僕もいとこのジミーも、わんぱく坊やのヴィクターとその弟も、この世に生きているすべての人間が子宮のなかで、五感を使ってなにかしら学習している。二〇世紀半ばの「科学的出産」全盛の時代、赤ちゃんは生まれてすぐに麻酔で意識のない母親から離され、二時間ほど別々にすごし、母乳を飲む機会さえ与えられなかった。僕と同じ世代の赤ちゃんのほとんどが、五感を使って子宮と新しい世界のつながりを発見するプロセスを完了できていない。それでも僕たちはちゃんと成長し、親になって子どもを愛して育てている。この事実は、新生児の適応能力の高さを証明している。

さいわいなことに、こうしたやりかたが見直されるようになり、いまでは大部分の病院で、問題のないお産にはできるだけ介入を控えるようになっている。それに母子の絆の重要性が認識されるようになり、出産直後の大切な時期には身体を測定したりせず、赤ちゃんをママのお腹に乗せて絆を形成する時間を設けるようになった。僕が呼ばれるお産では、赤ちゃんが生まれたらすぐに母親から離して治療にあたらねばならないことが多い。そんな大変なケースでも、僕たちはママと赤ちゃんができるだけ早く一緒にすごせるよう全力を尽くしている。

子宮のなかは、いろいろな音、におい、味があふれており、それよりはやや少ないが、視覚刺激にも事欠かない。胎児は子宮のなかで多くのことを学習し、生まれた瞬間から自分がやるべきことを知っている。新生児がママのおっぱい探しにかける意志は非常に強いのが普通で、これがないのは心配な兆候である。

赤ちゃんがママのおっぱいを探そうとしない。子宮からおっぱいまでの感覚のつながりがどこかで切れているようだ——。そんなときは小児科医か新生児専門医が介入し、問題の原因をつきとめて解決する。母子の結びつきは子宮ではじまり、出産で大きく変化したのち、生涯にわたってつづいていく。この地球上でもっとも自然な関係がうまく始動するために、ちょっとした働きかけが必要なこともあるのだ。

9 「育てる価値のある赤ん坊」——新生児蘇生の科学

僕は生まれてすぐに産声をあげた。マーシー病院でもらった「新生児カルテ」の「産声」の欄の、「普通に泣いた」に印がついているからまちがいない。記入者はグローヴァーさんという看護師。記入日は一九五三年三月一八日。日付はカルテの上のほうに、いまでは誰も書かなくなった美しい筆記体でしたためてある。

グローヴァーさんは僕の出産に立ち会った看護師である。リチャード・ストーク先生が、トワイライト・スリープに似た麻酔薬で母を眠らせ、僕の頭を鉗子ではさんで世の中にひっぱり出すのをとなりで見ていた。彼女は僕の産声の状態を正確に記録し、体重と身長を測り（体重は三六〇〇グラム、身長は五三センチだった）、腿のあたりにビタミンKを注射した。つづいて目に硝酸銀の目薬をさし、腸をきれいにするためのヒマシ油を口のなかに五滴落としてから、ベビーベッドに寝かせたらしい。

これ以外にしたことがあったかもしれないが、重要でないと判断し、記録しなかったのだろう。「出生時の健康状態」は、目は「異常なし」、皮膚も「異常なし」、へその緒は「切断済み」で片づけられている。「頭」「心臓」「四肢」の欄は空白のままだ。三つとも、ちゃんと持って生まれてきたはずなのに。グローヴァーさんはものすごく忙しかったにちがいない。ベビーブーム最盛期の産科病棟で看護師を務め、夜勤もこなしていたのだから。

ストーク先生も僕に興味を失っていたようだ。「先生のコメント」欄が未記入なだけでなく、カルテに署名さえしていない。これだけ産声が元気な子は健康に決まっているから、書く必要はないと思ったのかもしれない。先生も、絶え間なくつづくお産に忙殺されていたのだろう。

二一世紀の小児科医の目で見ると、僕のカルテにはもうひとつ足りないものがある。アプガー・スコアだ。僕が胎児から新生児への移行にどれだけ成功したかを示す記録は、グローヴァーさんがチェックした項目だけ。ストーク先生やグローヴァーさんは、僕に産声をあげさせるためになにをしたのか、それとも特になにもしなくてよかったのか、その情報がどこにもない。一九五三年に生まれた男の子のカルテに書いてあるのは、産声をあげたのか、あげなかったのかだけである。

それから五〇年ほどすぎた現在、ほとんどの親がアプガー・スコアという言葉に聞き覚えがあるだろう。しかし、その意味を正確に理解している人は少ないのではないか。「アプガー・スコア」とは、赤ちゃんが人生の最初の五分間に、子宮から世の中への移行をどのくらいうまくこなしたかを評価する数値であり、それ以上でもそれ以下でもない。「心拍数」「呼吸努力」「血色」「筋緊張」「刺激への反射応答」（赤ちゃんの鼻の穴をくすぐって、その反応を観察する）の五項目について、「悪い」（〇点）、「まあまあ」（一点）、「よい」（二点）のいずれかで評価する。アプガー・スコアが最低値の赤ちゃんは、身体がぐにゃりとして力が入らず、血色がひどく悪く、鼓動も呼吸もほとんどなく、非常に危険な状態にある。最高値を叩き出した赤ちゃんは、血色が非常によく、身体を元気いっぱい動かし、心臓も肺も健康そのもの。世の中に出ていく準備は万端である。

現在、すべての新生児の誕生してから一分後と五分後の状態を、アプガー・スコアで評価することになっている。[*1]状態が非常に悪い子については、このあとも五分間ごとに評価を行う。スコアが七点以上なら、移行は順調。「一〇点満点」がつく子はめずらしい。点数を落としやすいのは、「血色」の項目である。ここで満点をマークするには、指先からつま先まで全身くまなくピンク色でなければならない。しかし新生児の血液循環はまだ未発達なので、普通は手足が数時間青いままだ。だから、もっともスコアの高い赤ちゃんでも、九点以上とるのはむずかしい。

満点がとれなくても心配はない。得点があまりに低いと重い合併症の可能性があるが、そうでなければ、アプガー・スコアはさほど重要ではない。ましてや、子どもの将来を予測するものであるわけがない。生後五分のアプガー・スコアが七点以下の子でも、のちに天才と呼ばれるようになるかもしれないし、一〇点満点をマークした子が数学の苦手なおとなになるかもしれない。

それがわからない親もいる。特にわが子を誰よりも優秀に育てたい野心家には受け入れがたいことらしい。どこから見ても健康な新生児の生後五分のアプガー・スコアに九点をつけたことがある。そのあと誰かが僕の肩を叩いた。振り向くと、そこには日焼けした、体格のよい男が立っていた。黒のサングラスをかけ、会社のロゴの入ったゴルフシャツを着ている。赤ちゃんの父親だった。「うちの子が九点のはずはない」男は煙草でかすれた低い声で言う。「満点でしょう」子どもが生まれたうれしさで、軽口を叩いているのだろう。そう思ったから、笑って話を合わせ、「もちろんですとも」と愛想よくうなずいた。「どの赤ちゃんだって満点ですよ」しかし男は本気だった。「点数を直してください」胸の前で腕を組み、僕にそう迫った。

こんな経験は初めてだった。それまで小児科医として二〇年間働いてきたが、アプガー・スコアのような形式的な手順に親から苦情が出たことは一度もない。それは赤ちゃんの出生体重にいちゃもんをつけるようなものだ。僕は点数を直すつもりはないと告げ、その理由も説明した。その時点でも、彼の息子の手足はまだ青白かったのである。男はぶっきらぼうに手を振って僕の話をさえぎると「じゃあ、こちらでなんとかしますよ」と言い放ち、そっぽを向いた。

それから男は――のちに僕は彼のことを「アプガー男」と呼ぶようになった――二日にわたり、息子の得点を一〇点に変えさせるため、さまざまな作戦を展開した。僕がいなくなってから、アプガー男はまず産科医をつかまえ、点数を上げろとしつこく迫った。ところが、へその緒を切ったあとの赤ちゃんは小児科の管轄だからと、相手にしてもらえなかった。すると今度は看護師をふたりつかまえ、点数を上げろと訴えたが、やはり取り合ってもらえなかった。これで苦情を言える相手は僕だけにしぼられた。

その日の午後、アプガー男は僕に狙いをつけた。産褥病棟のずっと向こうから、大勢の患者さんやスタッフをかき分けて、こちらに直進してくるのが見えた。僕の前まで来てサングラスをさっとはずすと、青い目で冷たくにらんだ。「ちょっとこれを見てほしい。そうすればわかるから」アプガー男はそう言うと、僕に小さな紙袋を押しつけた。なかをのぞくと、アプガー・スコアの表が見えた。「手足がピンク色」と書かれた部分が丸で囲んである。それと「息子の誕生」というタイトルのビデオテープが入っていた。アプガー男は僕の肩を強く叩き、「とにかく明日、話し合おうじゃないか」と言うと、妻の病室に足早にもどっていった。

僕はビデオを見なかった。次の朝、退院前の健診のときにアプガー男に紙袋を返した。「お気の毒ですが、息子さんの手足が青白かったので九点です」そう告げた瞬間、彼の顔は紅潮し、額の真ん中に太い青筋が立った。彼がなにか言おうとしたとき、夫を扱いなれているらしい妻がたしなめた。「あなた、落ち着きなさいよ。先生はあの子を傷つけたわけじゃないんだから」あとはすべて順調に進んだ。アプガー男が怒りをくすぶらせたまま部屋の隅の椅子にすわっているあいだ、僕は赤ちゃんを診察し、奥さんの質問に答えた。

その日の午後、エレベータのなかでアプガー男に再会した。彼は妻と息子をつれて家に帰るところだった。男は妻が乗った車椅子のうしろから僕をにらみつけ、指を一〇本立てて叫んだ。「手足はピンク色だった。まちがいない!」

エレベータのドアが閉まってから、僕は彼のことが少し哀れになった。あんなに一〇点がほしいなら、やればよかったかもしれない。結局のところ、どんな親でもアプガー男的な部分を持っている。僕だって例外ではない。白状しよう。僕は生まれたばかりのクレアの手足を、生後五分めのアプガー検査までになんとかピンク色にしようとした。あたかもそのことに重要な意味があるかのように。ピンク色になれば、新生児にふりかかるさまざまな問題から守ってやれるかのように。自分の赤ちゃんのことになると、ほとんどの親が冷静さを失うものだ。

点数ばかりが注目されがちなアプガー・スコアだが、その名称が発明した女性の名前から来ていることはあまり知られていない。ヴァージニア・アプガー博士は、一九〇九年に、ニュージャージー州ウェストフィールドで生まれた。[*2] 幼いうちから、すでに医者になると決めていたという。兄がまだ小さいころに結核で亡くなっていることが影響したのかもしれない。まずはマウント・ホリヨーク大学に進学して動物学を専攻。大学時代は、学費の足しに生理学の講座で使う野良猫を捕まえるバイトをするかたわら、才能あるヴァイオリンとチェロの奏者としても活躍した。大学を卒業した四年後に、コロンビア大学内科外科学校を優等で卒業。その年に卒業した女子は、彼女を入れてわずか四人しかいなかった。

アプガーはコロンビア大学病院の外科で三年間インターンを務め、誰もが感心するような働きをしたらしい。ところが病院の事務長に、外科医にならないほうがよいと助言される。医学校を出てから、男ばかりの外科の世界に飛び込んだけれど、自活できるほどの収入さえ得られない女医が大勢いたからである。事務長は、当時はおもに看護師の仕事だった麻酔を専門にすることを勧めた。最初、アプガーはこれに抵抗し、外科医として成功しようと二年間努力した。しかし、結局はあきらめて大学にもどり、麻酔科を設立して国内有数の機関に育てあげた。

アプガーがもっとも大きな業績を残したのは、産科麻酔の分野である。彼女の現役時代には、陣痛麻酔の薬や手法にかんして実験的な試みがさかんに行われていた。だがこうした試みの多くは、痛みをやわらげることだけを追求し、赤ちゃんに与える影響をほとんど無視していた。

帝王切開で生まれた赤ちゃん——当時はほとんど全身麻酔が使われていた——は、経膣分娩で生まれる子より反応が鈍いことがよく知られていた。母乳を飲むのも下手で、新生児仮死——出産の途中に命が危ないほどの低酸素状態におちいる症状——の兆候が見られることも多かった。それなのに、出生時の赤ちゃんの状態を評価する体系的な方法がどこにもない。アプガーはいぶかしんだ。信頼できる判定基準がないのに、産科医や麻酔医は自分が施した処置の効果や安全性をどう評価すればいいのだろう?

アプガー・スコアが誕生したのは一九四九年のこと。コロンビア大学病院の朝食会で、ある医学生がアプガーに出生時の赤ちゃんの健康状態をどのように判定しているか尋ねたのがきっかけだった。「簡単なことよ」そう言うと、彼女は紙ナプキンに、健康な新生児の五つの特徴を走り書きした。そのとき、ひらめきが訪れた。これを基準にした評価システムをつくってみよう! アプガーはすぐにシステムを開発。それを使い二〇〇〇人以上の赤ちゃんを判定して結果を論文にまとめ、一九五三年に——僕が生まれた二か月後に——「新しい新生児評価法の提案」というタイトルで発表した。

ヴァージニア・アプガーはこのとき、自分の評価法を「アプガー・スコア」とは呼んでいない。この名称は何年もあとで、ほかの人たちが考案者であるアプガーの功績を讃えてつけたものである。彼女自身は、APGARをActivity(筋緊張)、Pulse(心拍数)、Grimace(刺激への反射応答)、Appearance(血色)、Respiration(呼吸努力)の頭文字だとやや強引にこじつけた説が最後まで好きになれなかったらしい。この説のせいで親や医学生の多くがアプガーという名称を、女医の草分けだった人物の名前としてではなく、単なる頭文字の寄せ集めとして記憶するようになった。

アプガーの研究結果は、臨床現場での観察と一致していた。まず、全身麻酔に長時間さらされて帝王切開で生まれた子の得点は五点で、経膣分娩で生まれた子の九点よりずいぶん下だった。ところが同じ帝王切開でも、脊椎麻酔(硬膜外麻酔の先駆け)の場合は点数がほんの少し低いだけだったという。

アプガーは、脊椎麻酔をもっと研究するべきだと訴え、「新しいタイプの麻酔薬をうまく組み合わせることで、選択的帝王切開が経膣分娩と同じくらい首尾よく、容易に行えるようになるだろう」と語った。現在の状況を見れば、彼女の予想が良くも悪くも的中していることがわかる。

アプガー・スコアはもとはと言えば、元気な新生児を九点だ、一〇点だと判定する手段ではなく、赤ちゃんが麻酔で受けたダメージを評価するためにつくられたものだった。そういう意味では、危険な状態の赤ちゃんを救うため、医者や助産師たちが何世紀にもわたってつづけてきた努力のひとつだと言える。しかしながらアプガー・スコアは、危機に瀕した赤ちゃんを救う以外に、いつの時代も不安でいっぱいの親たちが分娩室で聞いていた「うちの子は大丈夫ですか？」という質問に答えを提供することにもなった。

人類の歴史を通して、ヒトはいつも生まれたばかりの赤ちゃんを判定してきた。[*3] はるか昔、新生児が死ぬことが日常茶飯事だった時代には、新生児を評価するのはその子が名門大学に入れそうか判断するためでなく、育てる価値があるかどうかを決めるためだった。その土地の文化によって、赤ちゃんに厳しい判定が下ることもあれば、残酷な目にあわされることさえあった。アリストテレス（紀元前三八四－三二二年）は、新生児を冷水につけて健康状態を判定する風習について好意的に書いている。「早いうちから子どもを冷水に慣れさせるのはよいことだ。健康になるし、将来の兵役のために身体を鍛えることにもなる。だから多くの未開人たちは、赤ん坊が生まれてすぐに冷たい川につける習慣を持っている」このしごきに耐えられなかった子は、そのまま外に放置されて命を落とした。

二世紀のギリシャで名高い医者（西洋で初めて、子どもの健康にかんする本を書いた医者でもある）だったエフェソスのソラヌスは、このような慣習に真っ向から反対。「育てる価値のある赤ん坊を見分けるには」と題した医学論文を著し、当時の医者や助産師たちに新生児を判定する新しい方法を提案した。

ソラヌスはまず、判断の材料になる基本条件をあげた。第一に、母親が健康であること。「生まれつき育てる価値がある赤ん坊は、妊娠中ずっと健康だった母親が産んだ子である。母親が病気で治療を受けると、胎児にも悪影響を及ぼして生命力が弱くなる」第二に、早産で生まれていないこと。「妊娠九か月かそれ以降に生まれるのが理想」だという。

彼は赤ちゃんが生まれた直後に先天的な障害がないか調べ、それからアプガー・スコアによく似た「育てる価値」を評価するテストを行ったらしい。[*4]「［赤ん坊を］地面に置き、すぐに大声で泣き出すかどうか調べる。泣くまで時間がかかった子や、泣くことは泣いたが声が弱々しい子には、なにかしらの問題が疑われる。ここであげた条件を満たさない赤ん坊は、育てる価値がないものと見なす」

ソラヌスは、検査に合格した子には厳しい体力テストを行う必要はないと言い、アリストテレスが賞賛した新生児をしごくやりかたを否定した。「ゲルマン人やスキタイ人、一部のユダヤ人など、未開人のほとんどが赤ん坊の身体を鍛えるために、生後すぐに冷水につけている。あまりの冷たさに全身真っ青になったり、がたがた震え出した子は育てる価値がないものとして、そのまま放置して見殺しにする。このような慣習は許されるものではない」つづいて彼は、火を見るよりあきらかなことを書いている。「冷水につけられて死んだ子にしても、もししごきを受けなかったら元気に成長できたかもしれない」

ソラヌスの新生児検査の第二部は塩浴である。[*5]「粒が細かくさらさらした」塩を選び、目の周りは避けて、赤ちゃんの身体全体に塗りたくる。塩浴の目的は、赤ん坊の身体を清め、皮膚を収斂《しゅうれん》させ、湿疹ができないように鍛えることにあった。一見、奇妙な慣習に見えるかもしれない。しかし塩は、ときに刺激が強いこともあるが、優れた消毒作用を持っている。僕が生まれたときにヒマシ油を飲まされたり、硝酸銀の目薬をさされたことを思えば、塩浴はそれほど奇妙な処置ではない。

塩浴には微妙な量の加減が必要らしいが、ソラヌスの処方箋には塩の量などの重要な情報が記されていない。塩が多すぎると、肌がヒリヒリしたり、腐食したりすることもある。逆に少なすぎると、肌をしっかり鍛えることができない。皮膚が敏感で、塩をそのまま塗るのに向かないと判断された赤ん坊には、塩に大麦とアオイ（またはコロハ）の汁とハチミツを混ぜ、クリーム状にしたものを塗りたくった。それをいったんぬるま湯で流し、もう一度塗って今度はもっと温かいお湯で流し落とした。この二度の塩クリームでいい塩梅《あんばい》にマリネされた赤ちゃんを母親に返したらしい。

ソラヌスは新生児を判定し、洗い清め、塩浴させる手順を詳細に述べているが、大切な情報が抜けている。生まれた瞬間に血色が悪かった子、ぐったりしていた子、うまく呼吸していなかった子など、育てる価値がなさそうな赤ちゃんにはどう対処すべきなのか。人生をスタートさせるのにちょっと人の助けが必要な赤ちゃんには、どうしてやればいいのか。そのことがどこにも書かれていない。

僕が口移し式の人工呼吸について学んだのは、一〇歳か一一歳のころだった。[*6]近所の公営プールで開かれた安全教室だったと思う。水遊びは卒業したが、水泳選手にはなれそうもないやや太めの子どもたちばかりが参加していた。講師は意地の悪そうなライフガード。まったくやる気のないようすで、溺死しかけた人を蘇生させる最新のテクニックが人工呼吸だと教えてくれた。まるで宇宙飛行や心臓移植について語るかのように、「最新」をことさら強調して。

彼は旧式の蘇生術——溺れた人の手足を前後に動かす、樽の上に身体を乗せて肺に入った水を出すといった手法——をばかにした。「溺れた人をもう一度水に投げ入れ、そのまま溺死させたほうがまし」なほど無意味な行為だとさげすんだ。少しでもチャンスがあれば、こいつは喜んで僕たちをそんな目にあわせるだろう——そう思わずにはいられない口調だった。

ライフガードはいちばんかわいい女の子を選び、人工呼吸のパートナーに指名した。その子をプールサイドに仰向けに寝かせると、頭をうしろにそらせて鼻をつまみ、正しい姿勢をつくって僕らに見せた。それから女の子の口のところに自分の口を持っていったが、口がつく直前でやめた——女の子はどんなにほっとしたことだろう！　それから競泳用のビキニパンツのどこかに隠し持っていた風船を取り出してふくらませた。「こうやるといい空気が入り」と言って風船の口から手を放すと、大きな音をたてて空気が抜けた。それから彼は「こうすると悪い空気が抜ける」としめくくった。どうだ、これ以上簡単なことはないだろう？　こんなに近代的なものがあるか？　そう言わんばかりの口調で。

科学少年の素質が開花しはじめていた僕にとって、人工呼吸の原理は納得できるものだった。溺れて死にかけた人は弱っているから、自分で呼吸することができない。だから意識がもどり、自分で呼吸できるようになるまで、口に息を吹き込んでやればいい。あまりにも理にかなった話だったので、いままで誰も思いつかなかったのが不思議なほどだった。

ところが、このライフガードが教えたことはまちがっていた。女の子たちにいい格好をするために話をつくったのかもしれないが。人工呼吸は最新のものでもなんでもない。少なくとも旧約聖書と同じくらいの歴史がある。旧約聖書の列王記下の第四章三四、三五には、預言者エリシャが死んだように見えたシュナミ人の少年の「口に自分の口をつけで息を吹き込んだところ……その子の身体が温かくなり……目を開いた」と書かれている。

出産時の呼吸不全で赤ちゃんが亡くなる例は、大昔からあったことがわかっている。言い伝えでは、紀元前二五〇〇年ごろの古代中国にいたとされる黄帝が、月足らずで生まれて呼吸不全におちいった何人もの赤ん坊に、口移しで息を吹き込むと元気になると語ったという。これが人類史上もっとも古い人工呼吸の記録だ。ヘブライ人の助産師たちも、死にそうな赤ちゃんを人工呼吸で蘇生させる術を紀元前一三〇〇年にすでに実践していたらしい。また、紀元前二〇〇年から西暦四〇〇年に書かれたバビロニアタルムード〔ユダヤ教の律法・解説書〕は、働いてはならない安息日でも、出産だけは例外で、助産師たちに「赤ちゃんを両手でひっぱったり、鼻の穴に空気を吹き込んだり、お乳を吸わせるために母親の胸につけたり」といった「できるだけの手伝いをする」ことを許していた。

古代の記録のなかには、ほかにも驚くほど近代的な技法が見つかる。タルムードには、人工呼吸以外にも、生まれたばかりの子羊の気管にアシの茎を入れ、息を吹き込んで蘇生させた男の話が記されている。アリストテレス——新生児を冷たい川につけて体力を調べる慣習の擁護者——の記述によれば、助産師は、「死んだ状態で生まれてきたように見える赤ん坊」の「へその緒を絞り、臍帯《さいたい》血を赤ちゃんの身体に流し込んだ」らしい。へその緒から血をもどすことが赤ん坊の蘇生をうながす理屈——輸血と同様に、臍帯血が入って血液の量が増えると、赤ちゃんの血圧が上昇し、弱った器官に酸素が届く——はわかっていなかったと思う。それでもアリストテレスは「一瞬前まで血の気がなかった赤ん坊が息を吹き返した」ことを驚きとともにつづっている。

距離などに阻まれ、遠くに住む学者同士が学び合えなかった何世紀ものあいだに、さまざまな新児蘇生術が現れては消え、忘れられては復活していた。有名なユダヤ人の医師であり、学者であり、宗教的指導者であったマイモニデス（一一三五‐一二〇四年）は、エジプトでしたためた書簡に、新生児の呼吸停止のようすと蘇生のやりかたを記している。その三世紀後に、イタリアの医師パウルス・バジェラルドゥスが子どもの病気を解説した本を出版し、そのなかで新生児のための人工呼吸法も紹介している。バジェラルドゥスがマイモニデスの書簡を読んだことがあったかどうかはわかっていない。

死にかけている赤ちゃんやおとなに対する蘇生術は、行き当たりばったりの試みが偶然うまくいったときだけ進歩するという状況がつづいていたが、一七、一八世紀に入ると事情が変わりはじめた。大学図書館が充実し、情報通信技術が発達したおかげで、蘇生術の研究者たちが、世界各地の医師や科学者の研究を入手できるようになったのである。

蘇生術の研究がむずかしかった原因のひとつは、死にそうな人間を蘇生させるのは神であらねばならず、医者や救助者であってはならないと人々がかたく信じていたことだった。死者をよみがえらせることは、人間がやってはならない行為だった。たとえば、一七四五年にロンドンの外科医ウィリアム・トサックは、煙を吸い込んで死んでいるように見えた鉱夫に人工呼吸を施して蘇生させたと発表した。しかし英国学士院は、「呼吸が止まった瞬間に生命は終わる」と主張し、この発表を退けた。彼らの理屈はこうだった。その鉱夫がいま生きているとすれば、倒れたときも生きていたことになる。つまり、呼吸が止まったというのは医者の単なる勘ちがいである――。

しかしながら蘇生術への関心が高まるにつれ、英国学士院による「呼吸が止まった状態」という死の定義は時代に合わなくなっていく。一七七四年に「溺死状態の人間に対する応急処置開発協会」が発足。これは蘇生術にかんする教育を促進し、協会の訓練を修了した人に資格を与える初めての機関である（この長ったらしい名称は、ほどなく「溺死したように見える人のための協会」という不気味な名称に変わり、やがて「王立人道協会」になった）。この協会のカリキュラムは、現代人の目から見るとやや荒っぽい。現代の救命法と同じく、口移しによる人工呼吸と溺れた人の身体を温めることは強調していたものの、肛門から直腸に煙草の煙を勢いよく吹き込むことも推奨していたのだから。

新生児の蘇生術は、成人蘇生術、特に溺れた人の救命法の進歩を追うように発達した。湖や川で溺死しかけた人の肺には水がたまっていて、少なくとも表面的には、仮死状態の新生児の羊水に満ちた肺に似ていたからである。一七四九年に有名なスコットランド人産科医ウィリアム・スメリーが新生児の蘇生法を紹介した。スメリーは、赤ちゃんの頭にアルコールをすり込む、鼻の穴にからしを入れるといった一般的な処置を施してもだめなときは、「カテーテルを使って口に空気を吹き込む」ことを勧めている。一七五二年までに、彼は気管内チューブ――針金をらせん状に巻いて革で包んだものを口から入れて気管に通す道具――を開発し、新生児の蘇生に活用するようになった。

死んでいるように見えた新生児に人工呼吸をしたら、元気になった――そんな医師からの報告が相次いだため、王立人道協会は一七七四年に、そのような新生児にはかならず口移しによる人工呼吸を行うべきだと提言した。ところが「洗っていない新生児の口に自分の口をつけるなどというおぞましいことはできない」と有力な医師たちが反発。スコットランドの産科医ウィリアム・ハンターは、口移しの人工呼吸のことを「生まれたばかりの赤ん坊を元気にするために未開人が使う方法」と呼び、代わりに新生児の肺に空気を入れてふくらますためのふいご状の道具を開発した。高名なハンターの反発に恐れをなした王立人道協会は、口移しによる人工呼吸を推奨してから二年もしないうちに、その姿勢を撤回した。

やがてふいごを使うやりかたが新生児蘇生のスタンダードになった。五〇年ほどその状態がつづいたが、一八二七年にあるフランス人医師がふいごで息を吹き込むと――ということはおそらく口移しでも――新生児の繊細な肺がしばしば破裂してしまい、実際は命を救うよりも殺してしまうことのほうが多いと発表した。ふいごや口移しによる人工呼吸はほどなく医療現場からすがたを消し、代わってまったく新しい蘇生術が相次いで登場した。「揺れ動く赤ちゃん蘇生時代」の幕開けである。

僕がもし一九五三年ではなく一八七三年に、ぐったりしたようすで生まれていたらどうなっていただろうか。多くの可能性が考えられる。まず、医者はやらない人工呼吸を行っていた助産婦に、口移しで息を吹き込まれたかもしれない。腕をポンプのように上げ下げしながら、心臓のあたりを力任せに押されていた可能性もある。舌をリズミカルに繰り返しひっぱられたかもしれない。また、嫌というほど揺さぶられたり、怒鳴りつけられたり、熱いお湯や冷たい水につけられたり、くすぐられたり、ひっぱたかれたり、つねられたり、肛門にとうもろこしの芯やパイプや鳥のくちばしを突っ込まれたり（のちにこれらは煙草の煙を吹き込む方法に取って代わられた）、電気ショックをかけられたりしたかもしれない。あるいは、当時ヨーロッパで生まれた赤ちゃんのように、気がついたら医者の頭のはるか上にいて、システィーナ礼拝堂の天井に描かれた天使のごとく、医者を見下ろしていたかもしれない。この赤ちゃんを高々と持ち上げるやりかたは、シュルツェ法として知られている。この手法を見ると、新生児蘇生術が口移し法全盛の時代から大きく変わったことがわかるだろう。一八七一年にこの方法を長々と解説した研究論文には、挿絵が二枚添えてある。その絵には、あごひげが長く、黒いフロックコートを着て、ピカピカの黒い靴を履いている医者――おそらくベルンハルト・シュルツェ本人――が、赤ちゃんに蘇生術を施しているようすが描いてある。一枚めのイラストは、医者がしゃがんで、ぐったりした赤ちゃんの顔を自分と反対側に向け、両わきの下に手を入れて支えているところ。赤ちゃんの足はだらりと下がり、床すれすれのところにある。二枚めでは、医者が赤ん坊を頭の上に振り上げ、自分も上を向いて、天体望遠鏡で土星の輪を観察しているかのように、宙に浮いたお尻を厳しい表情で見つめている。挿絵の詳しい説明を要約するとこうなる――「振り上げたら振りおろす。これを何度も繰り返す」。

シュルツェ法はじつはそれほど荒唐無稽ではない。[*7] シュルツェ医師は赤ちゃんを振り回すことにより、見た目は奇妙だが、それなりに効果的な人工呼吸を行っていたのである。原理は単純だ。椅子から立ったとき、どんな人の身体も自然にシュルツェ法を行っている。椅子から立つと、肺が拡張し、そこにどっと空気が流れ込む。すわると胴体が曲がって肺を押し、空気が外に出る――。

つまり、振り回されていちばん上に来たとき、赤ちゃんの頭は下を向き、胴体がお尻のあたりで曲がって息が出て、それと一緒に肺から羊水と酸素の少ない空気が排出される。いちばん低い位置に来たときは、身体がまっすぐにのびて肺が広がり、酸素たっぷりの空気が流れ込んで「息を吸う」というわけだ。

シュルツェ法はたいてい成功した――少なくとも本人はそう言っている。彼は技法の完成に一〇年以上費やし、満を持して論文を発表。生まれた直後にシュルツェ法を行えば新生児が助からないことはほとんどないと言い切り、ほかの医者たちも使うよう親切に勧めている。彼に言わせれば、当時の蘇生術の問題は医者が民間療法や、赤ちゃんの肺に空気を吹き込むために自作した変な装置を試して時間を無駄にしていることにあった。赤ちゃんが呼吸困難の兆候を示していたら、間髪を入れずに振り回しなさい――シュルツェはそう訴えたのである。

ドイツの医学界もこの意見に賛成した。シュルツェの伝記を書いたトマス・バスケットによると、最初に提案された手法を少し修正したものが――振り回していた手から赤ちゃんがするりと抜けて宙を舞わないように、前もって身体全体をぬぐっておくなど――一八七〇年代から一九二〇年代にかけて、医学校で教える基本的な新生児蘇生術になった。ところがドイツ以外の国では未熟なやりかたでシュルツェ法が行われ、赤ちゃんが頭にけがをしたり、骨折したりする事故が多発。そのため医者たちは、呼吸困難の赤ちゃんに酸素を送るのに、より安全な方法を模索するようになった。

一八八七年には、ジフテリアの患者がはれあがった扁桃腺で窒息しないよう、足を使ってやさしく空気を送る「オドワイヤー送風機」という装置が新生児蘇生にも使われるようになった。一八八九年には、電話を発明したアレクサンダー・グラハム・ベルが陰圧換気装置を発明。これは装置内の気圧を上げ下げして、新生児の呼吸を肩代わりする装置で、「鉄の肺」と呼ばれるものの先駆けとなった〔胸部から下を入れた装置内の気圧を下げる（陰圧）と胸部が広がって吸気が生じ、平圧にすると呼気が生じる〕。つづいて陽圧換気による人工呼吸器が登場。新生児が呼吸困難を起こしていたら、すぐにステンレス製の箱に全身を入れて高圧（陽圧）酸素を送り、のぞき穴から状態を監視するようになる〔現代の酸素マスクや気管内チューブによる人工呼吸も陽圧換気式の一種〕。当然ながらどの人も、自分が開発した装置がいちばん優れていると主張した。

　新生児蘇生の現場でいま使われている道具――米国の病院の分娩室にかならず置いてある気管内チューブ、喉頭鏡、酸素供給装置――が発達した過程を振り返ると、それぞれの道具があらかじめ決められていたかのような絶妙のタイミングで登場している。二〇世紀の人間である僕でも、そう思わずにはいられない。しかし、一九二五年にヴァージニア・アプガーが実験用の猫を捕まえるバイトをはじめたとき、また、その三〇年後に画期的な新生児評価システムを開発したときでさえ、仮死状態の赤ちゃんに対する治療法はまだしっかり確立しておらず、しぶとく生き延びてきた昔のやりかたと、効果のないことが多かった新しい技法がごた混ぜに使われていた。

　当時の医学の教科書にはいろいろ面白いことが書いてある。[*8] たとえばジョンズ・ホプキンズ大学のL・エメット・ホルト博士――当時の米国で有数の小児科医――は、一九三三年に出版された小児科医学の教科書で、重態の赤ちゃんを蘇生させる方法を数ページにわたって紹介している。彼によると、つねったり、お尻を軽く叩いたりすることは許容範囲だが、「赤ちゃんを振り回すような、乱暴なやりかたは糾弾されるべき」だという。状態が非常に悪い赤ちゃんには、一方の手で赤ちゃんの胴体を、もう一方の手でお尻のあたりを持ち、ちょうどアコーディオンのように何度も曲げたりのばしたりする人工呼吸法を勧めている。しかし、このやりかたは「糾弾されるべき」シュルツェ法を横にしただけではないだろうか？

一九三〇年代に、英国で初めて未熟児のための病棟を設立したメアリー・クロース医師は、もう少し穏やかな方法を勧めている。気道に詰まった粘液を取り除き、赤ちゃんの頭を高くして顔にやわらかいゴム製のマスクをあてがい、そこに酸素を送り込むやりかただ。クロースは「人間の手を使う技法……益よりも害のほうが大きかった旧式の人工呼吸法」を否定し、弱った心臓を刺激するアドレナリンやカンフルなどの注射液を、必要なときにすぐ使えるようにいつも手元に準備していたという。

イェール大学の産科医、エマーソン・ロウ・ストーンは『新生児（*The New Born Infant*）』という著書のなかで、赤ちゃんが生まれたらかならず逆さにして肺の羊水を出し、それからアンモニアのにおいを嗅がせる、お尻をやさしく叩くといった方法で「呼吸をはじめるための刺激を与える」ことを提案した。刺激が足りないときは、四二度ほどのやや熱めのお湯をベビーバスに張って、赤ちゃんを首までつける。お湯につかった赤ちゃんの顔にひとりが酸素を吹きつけ、もうひとりが親指で、呼吸時の肺の動きを模して胸のあたりを押してみる。それでもだめなら、そのままの状態でしばらく口移しでの人工呼吸を試す。それから氷水を張ったベビーバスにいったん移し、また温かいお湯にもどして再び人工呼吸をしながら赤ちゃんの胸を押す。これでも反応しなければ、赤ちゃんの喉に細いゴム製のカテーテルを通し、「頬の力だけを使って」空気を吹き込む。

医者にできることはここまでである。ストーンによると、「仮死状態の新生児の生死は、子宮から出た数分間から数時間のあいだにほとんど決まる」という。仮死状態から抜け出して生き延びるか、そのまま死んでしまうか。「集中的な治療を長くつづけなければならないケースは非常に稀である」

僕が生まれた一九五三年にも、状況はほとんど変わっていなかった。蘇生術が必要な赤ん坊がいると、医者は逆さにしたり、仰向けにしたり、つねったり、お尻を叩いたりした。手足を曲げたりのばしたりすることもあったし、腫れ物にさわるように扱うこともあった。酸素マスクで酸素を送り込んだり、医者が頬をふくらませ、肺に直接息を吹き込むこともあった。熱いお湯や冷たい水につけたり、安全な場所で気つけ薬をかがせたりもした。処置はバラエティに富み、どの医者も自分のやりかたこそベストだと自信満々だった。当時は赤ちゃんの状態を評価する標準化された方法も客観的な尺度もなかったから、言った者勝ちだった。

アプガーが麻酔医になったばかりのころは、仮死状態の赤ちゃんに施す処置が医者によってまったくちがっていた。少し具合の悪い赤ちゃんや健康な赤ちゃんの出生時の診断も同じくらいあいまいで、個人の主観によるところが大きかった。L・エメット・ホルトが一九三三年に著した教科書のなかで、仮死状態でない新生児の評価に触れたのは次の一文だけである（一八〇〇年前にソラヌスが書いた説明よりはるかに少ない）。「（へその緒を切ってから）赤ちゃんをじっくり観察し、出産中に受けた外傷や先天的な奇形がないか、血液循環や呼吸に異常がないか調べるのはよいことだ」心肺の状態の正常と異常の見分けかたについては、なんの指針も書かれていない。

ホルトと同じく、ウィルフレッド・シェルドン医師も『乳幼児期・児童期の病気（*Diseases of Infancy*

and Childhood)』（一九三六年）のなかで、ショック状態にある赤ちゃんの処置にはかなりのページを割いているが、なんの問題も奇形もない赤ちゃんの診断については「泣き声や吸いつきの力強さ、覚醒の状態といった特別な目安を使って健康状態を評価する必要がある」としか書いていない。これらの「特別な目安」の評価のやりかたはどこにも書かれておらず、読者が自分で想像するしかなかった。

こうした指針は、現場の産科医、小児科医、お産も扱う一般医には、ほとんど役に立たなかった。ショック状態にある赤ちゃん――血色が悪い、身体がだらりとしている、反応が鈍い――はすぐにわかる。元気で、産声が力強く、健康な赤ちゃんも見ればわかる。足りなかったのは、赤ちゃんの状態をすみやかに評価する手段であり、ショック状態と健康そのものという両端のあいだにいる赤ちゃんを、より客観的に、個人の主観に頼らずに評価する指針だった。

アプガーはこうした新生児評価のグレーゾーンに注目。[*9] 一九五三年に発表した論文の冒頭で、それまでの新生児ケアには科学的根拠が欠けていると訴えた。「これまで新生児の蘇生術をテーマにした論文が数多く発表されてきた。ひとつの臨床像について、これほど創造性に富んだアイデアが飛び交い、情熱や嫌悪感が剥き出しになり、非科学的な観察や研究が登場した例はほかにない。卓越した例外はいくつかあるものの、ほとんどの論文の質が低く、正確なデータが欠けているというのは……興味深いことである」

冷戦時代のフィギュアスケートの採点さながらだった――同じ演技に対しても、審査員の政治的立場によって下す評価が大きくちがう――それまでの新生児の評価法を、アプガーが、主観や直観をほとんど交じえずに薬や治療の効果を評価できるシステムに変えたのだ。彼女が考案した採点法はすぐに医療現場に浸透する。一〇年も経つと、研究者たちが産科麻酔は新生児に無害だとか、ある蘇生術がほかの技法より優れているとか、根拠もなく主張することができなくなった。アプガー・スコアによる客観的な証明が求められるようになったからである。その流れは、紆余曲折を経て、現在もつづいている。いまでは、僕が状態の悪い新生児を前にして次に打つ手を考えるときも、アプガー・スコアにもとづく確かな根拠が必要になっている。

いまの時代は新生児を地面に寝かせて、育てる価値がある子か判定するようなことはない。冷たい川に入れて鍛えたりもしないし、はちみつを塗りたくったり、ピーナツのように塩をまぶしたりもしない。それに看護師のグローヴァーさんが僕にしたように、腸のぜん動をうながすために赤ちゃんにヒマシ油を飲ませることもなくなった。今日の出産現場では、図表に描かれた手順に沿って赤ちゃんを評価している。その図表は「処置のアルゴリズム（手順）」と呼ばれるもの。新生児蘇生の処置を段階的に記したフローチャートである。米国ではどこの分娩室の壁にもだいたい貼ってあるし、出産にかかわる医療関係者の頭にも入っている。

このアルゴリズムの正式名称は「新生児心肺蘇生法の指針[*10]」。米国小児科学会と米国心臓協会が共同作成したもので、僕らの業界ではこの堅苦しい名称ではなく、「新生児蘇生ガイドライン」と呼んでいる。

新生児蘇生ガイドラインは、アプガーがナプキンに走り書きした採点法を発展させて、混沌としていた新生児蘇生の世界に秩序をもたらそうとした初めての科学的な試みだった。新生児の蘇生にかんする科学的証拠を集めて凝縮し、わかりやすいフローチャートの形にまとめたものである。

　このアルゴリズムは一見、いくつものボックスを矢印でつないだ、どこにでもあるフローチャートに見える。ボックスは全部で一〇あり、そのうちの七つが左側、三つが右側に並んでいる。左の七つのボックスには小児科医が新生児に行うべき処置が、右側の三つには状態が安定してから施すケアの内容が書かれている。左のボックスが下になるほど行う処置の数が増え、それだけ赤ちゃんの状態も悪くなる。

　どの新生児もまず、左側のいちばん上のボックスからスタートする。このボックスに並んでいるのは、ソラヌスが聞いたような基本的な質問だ。「満期出産か」「羊水に胎便（緑っぽいうんちで、胎児期のトラブルの兆候）は混じっているか」「呼吸しているか、または泣いているか」「筋緊張の状態はよいか」――。答えが上から順番に「はい、いいえ、はい、はい」なら心配はない。新生児は健康である。そのまま母親にわたし、おっぱいを飲ませてやればいい。矢印でつながれた右のボックスには「通常のケア」とだけ書いてある。これは僕が呼ばれないタイプの出産である。このような順調なお産には、小児科医の出る幕はない。

　最初のボックスに書いてある四つの質問のどこかでつまずいたり、お産の途中で心拍数が下がるなど、ほかに心配な兆候が見られた赤ちゃんには、もう少し手厚い処置を施す。保温器に入れて身体を乾かし、必要な場合は気道に詰まった粘液を吸引して三〇秒ほどようすを見る。これで元気になって呼吸や心拍数が正常になり、血色がよくなれば、右側のボックスの「経過観察」に移る。これは通常のケアとほぼ同じだが、少し気をつけて観察するという意味だ。意識をもっとはっきりさせるために、顔に酸素を吹きつけることもあるが、経過観察の赤ちゃんはほとんどそのままで大丈夫である。

アルゴリズムのここまでは、ほとんど問題がなく、自然に任せれば大丈夫な赤ちゃんだ。けれど、胎児から新生児に変身する途中でつまずき、重大な問題を抱えて生まれてくる子もいる。たいていは子宮内で低酸素状態がつづいたために、ぐったりしていたり、呼吸不全を起こしていたり、ひどいときは心臓が止まりかけている。こんな場合は最初の三つのボックスを飛ばして、四つめからスタートする。もたもたしている暇はない。

心拍数が六〇以下（正常な新生児の心拍数は一〇〇以上）の子は、まず血流をうながすために胸部を圧迫する。おとなに施す人工呼吸と同じだが、病院が舞台のドラマでおなじみの心臓の上を力任せに圧迫するやりかたとはちがって、円を描くように赤ちゃんの胸をマッサージしながら親指で胸骨をリズミカルに押しつづける。同時に、酸素マスクより効率がよい気管内チューブを使って肺に酸素を送り込む。

赤ちゃんの血色と心拍数が改善したら、胸骨圧迫の手を止めて気管内チューブを取りはずす。ただ危機を完全に脱するまで、顔に酸素を吹きつける処置はつづける。ここでようやく矢印をたどり、右の三番めのボックス「蘇生後の治療」に移ることができる。エンジンをかけるのにこれだけ手厚い処置を要した新生児は、低血糖におちいっていたり、点滴や抗生物質の治療が必要だったり、まだ酸素が足りていない可能性がある。

赤ちゃんの胸部を圧迫しても、気管内チューブで酸素を送っても反応しない場合は、左側の七つめの最後のボックス「アドレナリン投与」に進む。さいわい、ここまでいくことはめったにない。アドレナリン投与が必要な赤ちゃんは危篤状態にある。アドレナリンは、自発的には動こうとしない心臓を、強制的にスタートさせるための薬品だ。気管内チューブから肺にじかに落とすこともあるし、その場でへその緒の血管にカテーテルを通し、そこから注入することもある。アドレナリンを投与しているあいだも、胸部圧迫と気管内チューブを通した酸素吸入はつづける。アドレナリンが必要な赤ちゃん、特に二回以上投与しなければならない赤ちゃんはきわめて危険な状態にある。

新生児蘇生アルゴリズムに、アドレナリン以外の薬品は登場しない。ここが新生児と成人のちがうところだ。小児科医が子どもに施す治療を説明するときに、親に言う決まり文句がある――「子どもは小さなおとなではありません」。成人向けの治療の規模を小さくすれば、そのまま子どもに効くわけではない。それどころか、有害に作用することが多い。

子どもは小さなおとなではない――。新生児に緊急治療を施すとき、この言葉の正しさを二倍も強く感じる。成人が意識不明になって道で倒れたとしよう。駆けつけた救急隊員はまず、患者の背中をさすって、意識がもどるかどうか見る。それから、心筋梗塞の可能性を考え、緊急治療室に運ぶ前にAED（自動体外式除細動器）で心臓に電気刺激を与えるだろう。しかし、分娩室には新生児用のAEDはない。僕が新生児蘇生にかかわった三〇年間で、AEDが必要になったことは一度もない。

というのも、新生児には心筋梗塞が起きないからである。ぐったりとして、生気のないようすで生まれた赤ちゃんでも、心臓にはまったく問題がないケースがほとんどだ。新生児の問題は呼吸に出る。子宮内でなにかしらのトラブルが起きると、脳の呼吸中枢の働きが低下する。その原因は単純にお産が長引いて、難産になったことにあるかもしれない。その場合、赤ちゃんは単に疲れ切っているだけだろう。もしくは母親が分娩中に使った麻薬性鎮痛薬が、赤ちゃんの呼吸中枢の働きを一時的に抑制している可能性もある。あるいは、第2章に登場したショーン・オコナーを苦しめた胎盤早期剥離が起きて、酸素がほとんど届かなくなり、仮死状態になっているのかもしれない。しかし、どれだけ考えても原因が特定できないときもある。なぜ呼吸不全になったのか、どうしてもわからないケースがあるのだ。

子宮内での呼吸不全は、たいてい出産の直前に起き、それほど長くはつづかない。たとえば赤ちゃんの首にへその緒が巻きついていた場合、生まれた直後に産科医が切って首を解放してやれば、呼吸はすぐ楽になる。身体をふいてやり、少し酸素を吸入させるだけで問題はだいたい自然に解決する。赤ちゃんが自力で、または酸素マスクの力を借りて呼吸をはじめたら、心臓が動き出し、心拍数もすぐに正常範囲まで上がることが多い。酸素吸入になかなか反応しない新生児の心臓は、低酸素状態が長くつづいたために、胎児になったときから刻みはじめ、死ぬまでつづくようにプログラミングされている心臓の正常なリズムがおかしくなっている。

アドレナリン、胸部圧迫、気管挿管（気管内チューブ）による酸素吸入の組み合わせで、ほとんどの赤ちゃんの心臓を動かすことができる。しかし、これだけの助けが必要だった赤ちゃんは、かならず新生児集中治療室に入ることになるだろう。一時的に心臓に機能不全を起こさせた低酸素状態が、腎臓、腸、脳などの心臓以外の臓器にもダメージを与えている可能性が高いからである。回復は一筋縄ではいかず、時間がかかることが多い。さいわいなことに、これほどの苦境におちいる赤ちゃんはきわめて少ない。ほとんどの赤ちゃんがアルゴリズムの一つめか二つめのボックスで解放され、おっぱいとおむつをもらって人生を歩みはじめる。

きれいに並んだボックスと、それらを結ぶ太い矢印、ボックスのなかの簡単な質問——。分娩室の壁に貼ってある新生児蘇生アルゴリズムは、とても簡単なものに見える。特に赤ちゃんの蘇生にかかわる医療関係者の目には、ほとんどこっけいなほど単純に映る。一つめのボックスの正常な新生児の判定から七つめのアドレナリン投与まで、すべての手順を行ったとしても九〇秒もかからない。ただし手順の途中に＊印が五か所あり、そこでは状況をよく考慮したうえで、どうしても必要だと判断された場合にかぎり書いてある手順を省き、気管挿管を行ってもいいことになっている。アルゴリズムに書かれた手順をすべて、順番どおりに踏む必要はまったくない。現場では、状況に応じて柔軟に処置を行う。それに空間的な制約もある。むずかしいケースでは、気管挿管を行う人、胸部を圧迫する人、カテーテルを挿入する人、薬を投与する人など、数人が同時進行で大きな靴箱にすっぽり収まるほど小さな患者の治療にあたるのだから。

あの安全教室のライフガードなら、この手順を「近代的」だと表現するかもしれない。近代的に見えるかもしれないが、じつはアルゴリズムに載っている処置は昔からあるものばかりで、その多くは古代から実践されている。たとえば口移しの人工呼吸は、助産師たちが三〇〇〇年も前からやっていたことだ。一八世紀の医師たちは、革を使って自作した気管内チューブを赤ちゃんの喉に通し、気管挿管を行っていたではないか。臍帯（へその緒）カテーテルにしても、胸部圧迫にしても、アドレナリンにしても、昔から行われてきたものばかり。喉頭鏡——赤ちゃんの気管口を見るときに使う高級な懐中電灯——にしても、僕が生まれる前から使われている。

もちろん、使われる道具は格段によくなっているが――革製だった気管内チューブはずいぶん昔に伸縮性のあるプラスティックになった――じつのところ、新生児蘇生に行われている手法は昔とまったく変わっていない。新生児蘇生アルゴリズムは、大昔から使われてきた数々の蘇生法が、何世紀にもわたって刈り込まれ、集積されたものにすぎない。赤ちゃんを氷水につける、「鉄の肺」のような陰圧換気式呼吸器を使う、赤ちゃんを振り回すといったおかしな方法は淘汰され、本当に効果のあるものだけが残っている。しかし、アルゴリズムはこれで完成したわけではない。新生児蘇生ガイドラインは一九八七年に作成されて以来、約五年ごとに新しい発見を加えながら改定されている。残念なことにもっとも新しい二〇〇五年版では、軽い呼吸不全を起こしている赤ちゃんに施す処置から酸素吸入がはずされている。このようにわき道にそれたときは、自然に正しい道にもどるのを待つことにしよう。

新生児蘇生アルゴリズムの説明のなかに、アプガー・スコアが登場しなかったことにお気づきだろうか。じつはアルゴリズムのどこにも、アプガー・スコアは言及されていない。そのことを知っても、アプガー自身は特に驚かなかったのではないか。

彼女が新生児の評価法を開発した目的を振り返ってみよう。母親に使った治療や薬が新生児に及ぼした影響を評価するためであり、医者に赤ちゃんの治療法を教えるためではなかった。その目的は今日も変わっていない。現代の新生児蘇生の現場でアプガー・スコアを使うのは、治療がどれだけ効いているか評価するときだけである。

新生児蘇生ベッドには「アプガー・タイマー」がついていて、出産の一分後と五分後、その後はスイッチを切るまで五分おきにブザーが鳴る仕組みになっている。僕はブザーが鳴るたびに、頭のなかでアプガーの五項目——心拍数、血色、筋緊張、呼吸努力、刺激への反射応答——にもとづいて赤ちゃんを採点し、また処置をつづける。生まれて一分後にアプガー・スコアが一点だった子が、五分後に九点まで上がるのを見るのはうれしい。点数が上がるということは、蘇生がうまくいっている証拠だから。しかしアプガー・スコア自体は、子どもが回復するまでの道しるべにすぎない。アプガーも、そのように使われることを望んでいたはずである。

一九五三年に話をもどそう。もしアプガーが二、三か月早く論文を発表し、ストーク先生とグローヴァーさんが多忙な日常業務のなか、この最新の手法を使う価値があると判断していたら、僕のアプガー・スコアは何点だっただろうか。

残っている断片的な記録には生まれてすぐ産声をあげたと書いてあるので、呼吸には二点がついたと思う。二〇〇〇人ほどの赤ちゃんにアプガー・スコアをつけた経験から言えば、大声で泣き叫ぶ赤ちゃんの心拍数は正常であり——それだけの音量を出すには強い心臓が必要だ——筋緊張もしっかりしている。これで六点クリア。元気いっぱいの赤ちゃんは、鼻の穴をくすぐられたら怒るはずだから、刺激への反射応答も良好。これで八点獲得だ。

では血色は？　残念ながら手元にある資料ではわからない。だが、グローヴァーさんもストーク先生も特に心配しないようだから、悪くはなかったはずである。しかし生まれてから五分後に、指先やつま先までくまなくピンク色だったかどうか——。いまでは知る由もないが、記録に残っていることと、偶然の符合——僕が誕生した年にアプガーが論文を発表し、彼女の研究の舞台となったのがコロンビアのスローン病院だったこと——を考えれば、次のように結論せざるをえない。近代的な新生児蘇生術が幕を開けた年に、僕は一〇点満点の赤ん坊として誕生した。アプガー男はくやしがるだろうが、これは否定しようのない事実である。

10 赤ちゃんの身体――その神秘をさぐる

出産の苦しい作業がすべて終わり、家族や友人が帰ってしまうと、初めて親子水入らずの時間が訪れる。新米パパとママはかならず、赤ちゃんの身体を細かく、顕微鏡で見るように観察する。ふたりは赤ちゃんのあらゆる部分をまじまじと見て、感嘆の声をあげる。小さな指、爪、髪の毛、毛穴――。ひとつひとつを飽かず見つめていると、彼らはしばしば不安になる。「耳の形はこれでいいの?」「どうして足がこんなに曲がっているんだ?」「息がちょっと速い気がするけど?」

こんな不安は、家族の歴史から来ていることが多い。先天性難聴のおじさんがいる、おじいさんが内反足だった、いとこが新生児のときに肺炎で亡くなった――。こうした事実がパパやママを不安にさせる。彼らが本当に知りたいのは「うちの子は正常なのか」ということ。それに答えてあげるのが、小児科医の仕事である。

僕はメディカルスクール時代、初めて小児科実習を受けた民間の病院で、後期研修医《シニアレジデント》から新生児健診のやりかたを教わった。研修医のトムは丸々とした陽気な男で、レンズが汚れた縁なし眼鏡をかけ、「あごひげがないサンタクロース」を自任していた。僕が初めて手本にしたいと思った小児科医でもある。

ある朝、僕は新生児室の前の廊下でトムに会った。まだ「母子同室」の時代ではなく、新生児室はママが入浴や昼寝をするあいだに赤ちゃんを預けるための場所というよりは、赤ちゃん用の入院病棟として機能していた。一九七〇年代は、授乳の時間になったら赤ちゃんをママのところにつれていき、終わったら新生児室につれ帰っておむつを替えてベッドにもどすのが普通だった。授乳時間以外に赤ちゃんに会いたくなったら、ママが新生児室まで足を運び、面会許可をもらわねばならなかった。

その朝、新生児室にいた看護師のことを僕はまだ覚えている。彼女はきまじめな性格で――緊張していた僕の目には、看護師さんはみんなきまじめに映っていたが――車輪がついた新生児用ベッドを、女の子は左、男の子は右一列に、一分の狂いもなくまっすぐに並べていた。中学生の男女交際に目を光らせる寮母のように――ただし相手は中学生にしては小さく、おむつを着けていたが――男子の列と女子の列を隔てる通路の机に陣取って、患者たちを監視していた。

トムはいちばん前のベッドに寝ていた子を抱き上げ、服を脱がせた。その子は女子の列にいて、毛布も帽子も名札もすべてピンク色だったから、おむつをとる前に女の子だとわかっていた（反対の列には青色の服が並んでいた）。看護師は僕たちのほうをけげんそうに見て、「終わったら、もとのように服を着せてくださいね！」と言い放った。トムは愛想よく笑ってうなずき「長いものには巻かれろ、だよ」とささやいた。

ついさっきおっぱいを飲んだばかりの赤ちゃんは、裸にされてもすやすや眠っていた。トムは新生児用ベッドから一歩離れ、僕に「なあ、いまなにが見える？」と聞いた。メディカルスクール生活が三年めに入った僕は、この種の質問をひどく恐れていた。研修医が哀れな実習生に的はずれなことを言わせ、揚げ足を取ろうとするのがわかっていたから。目の前にいる赤ちゃんには、なにか病気があるにちがいない。しかしどれだけ見ても、悪いところがあるようには見えなかった。僕が見るべきものはなんだろう。

「赤ちゃん……ですか」僕はしばらく考え込んでから、思い切って口を開いた。トムは指紋だらけのレンズの向こうから、からかうようにこちらを見ている。どう答えればいいのだろう？　よい答えが浮かんでこない。

「健康な女の赤ちゃん……です」そう言ってから目をつぶり、研修医から浴びせられるいつもの叱責――「お前、ばかか？」「それでも頭がついてるのか？」――を待った。しかし返ってきたのは叱責ではなく、意外な言葉だった。

「そのとおり！」トムが、僕の肩を叩いて言った。「健康な女の赤ちゃんだよ。すばらしい診断だ！」教えるのも学ぶのも、楽しくなければいけない。それがトムの信条だと知ったのは、ずっとあとのことだった。トムは実習生をいたぶるのも嫌いだった。僕の経験で言えば、彼のような研修医はめったにいない。

「ほら、見てごらん」トムはそう言って、赤ちゃんの下に肉づきのよい手を滑り込ませ、身体をゆっくり、やさしく折り曲げはじめた。頭は胸、手は肋骨のあたり、脚はお腹にぴったりとつける。新生児を使った「折り紙」の実演だった。赤ちゃんは胎児のころとまったく同じ、卵のような形――実際は子宮の形――になった。赤ちゃんは胎児時代、妊娠後期に入って狭くなる子宮に合わせて行った適応をまだ維持していた。子宮にいたときのように、頭は子宮壁があった方向と反対側に少し傾き、肋骨の両側の腕がくっついていた部分が少しへこみ、脚は子宮の形なりにカーブを描いている。

「こんなふうに胎児のなごりを見るのは大事なことだよ」トムは言った。「正常な状態を知らなかったら異常な状態はわからないし、本当に心配すべきことにも気づくことができないからね」それから裸の赤ちゃんの特徴をひとつずつ説明し、ところどころで新生児と成人の、ときには新生児ともう少し大きな赤ちゃんとのちがいを教えてくれた。このときに教わったことは三〇年たったいまも、僕が新米パパやママに赤ちゃんの特徴を説明するときの土台になっている。

普段の出勤日、僕は午前中に新生児集中治療室と小児科病棟を回って、元気な新生児を八人から一〇人ほど診察する。最初に診るのは退院を目前にした赤ちゃんたちだ。家に帰りたくてたまらない家族が、花束やスーツケースの陰からナースステーションをうかがいながら、退院させてもらえるのをいまかいまかと待っている。赤ちゃんは分娩室か産褥病棟ですでに健診を受けており、そのときに知りたいことはだいたい聞いている。だからこの健診は、退院後の健診の予定を決めるのと家につれて帰る赤ちゃん用のカーシートが準備してあることを確認するだけで終わる。

退院前健診が終わったら、今度は新入りの赤ちゃんたち――前の晩に生まれた新生児――を巡回する。当直の小児科医は特に心配のある子しか診察しないので、ほとんどの子はまだ健診を受けていない。入院中の健診は、退院前健診より時間がかかることが多い。というのも親たち、ことに新米パパとママには知りたいことがたくさんあるからだ。

赤ちゃんの診察にはコツがある。評価自体にはそれほど時間はかからない。なんといっても身体が小さいから、すぐに全身をチェックできる。心臓、肺、神経機能にしても、一分もかからない。だが最初の健診は、赤ちゃんのためだけに行うものではない。生まれたての赤ちゃんには、母方と父方のふたつの遺伝子系統だけでなく、パパとママの希望や不安も集まっている。新生児の診察で肝心なのは、どのタイミングでなにを言えばいいか、ときにはいつ黙ればいいかを知っていることだ。

トムには親と話すときの経験則が三つほどあった。なかでもいちばん重要なのは、「両方の親の顔を見てから話すこと」である。実習の二、三年後、小児科でインターンとして働いているときに、僕はこのアドバイスの正しさを実感することになる。そのとき、僕はある母親をなぐさめようとしていた。その女性が産んだ息子の顔には、めずらしい紫色のあざがあった。「時間が経てば消えるかもしれません」自分でも信じていない気休めをもごもごとつぶやく。問題の原因もわからないくせに、そうはっきり認める勇気もなく、支離滅裂なことを話しつづけていた。僕は新米医者のおちいりやすい罠に、完全にはまっていた。

母親は、僕が上ずって早口でまくし立てるのを辛抱強く聞いていた。演説が「顔にあざがあっても息子さんは世界一の息子さんです」のくだりで最高潮に達したとき、父親がバラの花束とベビー服を抱えて入ってきた。その額の真ん中には、おお、赤ちゃんとまったく同じあざがある！　僕はあっけにとられ、口がきけなくなった。「どうかご心配なく」母親は赤ちゃんの頬をなでながら、淡々と言った。「この子の奥さんになる人も、気にしないと思いますから」

いま振り返ると、あの若さゆえのフライングは致しかたのないことだったと思う。子どもの顔に思いがけずあざがあれば心配する人は多いだろうし、的はずれではあるが誠意のこもった僕の励ましを歓迎する人もいたかもしれない。しかし僕はその瞬間、自分が問題だと感じたことが、他人にとってはかならずしも問題とはかぎらないことを学んだのである。

最近の僕のやりかたはごくシンプルだ。赤ちゃんの身体の上からスタートして、だんだん下におりていく。手や足の指を数える、心音を聞く、お腹、お尻、皮膚などを調べるといった見せ場にはたっぷり時間をかけ、親が自由に聞きたいことを聞いたり、言いたいことを言ったりできるようにする。

健診を頭からはじめるのは理にかなっている。僕が健診に来たときに、毛布から出ているのは赤ちゃんの頭だし、経膣分娩でいびつになった頭のことを親はいちばん心配しているからだ。頭のでこぼこやあざについて説明してパパとママを安心させたら、お次は顔の番である。

ああ、赤ちゃんの顔ときたら！　なにかを探すようなまなざし、キューピッドの矢のようなつんとした唇、ちょこんとした鼻――。新生児の顔は、ふたつの重要な目的を果たすために完璧にデザインされている。その目的とは食べ物を探すこと。そして、食べ物をくれる人を魅了することだ。

多くの哺乳類の赤ちゃんが驚くほど似た特徴を備えていることを初めて指摘したのは、ノーベル賞を受賞したオーストリア人の医師兼動物学者コンラート・ローレンツ[*1]（一九〇三－一九八九年）である。子犬、子猫、子ウサギ、人間の赤ちゃんを思い浮かべてみよう。どの赤ちゃんも、身体に比べて頭が大きい。また、おとなよりも額が広く、目が大きく、鼻は小さく平べったい。

ローレンツは、あらゆる年齢の人間が本能的に赤ちゃんの顔にひかれる傾向を持っていることも証明した。この傾向は、当事者である赤ちゃんのあいだにも認められる。生後六か月の乳児ふたりをおとなしかいない場所に置くと、自分以外の赤ちゃんを目ざとく見つけ、その頭の丸い小さな生き物をうれしそうに目で追いはじめる。人間が丸い顔にひかれるという証拠はいたるところに見つかる。絶大な人気を誇る人形や漫画の主人公がそうである。一九八〇年代に流行ったキャベツ畑人形、「スヌーピー」に出てくるチャーリー・ブラウンやライナス――。みんな丸い顔をしているではないか。そう、人間はふっくらとした頬に目がないのである。

人間は犬や猫の赤ちゃんも好きだが、特に人間の赤ちゃんに激しく魅了される。ママになったばかりの女性と赤ちゃんを、出産後一時間ほどそのままにしておくと、お互いの目をいつまでも見つめ合っている。このようすを見た人は、ママに対する愛着が赤ちゃんのなかに育っているとか、ママの顔やにおいを覚えようとしているとか、ママの顔を成長途上の脳に焼きつけようとしているとか、赤ちゃんの視点から解釈しがちである。つまり、赤ちゃんがママの魅力にひかれていると思うことが多い。もちろんこれはまちがいではない。しかし赤ちゃんは魅了されているだけでなく、持てる力をすべて使って、ママを自分のとりこにしているのだ。

ローレンツと同世代の生物心理学者、シカゴ大学のエックハート・ヘスは、世界で初めて瞳孔測定を尺度に使って情動反応を測る実験を行っている。その結果、自分の赤ちゃんの顔を見ると、母親の瞳孔が開くことがわかった。これはあきらかに「快刺激」を受けたときの反応である（ヘスによると、「ピンナップ写真」を見た男性の被験者の瞳孔も広がったが、我が子を見た母親ほどではなかったという）。

最近ではウィスコンシン大学の研究チームが、赤ちゃんの写真を見せられた女性の脳をスキャンしたところ、快刺激を処理する部位――額のすぐうしろにある眼窩《がんか》前頭皮質――が「明るく」なっていたこと（活発に働いていることを示す）、しかも我が子の写真を見せられたときにもっとも「明るくなる」ことを発見した。[*2] 子どもの誕生によってホルモンが女性化する父親の脳も、同じ部分が明るくなるのではないだろうか。残念ながらこの研究チームは、父親の脳をスキャンするまでにはまだ至っていない。

母親が生まれたばかりの赤ちゃんと見つめ合うところを見た人なら、こうした研究結果にまったく驚かないだろう。母親にとって、生まれたての我が子の顔ほど魅力的なものはない。

「この子ときたら、パパそっくりじゃありませんか？」[*3] こう聞かれるごとに一セント玉を貯金していれば、いまごろ僕は一セント長者になっていただろう。赤ちゃんが生まれてから二、三分のあいだ、特に夫が近くにいるときに、ママになりたての女性は赤ちゃんがパパと推定される人物にそっくりだと言いたがる。ほかの家族も赤ちゃんを見て、やはり同じことを言う。やがて友人たちも追従し、しまいには病院のスタッフも「パパそっくり！」の合唱に引きずり込まれる。

この質問に対する正しい反応は、大きな声で「本当ですね。まさに瓜ふたつです！」と答えることだ。特に仕事に追われる小児科医にとっては、これ以上よい反応はない。赤ちゃんの「隠れた特技」（じつは赤ちゃんには本当の父親が誰なのかを巧みに隠す技がある）や、チンパンジーの交尾の儀式について解説したり、「パパそっくり」な我が子の誕生を心から喜んでいる人が、その子の本当の父親ではない確率が決して低くはないことを教えたりする時間の余裕はどこにもないのだから。

ワイドショーや女性週刊誌の愛好者ならご存じのように、ヒトはかならずしも一夫一婦制に向いているわけではない。それなのにヒトの赤ちゃんは、地球上でもっとも産むのが大変で、おまけに無力な生き物である。ヒトのオスは本能的に多くのメスと交尾することを求め、メスは交尾して生まれた赤ん坊育てを助けてほしいと望む。両者の欲求が何百万年もせめぎ合ったすえに、赤ちゃんが似る相手――あるいは似ない相手――が決まったのである。

人類の進化を動かしてきたのは、生殖への欲求である。あなたがいまここに生きているのは、祖先全員が自分の遺伝子を次の世代に首尾よく渡し、それを受け継いだ人がまた次の世代に渡し、長所も短所もひっくるめた遺伝子のバトンがあなたのもとに受け継がれてきたからだ。この連鎖に少しでも邪魔が入っていたら――先祖のひとりが親になる前にマストドンに踏みつぶされたりしていたら――あなたはいまとまったくちがう人間になっていたことだろう。それどころか、存在さえしなかったかもしれない。

赤ちゃんが生まれたら、生物としての本能、ホルモン、文化の働きにより、親は自分の子――自分の遺伝子の束と言える存在――がひとりで生きられるようになるまで守り育てることに没頭するようになる。親が子育てにどれだけ没頭できるかは、あからさまに言えば、その子が自分の子だとどれだけ確信しているかによって決まる（もちろん生みの親がかならずしも献身的に子育てするわけではない。家庭裁判所の判例を見てみれば、そのことがよくわかる。養子をもらい、自分の子として育てる親は、「生物としての本能がすべてに勝る」というルールのすばらしい例外である）。母親は、自分が産んだ子が我が子だと確信しているから、その献身は絶対的である。ところが父親は、母親ほど自信が持てないことがある。

自分が親であると確信している父親ほど子育てに多くの時間と労力を費やすということが、霊長類の研究であきらかになった。自分が父親だという確信が極端に強い種に、南アフリカに生息するワタボウシタマリンがいる。頭が白い毛で覆われていることから名前がついたこの小さなサルのオスは、いったん交尾すると、相手のメスのそばから片時も離れようとしない。赤ちゃんが生まれるまで、食事をするときも、寝るときも一緒。身体をぴったりくっつけ合って眠るすがたは、まるで毛皮のボールのよう。つがいのワタボウシタマリンがしっぽをからませ、仲むつまじくすわっている写真はバレンタインのカードにぴったりである。

メスから一瞬も目を離さないワタボウシタマリンのオスは、お腹の子の父親が自分であると一〇〇パーセント確信している。彼らが霊長類のオスのなかで、いちばん子育てに協力的なのは偶然ではない。父親は赤ちゃんたち（ワタボウシタマリンの子はたいてい双子である）の毛づくろいをしてやり、遊び相手になってやる。どこに行くときもかならず子どもたちをつれていき、お腹をすかせたら母親のところにもどっておっぱいを飲ませる。おっぱいが終われば、また抱きあげて世話をする。このような生活を、赤ちゃんが成長して自立するまでつづける。

この対極にいるのがチンパンジーのオスである。彼らは自分が父親であろうがなかろうが、まったく気にしない。メスのチンパンジーは発情期——妊娠が可能な期間——になるとお尻がふくらんで真っ赤になり、寄ってきた複数のオスと交尾する。だから、オスには赤ちゃんが自分の子かどうか知る術がない。しかし、彼らは別に気にしない。チンパンジーのオスは男同士でつるんでエサを探したり、縄張りを見回ったり、敵対する群れと闘ったりするほうが好きだから、子育ての仲間に入れてもらえないのは望むところである。

ヒトはすべての霊長類のなかで、ちょうどワタボウシタマリンとチンパンジーの中間くらいに位置する。原始人の出産が危険なものになり、赤ちゃんが無力な状態で生まれるようになると、ヒトのオスは親類のチンパンジーのオスよりもメスの近くですごすようになった。その結果、母親と子どもにとってはあきらかにプラスで、父親にとっても悪くない状況が生まれた。母子は父親から保護と食料などを与えてもらい、生き延びやすくなった。一方、父親はしょっちゅう連れ合いの近くにいることで、自分が懸命に世話している赤ん坊が自分の子だとかなり確信できるようになったのである。

じつは、この「かなり」という部分に深い意味がある。なぜ一〇〇パーセントではなく、「かなり」なのだろうか。人間の場合、つがいが二四時間ずっと一緒にいることはできないし、ヒトのメスにはあきらかな発情期がなく、妊娠可能期間がいつなのか、オスにはわからない。このため、人間のオスはワタボウシタマリンのように、自分こそ赤ん坊の父親だと確信することができない。人間の世界――少なくとも西欧諸国では――同じ相手と添い遂げる一夫一婦制が建前になっているが、どうしてもちがう相手に目移りしてしまう。変わらぬ愛を誓い、指輪も交換し、冷凍庫の隅にはウエディングケーキの切れ端がアルミホイルに包まれてまだ転がっているのに、僕たちの遺伝子のなかにはまだ好色なチンパンジーが棲んでいて、外に出るチャンスを虎視眈々とうかがっている。

このチンパンジーは、しばしば脱出に成功する。人類学者たちが婉曲に「つがい外交尾」と呼ぶ現象（平たくいえば浮気）は、程度の差こそあるが、どの文化圏にも存在する。その結果、連れ合いとちがう相手の子どもを身ごもる人がどうしても出てくる。その数は、僕たちが思うよりはるかに多い。英国の農民からアマゾンのヤノマミ族まで、幅広い母集団を調べた研究で、父親とされている男性の本当の子ではない赤ちゃんが平均九パーセントもいたという。この九パーセントという数字は偶然の産物ではない。進化の過程で、父、母、子がそれぞれ妥協を重ねたすえにたどりついた数字である。

どうしてこうなったのだろう。なぜ人間の文化には、ある程度の浮気がつきものなのだろうか？この現状を、当事者三人の立場から分析してみよう。まず原始時代の女性は男性の保護と支援を求めていた。男性は、自分が育てる手伝いをしている子が本当に自分の子どもだと確信したかった。赤ちゃんは生き延びたい、できれば自分も「つがい外交尾」ができるほど成長するまで生きていたいと望んでいた。この三者にとって都合のよい解決策――それは赤ちゃんが特に誰にも似ていない状態、つまり「無印」で生まれることだった。

赤ちゃんが誰にも似ていないすがたで生まれることは、理にかなっている。新生児が本当に実の父親にそっくりだとしたら、じつは子どもと血がつながっていない九パーセントの父親は、その子が本当は誰の子なのか――たとえばとなりの洞窟に住む男――すぐに気づいて拒絶する可能性が高い。そんなことになったら、母子の生存率が下がってしまう。自分と血のつながりのない子を排除すれば、その父親の遺伝子が次の世代に受け継がれやすくなるように思えるかもしれないが、実際はむしろ低くなる。すでに子どもがいる夫婦だったらどうなるだろうか。妻がつい浮気をして、そのことが簡単に発覚したら、夫は怒り、妻をすてる可能性が高い。そんなことになれば、浮気相手の子だけではなく、実の子たちの命も危うくなってしまう。それに女房を寝取られた夫だって、ほかの家族に自分の遺伝子を持つ「不義の子」を潜り込ませているかもしれない。その家の夫が、その子が自分の子ではないことにすぐ気づいて拒絶したら、自分の遺伝子を後世に伝える、つまり進化論的な成功者になる可能性がぐんと低くなるではないか。

ややこしい計算のすえ、父親と種がちがう子が九パーセント生まれれば、男たちの遺伝子が次の世代に伝わる可能性がもっとも高くなることがわかった。もちろん、パパにそっくりな赤ちゃんもいて、おそらくこの人の子にちがいないと思えることもある。だが一般的に言えば、男性が自分の遺伝子を残すことに成功してきたのは赤ちゃんが特に誰にも似ていないおかげなのである。

また、ヒトは進化の歴史のなかで、赤ちゃんの父親がちがうことをばれにくくするための文化的な慣習も築いてきた。子どもが実の子だと夫に思わせるために、「この子はあなたにそっくりよ」と何度も言い聞かせるより効果的なやりかたがあるだろうか？

家族や友人も赤ちゃんを見たとたん、パパそっくりだと確信に満ちた口調で言う。この行動はどの文化にも普遍的に見られる。ママになりたての妻は赤ちゃんが自分より夫に似ていると主張し、妻の家族も夫や夫の家族以上に、子どもがパパ似だと強調したがる。また、ママがいちばん「パパそっくり」を連発するのは第一子のときが多い。最初の子どもに対しては、あとの子たちよりずっと、パパが血のつながりを確信しにくいからかもしれない。

赤ちゃんは本当にパパ似もしれない。そして、赤ちゃんにとってさいわいなことに、パパ以外の多くの人にも似ている。

健康な新生児の健診のやりかたを初めて学んだ二年後に、今度は僕がトムのように、若い実習生たち相手に元気な新生児について教えることになった。そのなかに、ひときわ目をひく男がいた。貧弱な身体つき。もじゃもじゃの髪をうしろになでつけた八〇年代風のヘアスタイル。首につけた蝶ネクタイがいつも少し曲がっている——。僕が話しているあいだ、彼は立ったまま、じれったそうにノートを指ではじいていた。

彼は自己紹介で、脳神経科に進むつもりだと宣言した。それ以来、クラスメートは「脳の医者《センセイ》」を短くした「脳セン」というあだ名を彼につけ、彼自身もそう呼ばれてまんざらでもなさそうだった。脳センくんにとって、小児科実習は時間の無駄でしかなかった。「赤ん坊の医者になるつもりはありません」と言い放ち、実習が終わったら、二度と赤ちゃんに触れるつもりはないという。せっかく教えてもまったく興味を示さず、やや反抗的でさえある学生を前に、僕は血の気の多い研修医なら誰でもやることをした。そう、彼を何度も指名したのである。

僕はその朝、「新生児の折り紙」を実演し、脳センくんを指名して「折り紙」をしてもらった。脳センくんは優秀で、赤ちゃんが子宮から世の中に出たときに直面する問題はすぐに理解したものの、挙動はあきらかにおかしかった。赤ちゃんを扱う手はぎこちなく、クスンクスンと泣き出したとたん、はじかれたようにベッドから飛びのいた。実習生全員が赤ちゃんを診察したあと、僕は赤ちゃんの汚れたおむつを取りかえ、脳センくんにドアのところのゴミ箱に捨ててくるように命じた。彼はおむつを受け取るかわりに、ゴミ箱を僕のところに持ってきて、そこに捨てさせた。

その朝の授業の最後に、僕は学生たちに「質問はありませんか」と聞いた。出てきた質問は、「赤ちゃんの正常な心拍数と血圧はどのくらいですか？」「新生児の腎臓と成人の腎臓の働きはどうちがいますか？」「生後何か月ぐらいで歩き出しますか？　話しはじめるのはいつですか？」など、まじめな医学生が聞きたがるようなものばかりだった。

解散しようとした瞬間、脳センくんが手をあげた。健診の練習台になってくれた赤ちゃんを見やって「あの子、ちょっとおかしいんじゃないですか」と言う。その指は、赤ちゃんの頭と胸のあいだを指していた。「首がどこにもありません」たしかに赤ちゃんのソフトボール大の頭は、いきなり肩の上に載っている。首はどこにも見えない。脳センくんの疑問はもっともだった。

ところが、見た目とはちがって新生児にはちゃんと首がある。ただ隠れているだけだ。赤ちゃんのあごの下にそっと手を入れると、胸までのあいだにほんの二センチほどの気管が肉に埋もれているのがわかる。首と呼ぶのもはばかられるほど短いが、赤ちゃんにはこれで充分だ。

僕は何年も小児科医として働くうちに、赤ちゃんを馬にたとえるとろくな結果にならないことを学んだ。けれど今回は、馬と比較したほうが話がわかりやすいだろう。新生児は、ちょうど馬が水を飲むのと同じやりかたで母乳を飲む。馬が桶から水を飲むところを観察してみよう。まず顔をつっ込んで水をズルズルすすり、ゴックンと飲み下す。ズルズル、ゴックン、ズルズル、ゴックンの繰り返しである。馬は（ついでに言えばほとんどの哺乳類が）嚥下《えんげ》と呼吸を同時にできるので、一瞬も休むことなく飲みつづける。肉食動物に襲われる前に飲み終えて、できるだけ早くその場を立ち去るためだ。赤ちゃんも新生児のころは同じ能力を持っているが、生後四か月には失ってしまう。その後は呼吸か嚥下のどちらか一方しかできない人生を送る。こうなったのは進化の過程で起きたハプニングのせいかもしれないし、しゃべりたいという欲求がヒトにあるせいかもしれない。

はるか昔、僕たちがまだ泥のなかでうごめく背骨のない虫だったころ、窒息死というものは存在しなかった。ぬるぬるした僕たちの祖先は、その原始的な口で海の泥を吸い込んで栄養をとり、[*4] 皮膚から酸素を呼吸していた。ところが身体が大きくなるにつれ、皮膚呼吸だけでは必要な酸素を補えなくなった。しかし、酸素を豊富に含む水を口から吸い込み、腸に届けていた虫たちにとって、進化の過程で腸を袋状にして魚のエラや肺のような組織をつくるのはさほどむずかしくなかった。

残念ながら、哺乳類の身体がこのように進化し、洗練されていく過程で、気管が食道の前に押しやられ、空気と食べ物の通り道が喉の奥で交差するようになった。チャールズ・ダーウィンもこの奇妙な配置を不思議がり、[*5] 一八五九年に「声門が閉まるというすばらしい工夫がありながら、ヒトが呑み込んだ食べ物と飲み物のすべての粒子が気管の開口部を横切り、一部が肺に落ちかねない構造になっているのは不可思議な事実である」と述べている。

ダーウィンが言う「不可思議な事実」は、ヒトにしかない問題である。ほかの哺乳類ははるか昔に、この奇妙な交差構造と共存する術を身につけている。馬はなにかを呑んでいるあいだ、気管にふたをしている。喉の奥で声門がふくらんで鼻腔のうしろに入り込み、気管をふさいで鼻から肺への空気の通過をブロックするのだ。だが、食道はふさがらないので、食べ物や水が口から胃にすいすい通り抜けることができる。

ところがヒトの仕組みはちがう。ダーウィンが言う「すばらしい工夫」はあるものの、そのシステムにはあまりにも不具合が多い。食べ物は「ちがう管をおり」たがり、実際におりてしまうと反射的に激しく咳き込んでむせ返る。下手すれば窒息しかけて、ハイムリック法の心得のある人に救命してもらう羽目になりかねない。

ヒトのこうした問題は、しゃべることから来ている。[*6] しゃべるようになったから、窒息するようになったのだ。声を出すこと、言葉を話すことが重要になるにしたがって、ヒトの祖先の首は長くなり、さまざまな種類や高さの音が出せるようになった。やがて喉頭の位置が首の下側に移り——おかげで低音が響くようになり——声門も一緒に移動した。こうした身体構造の変化によって、気管と鼻腔が完全に離れてしまった。これらの変化によって喉の奥に空洞が生まれ、そこを食べ物、水、空気が複雑に交差しながら通過するようになったのである。

どうして新生児の気管と鼻腔はいまもつながっているのだろうか。一番めの理由は、そのほうがずっとおっぱいを飲みやすいからである。泣いている赤ちゃんの口のなかをのぞくと、喉頭蓋——嚥下中に気管にぱたんとふたをする軟骨でできた弁——が喉の奥に、ピンク色のポテトチップのように立っているのが見える。おっぱいを飲みはじめると、喉の奥で喉頭蓋と気管の上部が立ち上がる。こうして喉頭蓋が気管をふさいでくれるおかげで、赤ちゃんは小さな二本足のサラブレッドのように、呼吸をつづけながらおっぱいを飲むことができる。液体は喉頭蓋に覆われた気管に入れないから、ほぼ窒息することはない。新生児は一日のかなりの時間を、おっぱいを飲むことに費やす。飲むたびに息を止めていたら、どれだけ時間がかかるかわかったものではない。気の毒なママは二四時間、赤ちゃんにおっぱいを飲ませつづけねばならないだろう。

二番めの理由は、赤ちゃんのあいだはむずかしい言葉を話さなくていいこと。必要なときに泣けば、「いやなことがあるから早く来て、なんとかしてよ!」と伝えることができる。新生児は首が太く短い。そのおかげで、馬のように呼吸しながら飲むことができる。少なくとも生後二、三か月までは、この能力のほうがおしゃべりよりも大切である。

小さな気管と喉と鼻は、赤ちゃんが夜に不思議な音を出す原因にもなっている。初めてこの音を聞いた新米パパとママは、腰を抜かさんばかりに驚く。この音に題をつけるとすれば、「夜に響く謎の音」[*7]という感じだろうか。ホラー小説の章タイトルになりそうだ。娘のクレアが出したガチョウの鳴き声のような音を初めて聞いたとき、僕は「大変なことが起きたにちがいない」と真っ青になって飛び起きた。ベビーベッドに駆け寄ると、娘は寝息に合わせて胸を上下させながらすやすや眠っていた。さっきの音は絶対にここから聞こえたはず――。そこで僕ははっとした。ああ、そうか！　親たちが心配していたのはこれだったのか。

新生児はちょっとモッキンバード（モノマネ鳥）に似ている。舌を鳴らしたり、口をチューチュー鳴らしたり、喉を鳴らしたり、さまざまな音をたてる。これは正常なことだが、新米パパとママは面食らうことだろう。どうして新生児はこんなににぎやかなのか。それは、彼らの鼻から喉を通って気管につづく気道が、とても薄くてやわらかいからである。

まず鼻から説明しよう。あなたの鼻を洗面所の鏡で見てほしい。洞穴のように大きく広がり、大量の空気が難なく通過できそうな鼻の穴が見えるはず。今度は新生児の鼻を見てほしい。その鼻の穴は、ほんの小さなすきまほどしかない。

新生児の喉や気管も、鼻と同じくとても小さい。声門は一・五センチほどの幅しかないし、声帯の下につづく気管はそれよりもさらに狭い。新生児の気管の構造も、彼らがたてる音に一役買っている。あなたの喉仏のあたりに手を置いて、気管の感触を確かめてみてほしい。軟骨でできていて、つぶそうとしてもつぶれない。気管に手を置いて、深呼吸しても、大きく広く開いたままで特に変化はないはずだ。

ところが、新生児の気管をつくっている軟骨は、おとなのものよりはるかにやわらかく、泣きながら息を吸うと一部がつぶれてしまう。鼻や喉の奥のやわらかい組織は、気管よりさらにつぶれやすい。急に息を吸うと、気管や鼻や喉がつぶれて狭くなり、空気が出入りするたびに笛のような音が出る――これが夜中に聞こえる不気味な音の正体だ。つぶれた部位によって、低い轟音から高いキーキー音まで、さまざまな音が出る。

気管の軟骨が新生児の標準よりもっとやわらかく、普通に呼吸したり、泣いたり、おっぱいを飲んだりしただけでつぶれてしまう疾患がある。「気管軟化症」という病気で、問題が喉頭にある場合は「喉頭軟化症」と呼ばれる。この症状の裏には、深刻な問題がひそんでいることがある。気道にもなにかしらの異常があるかもしれない。喘鳴《ぜんめい》――息を吐くときに胸がゴロゴロ鳴る音――が聞こえる赤ちゃんは、入院中に徹底的に検査する必要がある。一般的な呼吸音しか聞こえなければ、赤ちゃんをそのまま家に帰して、夜中に音をたてる仕事に専念してもらえばいい。呼吸に混ざって聞こえる雑音は、だいたい二、三週間して気管などの組織がかたくなれば自然に消えていくだろう。

気道の組織がやわらかいのも、ヒトがほかの霊長類より早い段階で頭の大きな赤ちゃんを産まねばならなくなり、この変化に対応するために進化した結果である。すなわち、手遅れにならないうちにボートをガレージの外に出すために行った譲歩なのだ。子宮のなかにあと二、三か月いることができれば、気管はもっとかたく丈夫になれるはず。気管がつぶれなければ、新生児は変な音をたてずに毎晩眠ることができ、親の心配の種がひとつ減ったかもしれない。

脳センくんに質問された当時の僕には、ここに披露したような知識はなかった。だから「新生児の筋緊張や神経制御システムは弱いから、首が細くて弱いと大きな頭を支えきれないんだよ」とかなんとか、ありったけの知識を総動員して答えた。その場ででっちあげたにしては、なかなかうまく答えることができたと思う。脳センくんは大好きな神経制御システムが登場したことに気をよくしたらしいが、説明を聞いてもなにも言わず、ただうなずいて、長くて細いおとなの首に聴診器をかけたままカフェテリアに行ってしまった。

気道は胸でいくつかに枝分かれして気管支になり、肺胞につながっている。ここは新生児もおとなと変わらない。しかし赤ちゃんの胸の構造には、おとなとちがう部分がいくつかある。

まず、新生児の胸は大きく突き出している。親たち、特に男の子の親は、わが子の突き出た胸を見て心配になるらしく「これは……おっぱいですか?」と聞いてくる。僕はこの質問に、「はい、そうです。このふくらみが消える前に、ちょっとお乳が出るかもしれませんよ」と答えているが、これでは不安はあまり解消されないだろう。しかし赤ちゃんの性別がどうであれ、胸の組織は胸の組織だから、ホルモンの状態いかんによって、誰でも——男の子やおとなの男性でも——少しはお乳を分泌することができる。この現象を乳汁漏出（症）という。

新生児の乳首からにじむ乳汁を「魔乳」と呼ぶことがある。[*8] この名前がついた経緯はわからないが、おそらく昔はこの現象が魔術や呪文といった禍々《まがまが》しいことに関係していると思われていたのではないだろうか。名前を見れば想像がつくように、魔乳が出ることはなにか恐ろしいことの前触れとされていた。スイスの民間伝承によると、乳汁が出ている赤ちゃんのなかには「鬼が棲んで」いて、その鬼に飲ませるためにお乳を出しているという。魔乳が出たら、その子のお乳をすっかり吸い出して（この役を誰がやるかは不明）、鬼を餓えさせる。それから二度ともどってこないように、ナイフの刃を上にして赤ちゃんの寝ているゆりかごのなかに入れたらしい。

いまでは鬼のせいにされることはなくなった。じつのところ、性別に関係なく、どの新生児の胸もふくらんでいる。子宮のなかで、母乳の分泌をうながすホルモン——特にエストロゲンとプロラクチン——にさらされたのが原因だ。二〇人にひとりの割合で乳首に乳汁がにじむ子がいるが、へその緒を切れば血液中のエストロゲンやプロラクチンが減少し、やがてまったく出なくなる。二、三日から一週間ほどもすれば、ゆりかごにナイフを入れても入れなくても胸のふくらみは消え、お乳も完全に止まるだろう（個人的に、このナイフのおまじないは絶対にやらないほうがいいと思う）。

赤ちゃんとおとなの胸のちがうところは、「おっぱい」だけではない。胸の形もそうである。赤ちゃんの胸はまるで樽のように丸く、[*9]港湾労働者と見まがうほどたくましい。新生児の胸を両手で囲むと、ほぼ完全な円形になる。一方、おとなの胸は、横に広く縦に狭いのが普通で、手で囲むと横向きの楕円形になる。新生児の胸が丸くてがっしりしているのは、頭と同じく、進化の過程で行った譲歩の結果である。おとなの広い胸よりも丸い胸のほうが子宮に収まりやすいし、産道をおりてくるときにダメージを受けにくい。

新生児の胸の骨——あばら骨と胸骨——は大部分が軟骨で、かたい骨はごくわずかしかない。この構造は、あばら骨を折らずに生まれるのには理想的だ。ところが誕生後、呼吸が急に重要になったときから、このやわらかさが邪魔になる。それに、呼吸で重要な働きをする肋間筋――あばら骨のあいだの筋肉――は、子宮にいるあいだはほとんど使われない。だから新生児のときはこの筋がまだ弱く、呼吸メカニズムの効率はかなり悪い。さいわいなことに、横隔膜――肺と腹腔《ふくくう》を隔てる筋肉の膜――がよく働いて、呼吸機能の足りない部分を補ってくれる。

新生児は子宮のなかで、呼吸の動きを練習したり、しゃっくりをするたびに筋肉をけいれんさせたりしながら、横隔膜をかなり鍛えている。健康なおとなは、おもに胸郭の筋肉を使って肺に空気を入れる（胸式呼吸）が、新生児は横隔膜を使って呼吸する（腹式呼吸）。赤ちゃんが息を吸うと、横隔膜の筋肉が腹部の内臓を押し下げてお腹がぽっこりふくらみ、弾力のある胸壁が少しへこむ。息を吐くときには、反対にお腹がへこんで胸がふくらむ。シーソーのような不思議な呼吸法である。

おとなのに胸が新生児のように丸く、横隔膜だけを使って呼吸している人は、非常に危険な状態にある。肺気腫などの閉塞性の肺疾患にかかっている可能性が強い。しかし赤ちゃんの場合はまったく心配ない。やがてあばら骨と肋間筋が強くなり、肩と胸も広くなって、僕たちと同じやりかたで呼吸するようになるだろう。

胸郭から五センチほど下、赤ちゃんのお腹のど真ん中には短いへその緒の一部がついたままになっている。[*10] 子宮では胎盤と胎児をつなぐ命綱として活躍したへその緒だが、生まれた瞬間に呼吸に主役の座を奪われ、役目を失ってしまう。見た目はかなりグロテスク。ほとんどの親が赤ちゃんの身体のなかでいちばん見たくない部分ではないだろうか。

お腹に残っているへその緒の切れ端は、赤ちゃんが生まれたときからプラスティック製のクランプ（留め具）でしっかりと締めてある。子宮を出てから二、三時間のあいだ、このクランプが果たす役割は大きい。めったにないことではあるが、クランプがはずれて切断面から出血することがあるからだ。たいていは一、二滴ほどで、おろしたてのベビー服が汚れるくらいですむ。しかし、ときに大出血が起きて赤ちゃんが重い貧血症状におちいることもある。さいわいなことに、こんな事態になることはめったにない。

クランプを正しく使えば、へその緒の切り口をすばやく、しっかり留めることができる。二時間もすればへその緒の血管が縮んでかたくなり、出血の危険はなくなる。このクランプは退院前健診の前にはずすことが多い。へその緒について、親たちはよく「どうやって手入れをすればいいのでしょう」「いつ取れますか」と聞いてくる。しかし、彼らがもっとも知りたいことはこれだ――「出べそとひっこみべそのどちらになるでしょうか」。

前のふたつの質問は関連している。手入れをすれば、取れる時期が変わってくるからだ。酸素が届かなくなると、へその緒は干からびて黒くなる（このプロセスには、乾燥壊疽《えそ》というおどろおどろしい名前がついている）。赤ちゃんの免疫系が、瀕死のへその緒とお腹の皮膚との接点に大量の白血球を送り込む。白血球は数日間かけて、残っているへその緒を少しずつ体外へと押し出していく。

へその緒を手入れするときに覚えておいてほしいのは、組織が切断されたとたんに腐敗がはじめるということ。闘う力を失った組織には、あっという間にばい菌が繁殖する。へその緒に取り付いた細菌は、しなびた血管を通って赤ちゃんの体に入り込むチャンスを虎視眈々とうかがう。やつらが侵入に成功すると、臍炎《さいえん》という感染症が起きる。重症化すると危ない病気だ。

こうした感染症を予防するため、臍帯（へその緒）に医療的な処置を施すようになったのは、一九五〇年代から六〇年代にかけてのこと。西欧諸国でも臍炎がめずらしくなかった時代である。処置の目的は、腐敗した組織に繁殖する細菌を殺し、へその緒が自然に取れるまで細菌などの感染を防ぐことにあった。消毒せっけん、抗生物質入りの軟膏、消毒用アルコール、当時よく使われていた三重色素――三種類の消毒薬を混合したもので、これをつけるとへその緒や赤ちゃんのお腹が真っ青になった――など、薬局にある消毒薬や薬品が片っ端からへその緒に塗りつけられた。

これらの薬全部に効果があったのか、へその緒の感染症はすぐになりをひそめた。ところが今度は、薬の問題が言われるようになった。たとえばヘキサクロロフェンは新生児の神経系に有害であることがわかった。人々はより安全な治療法を模索しはじめる。そのなかで、へその緒が取れるまで清潔にして乾かしておけば、消毒薬と同じ効果が得られるのではないかと考える研究者が出てきた。

試してみると、予想どおりだった。へその緒を清潔にして乾かしておくだけで、消毒薬をむやみにふりかけたときと同じくらい感染症を抑えることができたのである。欧米では現在、ほとんどの病院がへその緒を少量のアルコールで消毒するか、ただ清潔にして乾燥させるか、このふたつの処置のどちらかを行っている。最近は、乾燥法を採用する病院が増えているという。実際、アルコールで消毒するよりも、乾燥させるだけのほうが、へその緒が一、二日ほど早く取れる。

悲しいことに発展途上国の母子にとって、臍帯感染はいまも恐ろしい病気である。毎年一八万人もの赤ちゃんが破傷風で亡くなっている。母親が予防接種を受けていないことと、まちがった臍帯ケアのせいで臍帯に破傷風菌が繁殖することが原因だ。アフリカの一部の地域では、止血のためにへその緒の切り口に炭、脂、牛の糞、乾燥バナナなどを塗りつける風習がある。母子の死亡率がこれらの地域でもっとも高いのは当然のことだろう。ＷＨＯ（世界保健機関）は現在、母親に破傷風の予防接種を受けさせることと、清潔な臍帯ケアを指導することに力を注いでいる。特に高度な技術がいらないこのふたつの実践で、何千人、いや、何百万人もの命が助かるだろう。

今度は二番めの質問、「いつ取れますか」にお答えしよう。一般には五日から一五日かかるといわれているが、生まれたときに未熟児だった子や帝王切開出産で生まれた子、へその緒の処置がよくなかった子などは、もっと長引くことがある。退院後の赤ちゃんに会うことがない産褥病棟のスタッフは、期間を短めに見積もって、一週間ぐらいだと言うことが多い。ある日、看護実習生がママになったばかりの患者にこう説明しているのが聞こえた。「ある朝、おむつを開いたら取れてますよ！」

小児科医として言わせてもらえば、へその緒は一週間では取れない。生後二週間健診で、おむつを開き、まだ取れていないへその緒を見せて不安そうな顔をする親にこれまで何人会ってきたことか！　へその緒は取れる気配がないばかりか、血がにじんでいたり、少しにおっていることもある。一週間で取れると聞いていたのに、うちの子はどこかおかしいの？　親としての自信は粉々だ。

こんなとき僕はまずこの状態が異常でもなんでもないと説明し、彼らを安心させる。へその緒は死んだ組織なのだから、におうのも、血がにじむのもあたりまえ。切断したとき、臍血管に残っていた少量の血液が、クランプのせいで行き場を失う。へその緒が取れてくれれば、その血液の一部がにじみ出てくる。それだけのことだ。

僕はもう一度へその緒のケアのやりかたをおさらいし、根元のあたりをふくときにへその緒をひっぱっても、赤ちゃんは痛くもかゆくもないと説明する。へその緒には痛覚がないから、赤ちゃんはなにも感じないのだ。それから、へその緒はかならず取れるから大丈夫ですよ、と安心させる。ただし、これまで見た赤ちゃんの最長記録が八八日で、そのあいだ親がずっと悩んでいたことは言わないようにする。

三番めの質問「出べそになるか、ひっこみべそになるか」の答えはこうである――へその緒がついているあいだはわからない。おとなの九〇パーセントがひっこみべそを持っているが、その理由は不明である。へその緒が取れて、その周りの皮膚が閉じるとへそができるが、皮膚がうしろにひっこむこともあれば、外に出ることもある。どっちに転ぶかは成り行きまかせだ。遺伝性もないらしい。原因はまったくわかっていない。

それでも人間は手をこまねいて見ていたわけではない。古代ギリシャの医者ソラヌスは、誕生直後にへその緒の端を綿で包んで、その上に石を置き、「穴をよい形に固める」やりかたを推奨した。また、最近はあまり目にすることがなくなったが、どんな文化圏にも「へそバンド」のようなものが残っている。へそのあたりになにかをあてがい、お腹にバンドを巻いて固定する。二週間ほどそのままにしておけば、美しいへそになるという道具である。僕の調べたところ、へそにあてがうものは硬貨、野菜（じゃがいも、きゅうり、ズッキーニの薄切りが人気）、ボタン、結び目をつくった革ひも、綿のかたまり、小石などが多い。どの人も自分のやりかたこそ最善だと信じている。しかし、どんなことをしても（たとえメロンをへそに巻きつけたとしても）、一〇人のうち九人がひっこみべそになるという事実は変わらない。

今度は脚を見てみよう。親から質問されることの多い部分である。新生児を初めて抱いた親は、脚がみごとにOの字を描いていることにぎょっとする。赤ちゃんの脚の骨を指でたどってみると、お尻からつま先まできれいな弧ができあがる。我が子のO脚ぶりを心配する親は多いが、気にしない人もいる。息子の脚を見て、「立派なカウボーイになれそうですね」と喜んだパパがいた。厩舎に勤めている人だったから、本当にうれしくてそう言ったのである。

僕の経験で言えば、同席する家族の年齢が高いほど、赤ちゃんの脚について聞かれることが多くなる。僕が駆けだしの小児科医だった一九七〇年代におじいちゃん、おばあちゃんになった人たちは、くる病を身近に経験しているか、かなりの知識を持っていた。最近のおじいちゃん、おばあちゃんはその子どもにあたる世代だから、O脚を見て心配する傾向がまだ少し残っている。

くる病は骨化――成長とともに骨がかたくなる働き――が妨げられる病気である。[*11] 通常、生後何か月または何年かでかたくなるはずの骨が、やわらかく曲がったままになる。くる病の子が歩きはじめると、脚の骨が外側に曲がり、思春期には発育が止まってO脚になる（くる病は脚以外の骨にも影響を与える。たとえばくる病で骨盤の成長が子どものころに止まって、形がゆがむと、胎児が産道を通過できない。だからくる病の女性は、帝王切開で出産していた）。

くる病の子を見かけなくなって久しい。というのも、この病気は遺伝によるごく少数のケースを除き、栄養不足が原因だからである。くる病による骨軟化は、骨の石灰化に不可欠なビタミンDが不足したときに起きる。欧米ではほとんどの人が、ビタミンD強化牛乳（昔はタラの肝油が人気だったが、いまではあまり見かけなくなった）と日光浴〔ビタミンD前駆体が紫外線によりビタミンDに変わる〕からビタミンDをとるようになった。

一九世紀に米国のスラム街に生まれ、救貧院で育った子どもたちはあまり日光を浴びることができなかった。一九三〇年代に入って、牛乳にビタミンDが添加される前の時代は、都市部の貧しい地域のあちこちに脚が曲がった子どもがいたものだ。一九七〇年代に僕が会ったおじいちゃん、おばあちゃんたちには、そんな記憶が残っていたにちがいない。だから孫のO脚を見て心配になったのだろう。

新生児がO脚なのは言うまでもなく、妊娠後期の子宮のかぎられた空間に収まるために譲歩した結果である。胎児の骨は柔軟だから、子宮内のスペースが狭くなると、脚を子宮の形なりに曲げて対応する。逆子ではない第三期の胎児は、まるでお釈迦様が狭い空間で逆さにあぐらをかいたような格好をしている。歩きはじめてから一、二年しないと脚の骨はまっすぐにならない。その時期が来るまで、僕はパパやママに「辛抱強く待ちましょう。脚のギプスや高価な矯正靴はいりません」と諭しつづけるしかない。

腿やすねの骨だけが曲がっているならほとんど大丈夫だが、くるぶしからつま先までの足だと問題になることがある。足は子宮のなかでしょっちゅう動かしてやらないと、充分に成長できない。スペースが狭すぎると運動が足りなくなり、足が必要以上に曲がってしまう。内転足はよく見られる症状で、足が真ん中あたりで内側に曲がり、下から見るとちょうどCの形に見える（右足の場合）。たいていは簡単なストレッチをすれば治るが、骨を正常な位置にもどすため、特殊な矯正具を使うこともある。

内反足はもっと深刻だ。羊水過少症などで子宮内のスペースがひどく狭いときに生じる問題だ。足を自由に動かせる場所がなかったため、足の先が内側に曲がったまま固定されてしまう。矯正靴を履かせて足を少しずつ正常な位置にもどすのが一般的な治療法だが、重症だと手術をすることもある。何十年か前までは深刻な病気だった内反足だが、いまでは障害が一生残ることはほとんどなくなった。オリンピックで金メダルをとったフィギュアスケート選手クリスティ・ヤマグチ、アメリカン・フットボールの名選手トロイ・エイクマン、女子サッカー界のスター、ミア・ハムは赤ちゃんのとき内反足だった。ヒトラーの宣伝大臣だったヨーゼフ・ゲッベルスもそうだったらしい。親が子どもにどんな夢を描いているにしても――世界征服よりもオリンピック出場のほうが望ましいが――内反足がその夢を邪魔することはなくなった。

新生児室で一週間の研修を受けても、脳センくんの対人能力はあいかわらず低く、赤ちゃんへの関心も薄いままだった。あるときはごく小さな未熟児を見て「まるで魚だ」と言い放ち、新生児専門医の怒りを買った。またあるときは、別の研修医が命じたお産の立ち会いを「一回やりましたから、もう充分です」と断って怒らせ、危うくなぐられそうになった。看護師たちは、赤ちゃんに毛布もかけず、横柄な態度で放置した脳センくんに殺意さえ感じたという（看護学生が注意すると、「医者のやる仕事じゃない」と鼻であしらったらしい）。

けれど、新生児健診のある部分が彼の心をとらえた。新生児室実習の最終日、僕は脳センくんが新生児ベッドのとなりに陣取り、赤ちゃんの頰をやさしくなでているところを目撃した。赤ちゃんは、手が触れるたびに顔を動かし、指に吸いつこうとする。脳センくんは僕が見ていることに気づくまで、それを何度も繰り返していた。彼にもとうとうやさしい心が芽生えたのだろうか？　そう思うほど僕はおろかではなかった。「原始反射が好きなんです」脳センくんは目を輝かせ、モロー反射、歩行反射、手掌《しゅしょう》把握反射と、反射の名前をスラスラと並べたてた。「原始反射はすごく神経学的ですね！」

いつのまにか、ほかの実習生たちが僕たちの周りに集まっていた。脳センくんの言葉を聞いて、背の高い、いかにもまじめそうな産婦人科志望の女子学生が手をあげた。「どうして原始反射という名前がついたのですか[*12]？　原始反射にはどんな目的があるのでしょうか？」僕が答える前に、脳センくんはあきれたように言った。「目的なんかないさ。だから原始反射なんだ」

「それはちがうよ」僕はたしなめた。彼が楽しんでいた反応——頰をなでると、そちらのほうを向く——は、乳《ちち》探索反射と呼ばれ、あきらかに目的がある。ママの乳首を発見しやすくするという目的が。この反応は太古の昔もいまも変わらず重要である。僕は脳センくんに聞いた。「ではほかの反射はどうかな？　赤ちゃんがびっくりすると両手を上にあげるのはなぜだろう？　足の裏をくすぐると、つま先を上げるのは？」一週間の実習のなかで初めて言葉に詰まった彼に、僕は宿題を出した。次の朝までに、「赤ちゃんにはなぜ原始反射があるのか」を調べてくること。脳センくんはしぶしぶうなずき、「わかりました」と答えた。

原始反射は、「特定の刺激に対して新生児だけが示す脳幹から出る反射行動」と定義される。おとなのひざを医者がハンマーで叩くと足がピョコンと上がる膝蓋腱《しつがいけん》反射と同じく、生まれつき備わっており、自分の意思でコントロールできない動きのことである。頰をなでられた新生児が振り向いて探すのは、母乳がたっぷり入ったママのおっぱいだ。何回頬をなでられても、赤ちゃんは同じ反応を示す。身体が勝手に動くのである。

乳探索反射は生まれるずっと前、胎児のときにすでに備わっている。予定日より二か月早く誕生した未熟児でも、頬を触られるとそちらの方向に振り向く子が多い。ただし、これだけ早く生まれた子が母乳を実際に吸うのはむずかしい。一方、満期出産児の乳探索反射は力強く積極的だ。弧を描くように頭を動かし、少しずつ乳首に近づいていてたどり着く。慣れてくると、あまり頭を動かさなくても乳首を見つけられるようになる。生後三週間にもなると、瞬時に発見できるほど上達する。

ふたつのプロセスからなる「吸啜《きゅうてつ》反射」は、乳探索反射につづいて起きる。口のなかの上あごの部分にママの乳首が触れると、赤ちゃんの舌はひとりでに動いて乳首を硬口蓋に押しつけ、「圧搾」と呼ばれる動きを開始する。舌はつづいて乳輪から乳首の先へと移動し、お乳をしぼりはじめるのだ。乳探索反射と吸啜反射は、生きるために不可欠なものだから、新生児の身体に生まれつきしっかり備わっている。だから、この反応を示さない子には、感染症、呼吸困難、脳の損傷などの重大な問題が隠れていることが多い。

満期出産児に生まれつき揺るぎなく備わっている原始反射のなかには、少なくとも現代の赤ちゃんにとってはそれほど重要ではないものがある。見ればすぐにわかるものもあれば、微妙でわかりにくいものもある。わかりやすいほうの代表がモロー反射である（発見者のエルンスト・モローは母乳に殺菌作用があることも発見したが、妻がユダヤ人だったせいで、ナチスに追われ、ハイデルベルク大学小児診療所の所長の地位を剝奪された）。

驚愕反射とも呼ばれるモロー反射は、赤ちゃんを抱いたことがある人ならおそらく誰でも知っているだろう。出産のずっと前に――乳探索反射よりも早い時期に――形成されるが、完成するのは妊娠第三七週あたりである。急な動きや大きな音に反応して、赤ちゃんが足をぴんと張り、首をもたげて、指を大きく開き、両手を広げて前に突き出す。二、三秒たつと両腕をもとの場所にもどし、指をぐっとにぎって泣き叫ぶ。この一連の動作がモロー反射である。これを見た親は驚いて、とっさに赤ちゃんを抱き上げてあやさずにはいられない。

小児科医は、赤ちゃんが生まれた直後にモロー反射の有無を確認しなければならない。この反射がない子は、脳神経に障害がある可能性があるからだ。モロー反射があっても、片手しか動かない子は、神経の幹として脊髄から肩につながり、腕の動きや刺激をコントロールする腕神経叢《わんしんけいそう》が損傷していることがわかる（ヴィクトリア女王の孫のドイツ皇帝、ヴィルヘルム二世は出生時の事故で腕神経叢がひどく損なわれ、左腕に一生麻痺が残ったが、彼の左手にはまったくモロー反射がなかったはずだ）。どちらの手も動かない子は、中枢神経系に重い障害があることが多い。

手掌把握反射も有名だ。親指を手の上に置くと、赤ちゃんはその指をしっかりつかむ。その握力は非常に強く、親指一本だけで寝ていた子を持ちあげられるほどだ。ただ、宙吊りになった赤ちゃんが急に手を放すこともあるから、この芸を家族や友人の前で披露するのはやめたほうがいい。見物人が悲鳴をあげ、赤ちゃんが驚いてモロー反射を繰り出し、親は罪悪感に打ちひしがれる結果になりかねない。この反射がどうしても見たい人は、万が一落ちても大丈夫なようにひざの上でやることだ。

このほかに、目にはつきにくいが興味深い反射がいくつかある。たとえば足裏把握反射。足の裏を押すと、つま先がものをつかむように内側に曲がる反応だ。つづいて踏み直り反射。赤ちゃんのつま先が台に触れると、足をいったん持ち上げ、しっかりと踏み直す。おそらくいちばん不思議なのは歩行反射だろう。両わきの下に手を入れて身体を垂直に支え、足裏を平たい面に触れさせると赤ちゃんは、その場で「足踏み」を開始する。実際に歩く力はないものの、脚を一本ずつ前に出して歩行にかなり近い動きを示す。

こうした原始反射は、ひとつずつ見ると、新米パパとママを驚嘆させる愛らしい芸にしか見えないだろう。たとえば歩行反射を初めて見た親は、「この子、歩いてるわ!」と感激するにちがいない。僕が脳センくんに出した宿題は、こうした原始反射の点を結んで線にすること——共通する性質を探し出すことだった。そのためには、木だけではなく森を見ること。何百万年も前に、僕たちの祖先がおりてしまった木を再び見上げる必要がある。

結論からいえば、脳センくんは次の朝すばらしい発表をした。しかし、僕の意図はまったく伝わっていなかった。彼はただ、原始反射の仕組みと機能をひとつずつ詳しく解説しただけ。「原始反射はなんのためにあるのか」という問いかけにはまったく答えていない。

原始反射の目的は、生まれたばかりの赤ちゃんをママのおっぱいまで「よじ登れる」ようにすることである。これらはヒトの赤ちゃんに生まれつき備わっている神経学的反応であり、はるか昔、乳児が生き延びるために必要不可欠なものだった。乳探索反射と吸啜反射は、いまでも赤ちゃんが栄養をとり、健康を維持するために重要である。だが、手掌把握反射、歩行反射、足裏把握反射はそうではない。

じつは、こうした「ママに登るための」反射はいまでも役に立っている。歩行反射と足裏把握反射は足を強くしてくれるし、手掌把握反射があるおかげでママのおっぱいを手で探しあてることができる。乳首を発見したら、今度は乳探索反射と吸啜反射の出番だ。新生児がなんだか、前もってプログラムされた低速型のおっぱい探索ミサイルに見えてくるではないか。

ではモロー反射の目的とは？　この反射は、赤ちゃんが大きな音とか、突然の動きなどに驚いたときに出る。びっくりした赤ちゃんは足をぴんとつっぱり、両手を大きく開いて指をぐっと広げる。それから両手をもとにもどし、こぶしをにぎって大泣きする。手をのばしたのはママに触れるため。泣いたのはママの注意をひいて、守ってもらうため。こぶしをにぎるのは、ママが大昔は持っていたのにいまはなくしてしまったもの――毛皮――にしがみつくためだ。チンパンジーの赤ちゃんにも、ヒトの乳児と同じ原始反射が備わっている。ただしチンパンジーの反射のほうがずっと強い。生後二、三日で、自力で母親の毛皮にしがみつけるようになる。ジャングルでは、敵から身を守るために木から木へ飛び移らねばならない。逃げるママの身体によじ登り、毛皮にしっかりとしがみつく能力は絶対に必要である。モロー反射のなかで、ヒトの乳児にとっていまも必要な動作は泣くことだけだ。

脳センくんは、僕が原始反射の説明を終える前にすがたを消した。新生児実習はその日の正午まで。彼はそのときをいまかいまかと待ち構え、一二時二分になったところでしびれを切らし、その場を立ち去ったのである。彼はいまもどこかの病院で働いているはずだ。赤ちゃんにはできるだけかかわらないようにしながら、おとなのひざを嬉々としてハンマーで叩き、膝蓋腱反射を見てうっとりしていることだろう。

僕が親に説明したいことはまだいくつもある——時間さえ許せばの話だが。肌だけとっても、すぐ皮が剝ける理由（九か月もぬるま湯につかっていれば、誰の皮膚だってふやけるだろう）、額やまぶた、首のうしろなどに一時的に出る赤い斑点（天使のキス）の正体——。ひとつずつ説明すれば、健診の時間はあっという間に終わってしまう。鼻や頰にぽつぽつと出る白い汗疹《あせも》や、上唇の真ん中にできる吸いだこも重要なポイントだ。生まれたての赤ちゃんの身体に出る、名前は恐ろしいが無害な赤いブツブツ、新生児中毒性紅斑のことも説明しないと、不潔な病棟でノミに食われたと思われかねない。

体毛のことも忘れてはならない。ある若いパパに「これは……毛皮ですか？」と聞かれたことがあるが、この質問はいいところを突いている。彼は体毛が薄く、童顔だったが、年齢のわりに髪の生え際がかなり後退していた。しかし娘はまったくちがう見た目だった。黒々とした髪は電気ショックを受けたかのように逆立ち、濃い眉毛は真ん中でつながっている。耳からも毛が束になって飛び出していた。肩や背中には体毛が渦を巻き、気象衛星が撮影した台風のよう。長いまつ毛とえくぼがかわいい女の子だったが、たしかにパパが言うように、毛むくじゃらの動物に見えなくもなかった。

しかし大昔は、生まれたときに体毛がない赤ちゃんのほうが異常だった。ヒトの祖先が毛皮に覆われた霊長類だったころ、赤ちゃんは（おとなも）みんな毛むくじゃらだった。しかし時代は変わり、ヒトはいまや世界に五〇〇〇種ほどいる哺乳類のなかで毛皮を持たない数少ない種のひとつになっている。体毛の少ない種といえば、あとは水中で暮らすクジラやセイウチのような動物か、暗い穴のなかにいるハダカデバネズミなどである。つまり、ヒトは哺乳類のなかで、ひどい日焼けに悩まされる危険性がもっとも高い種ということになる。

ヒトは一〇〇万年ほど前にアフリカのジャングルを離れ、草の生い茂る草原に移ったころから体毛を失いはじめた。水をはじく毛皮の服は木陰の多いジャングルにはよかったが、太陽がぎらぎらと照りつける草原には向かなかった。ヒトの祖先にとって、体毛が薄いことが大きな強みになっていく。たとえば一リットルの水で、「毛のない」サルが移動できる距離は、「毛皮のあるサル」の二倍である。また体毛がなくなったおかげで、それまでは毛をふさふさ生やして維持するために使っていたエネルギーを、大脳やほかの部位を育てるために使えるようになった。

もちろんいまの人間にも少しは毛が残っている。けれど先人たちに比べれば、現代人の身体はカリフォルニアで乱伐されたセコイアの森のようだ。以前は州全体を覆っていたのに、いまではいくつかの国立公園に点在するのみ。ヒトの体毛もいまでは頭、顔面、鼻のなか、わきの下、脚の付け根などにしか残っていない。そして理由は定かではないが、人間は残存しているわずかな体毛さえもかみそりやワックスやレーザー脱毛で取り除き、完全に破壊することに血道をあげている。ハダカデバネズミがこのことを知ったら、さぞもったいながることだろう。

僕は毛むくじゃらの娘を持つ薄毛のパパに、これは一時的なことだから心配しないように言い、新生児が毛深いのはあたりまえのことで、ヒトがサルだった時代のなごりにすぎないと説明した。一週間もすれば毛は自然に抜けるから、剃ったり抜いたりする必要はない。そう言うと、彼はほっとした顔になった。

本当は赤ちゃんにかんする親たちの質問にすべて答えてあげたいが、健診時間がすぎたらやめなければならない。時間の制約だけでなく、新米パパやママが一度に吸収できる情報はかぎられているからである。子どもを産んだばかりの母親は（おそらく父親も）、病院で聞いたことをあまり覚えていないものだ。出産という強烈な経験をしたばかりなのだから、無理からぬことだろう。だからこそ、妊娠したときから赤ちゃんをつれて帰宅したあとまで、信頼できるアドバイスや情報をいつも提供してくれる人がいたほうがいい。

だから僕は健診の最後に、オフィスの電話番号とメールアドレスをわたすことにしている。何日後、何週間後かに赤ちゃんについて聞きたいことが出てきたら（かならず出てくるはずだ）、いつでも連絡してくださいと言うと、どの親もそうしてくれる。「赤ちゃんを見ながら交わす会話」は病院ではじまり、親と赤ちゃんが慌しくも穏やかな家での生活に慣れたあともずっとつづいていく。

病院での生活はエレベータからはじまり、エレベータで終わる。僕が一日に数回は見かける光景がある。エレベータのドアが開き、車椅子に乗ってひざに赤ちゃんを抱いた新米ママが看護師に押されて乗ってくる。つづいて家族や友人たちがスーツケース、花束、お祝いの風船などを抱えてどやどやと入ってくる。人が多すぎて、一度では乗り切れないときもある。誰がママや赤ちゃんと一緒に乗り、誰が次の回まで待つか観察すれば、新たに芽生えはじめた家族の力関係がわかって面白いことだろう。これからその家族に起きる変化の伏線が見えるかもしれない。

あまり大きい病院ではないから、エレベータは三〇秒ほどで下に着く。時間は短いが、象徴的な旅である。胎児は赤ちゃんになり、妊婦はママになった。病院から家に帰る赤ちゃんは、子宮から世の中に出たときのように、また新しい世界を経験することになる。これからなにが起きるかはわからない。二〇年ほどのあいだに、かならずいくつか苦しいこと、つらいことに出会うだろう。ただ、確かなことがひとつある。赤ちゃんの誕生が周りの人々の生活を永遠に——たいていはとてもすてきな方向に——変えてしまうということだ。

あとがき

僕が「ウムヴェルト」というドイツ語を知ったのは、ネイチャーライターのバリー・ロペスの秀作『極北の夢（*Arctic Dreams*）』を読んでいたときだった。ウムヴェルトの直訳は「環境世界」。人間、動物、植物が生きている自然環境のことである。しかし生物学者にとって、この単語はちがう意味を持つ。彼らにとってのウムヴェルトとは、動物の目から見た世界のことである。シロクマは棲んでいる氷の世界をどう見ているのか。白夜や、吹雪や、自分たちが日がな追いかけているアザラシのことをどう理解しているのか。シロクマの目に映る世界は、シロクマの獲物になる動物たちの用心深い目に映る世界とはまったくちがうはずである。シロクマが見る世界は、寒さに凍えながらシロクマやアザラシの生態を観察している生物学者が見る世界とも異なっているだろう。それぞれの生物が、それぞれちがうウムヴェルトを持っている。自分とちがう生物のウムヴェルトを完全に理解することはできない。研究者と被験者、観察者と当事者、医者と患者の関係についても同じことが言える。

お産の現場に来る人はみんな、自分なりのウムヴェルトを持っている。初めて出産する女性は、希望と不安、これまで心や身体に受けた傷、親や家族にもらった（またはもらえなかった）愛や栄養、夫や友人が与えてくれた（または与えてくれなかった）支援など、その人ならではの人生経験をもってお産に臨む。分娩室に入るときに考えたことや感じたこと、そこで起きたことに対する解釈も人によってちがう。雪の結晶には同じものがひとつもないといわれるように、出産の経験にも同じものはひとつとしてない。

お産の当事者ではない夫のウムヴェルトも、妻のそれとはまったくちがう。激痛に身を引き裂かれることもなければ、お産で命を落とす危険もない。しかし妻の妊娠中に、自分のホルモンのバランスも変化し、親になることの意味を真剣に考え、これからはじまるお産について、彼なりに不安を抱いている。それを口に出すか、心のなかに押し込めて腹痛や歯の痛みなどの擬娩症状で表すかというちがいはあるが。

それに赤ちゃんもいる。子宮から外に出て、世の中を初めて見た赤ちゃんの円錐形の頭にはなにが浮かんでいるのだろうか。そのぼんやりとした視界には、部屋にいる人々——これから自分に食べ物や愛を与え、できればつらいときには守ってくれる人々——がどう映っているのだろうか。

人のウムヴェルトは時間の経過とともに変化する。第二子、第三子を産む女性は、第一子のときとはまったくちがう人間になっている。これから起きることはだいたいわかるし、悪いことも良いことも含めたこれまでの経験にもとづいて今回のお産を見ることができる。お産に立ち会う人たちも、前とはまったく変わっているはずだ。前の子の誕生を経ておじいちゃん、おばあちゃん、おじさん、おばさんになったり、やさしく信頼できる友人になったりしているかもしれない。そして前のお産のときは当事者で主役だった二歳のお姉ちゃんの目には、世界はどう映っているのだろうか。

僕自身のウムヴェルトも、初めてお産を見たときから何十年を経て大きく変化した。ミッチに言われてトーニャのお産に立ち会ったのは、高校を卒業して六年足らずのころ。そのときは不安だらけで、痛々しいほど経験のない部外者であり、水から月ほど遠い場所にいる魚のようなものだった。トーニャの赤ちゃんのロバートが僕の顔を見上げ、この汗びっしょりの生き物が、本当に自分の探しているおっぱいを持っているのだろうかといぶかしんだとき、僕と同じくらい不安でいっぱいだったのではないだろうか。

それから三〇〇〇例ほど出産を見てきたいま、あまり不安を感じることはなくなったが、それでもお産に対する畏敬の念は消えていない。僕はこれまでごく一般的な経膣分娩から、ずっと順調だったのに急に問題が起きるお産まで、出産のほとんどのパターンを目にしてきた。それでも、こんなに途方もなく複雑なプロセスがたいていはうまくいくという事実に目を見張らずにはいられない。それにお産であれほどの痛みや不安を味わったのに、次の子を産むためにもどってくる母親が多いことにもいつも驚かされる。

あれ以来、トーニャには一度も会っていない。僕のことなど忘れているだろうし、たとえ覚えていたとしても、僕ほど鮮明には覚えていないだろう。彼女にとって僕は、入院中にたくさん会ったにちがいない、まじめくさった顔をした白衣の若者のひとりにすぎないから。医者の卵だらけの大病院で出産したトーニャのウムヴェルトのなかで、僕はどんな役割を果たしていたのだろうか。

トーニャには三人子どもがいたし、僕を不安のどん底に突き落としたロバートも去年三〇歳になったはずだから、もうおばあちゃんになっているかもしれない。僕は彼女があれからどうなったか考えることがある。もっと子どもを産んだのだろうか。子どもたちは元気に、健康に育っただろうか。娘のお産に立ち会って、自分の経験から、痛みの逃がしかたなどを教えたりしたのだろうか。それとも、ナイフに刺されるより痛い思いをするのはばからしいから、硬膜外麻酔を使えと娘にアドバイスしたのだろうか。

引退の日が近づいてくるにつれ、昔の経験を思い出すことが増えてきた。ほとんどの小児科医と同じように、僕もやがて病院で高度医療だけを扱うか、診療所で一般診療だけを行うか選ばねばならなくなる。病院と診療所の分業化に反対しているわけではない。医学は複雑になりすぎて、ひとりの医者がすべての症状を診ることはむずかしくなった。それに高度医療か一般診療のどちらかに特化したほうが、自分の選んだ分野でよりよい働きができるようになるだろう。それでも僕は、小児科医が高度医療と一般診療の両方を行っていた時代に医者になれたことに感謝し、小児科の世界から消えつつある恐竜であることを誇りに思う。

それでも時期が来たら、僕は一般診療を選ぶだろう。お産に立ち会うのは楽しいし、出産を通じて出会った家族との信頼関係を手放すことはできないが、患者さんだった子どもたちが親になり、子どもをつれてくるようになったいま、「おじいちゃん先生」の仕事に別れを告げることはもっとできそうもない。それに正直な話、年齢的に午前三時に病棟の廊下を走る生活に以前ほど魅力を感じなくなった。

いちばん最近の当直の夜が、僕にとって最後の夜勤だった。僕の当直人生は、正常分娩ではじまって正常分娩で終わった。胎児の心拍数が不規則だったため、産科医に呼ばれたのだが、僕が分娩室に着くころには正常になっていた。念のため二、三分その場に残り、この子が本当に元気に生きていく気があるのかどうか見届けることにした。

それからは見慣れた光景がつづいた。ミッチが僕を押しのけ、トーニャの赤ちゃんをとりあげたときから、幾度となく見てきた光景である。まず頭が出て、肩がひとつずつ顔を出し、残りの部分がするりと飛び出し、産科医の頼りになる手が元気な赤ちゃんを受け止める。二、三秒後にへその緒を切断し、赤ちゃんをママの手に渡す。その腕のなかで揺られているうちに、突然新しい世界に放り出され、不安でいっぱいだった赤ちゃんの目がママの顔を見つめはじめる。僕は赤ちゃんの子宮外での生活がよいスタートを切ったのを見届けてから、分娩室をあとにした。

謝辞

多くの人たちに感謝を捧げたい。

まず、妻のエリザベス・シコワーヌ。つねに正しいことを言ってくれる良識、僕が自信をなくしても動じることなく執筆をつづけるよう励ましてくれた強さ、なによりも僕と結婚してくれたことに心からお礼を言いたい。リズ、愛しているよ。

そして、地下鉄のなかでこの本の企画書に没頭するあまり、駅を乗りすごしそうになったサラ・ジェーン・フライマン。読み終えたあと、すぐに電話をくれて、僕のエージェントになると言ってくれた。あなたの判断は正しかった。あなたの賢明なアドバイス、友情、それにビジネスウーマンとしての手腕にどれだけ助けられたことか。サラ・ジェーンに僕の企画書を見せてくれたジェシカ・ジンスハイマーにも本当に感謝している。

サラ・ジェーンはエージェントとして、この本の企画書をバランタイン・ブックスの辣腕編集者、スザンナ・ポーターのところに持ち込んだ。スザンナは僕の原稿をみごとに編集し、処女作に挑む作家のもろい自尊心をやさしく、巧みに扱いながら、この本を完成に導いてくれた。スザンナの尽力に感謝したい。彼女と一緒に本をつくることができて、本当に幸せだった。僕のスケジュールを管理してくれたバランタイン・ブックスのジリアン・クイント、卓越した編集能力でサポートしてくれたエミリー・デハフにも感謝を伝えたい。

僕にとって幸運だったのは、二〇〇五年に出席したあるディナー・パーティで、『ニューヨーク・サン』紙の副編集長ロバート・アサヒナとその夫人である小説家のリンダ・フィリップス・アショアに会えたこと。この本の構想を話したら、ふたりは企画書ができたら見せにくるように言ってくれた。一年後、本当に企画書を持っていくと、忙しいなか多くの時間を割いて、数々の建設的な提案をしてくれた。彼らの励ましがあったからこそ、僕はあきらめず、本の出版元を探しつづけることができた。

地元にもご恩を受けた人がたくさんいる。

一〇年以上にわたって友人でいてくれただけでなく、ノンフィクションの書きかたも教えくれたサンフランシスコのアデア・ラーラ。彼女が僕の作家人生をスタート地点から支えてくれてどれだけ心強かったことか。

カリフォルニア州ペタルーマで出版されている雑誌『小さな灯——ひとりひとりの人生の物語』の社長兼編集者、スーザン・ボノにも心から感謝したい。スーザンはいくつかの章の手直しを手伝ってくれた。それだけでなく、世界一すばらしいライティング・グループの主宰者として、彼女がこの本の誕生に果たした役割はきわめて大きい。

スーザン主宰のライティング・グループはこの上なく優れたものであり、僕はここで多くのすばらしい仲間に恵まれた。クリスティーン・ファルコーネ、チャック・ケンスラー、エリザベス・カーン、マーギット・リーシュ（最高にエキサイティングな小説『口紅と嘘』の作者）、パット・タイラー、それにスーザン・ボノ。みんな、本当にありがとう！　僕ひとりでは、とてもこの本を書くことはできなかったよ。

ほかにも多くの友人たちが原稿を読み、貴重な助言をしてくれた。カレン・ベターク、コリーン・クレイグ、アン・ドゥベイ、ジョイス・ダットン、テリー・ロー、ビル・ルブロン、クリスティ・マーカス、ジェーン・メリーマン、スーザン・ミルスタイン、ジュディス・スティーヴンソン、ヘイゼル・ホワイトオーク、医者仲間のデニス・ブキャナン、エリオット・モリソン、サンドラ・ルービン。それに僕の特別な友人であり、専属のカメラマンであり、この本のファン第一号でもあるジーン・ポーター。彼女のパワフルな八五年間の人生は、普通の人生の一七〇年分に値する。この場を借りて、これらの人々にも感謝を捧げたい。

各界の専門家たちにもご協力いただいた。彼らは大切な時間を割いて、じつに忍耐強く僕の質問に答えてくれた。

助産師、伝染病学者、教師であり、世界各地を回って母子の健康の重要性を説いているジュディス・ルックス。彼女は亜酸化窒素麻酔、帝王切開分娩、米国の分娩状況にかんして、いつも信頼できる情報源でいてくれた。米国の分娩室に亜酸化窒素麻酔が再登場したら——かならずそうなることだろう——それはジュディスのおかげである。

マーク・ローゼン医師もジュディスと同じく、多くの役職で活躍している人だ。カリフォルニア大学サンフランシスコ校の産科麻酔部長、研修部長、麻酔・周術期ケア部門の副部長としての多忙なスケジュールを縫って、大学病院の産科病棟を案内してくれたうえ、亜酸化窒素麻酔のことも詳しく教えてくれた。僕が硬膜外鎮痛術の複雑な、細かい部分までしっかり理解できたのも、彼のおかげである。

産科麻酔史研究会の会長である、ドナルド・ケイトン医師にもお礼を言いたい。彼の著書『クロロフォルムの恩恵——一八〇〇年から現在までのお産の痛みに対する医学界と社会の反応（*What a Blessing She Had Chloroform: The Medical and Social Response to the Pain of Childbirth from 1800 to Present*）』を、一九世紀の産科学と麻酔学の歴史にかんする情報源として大いに活用させていただいた。

ほかにもまだ感謝したい人たちがいる。ウエストカー・パピルスを翻訳してくれたブラウン大学エジプト学教授、ジェイムズ・アレン博士。古代ギリシャの助産師たちの役割についてレクチャーしてくれたハーヴァード大学のアン・ハンソン博士。D・K・スペルトによる胎児の学習能力を探る実験を教えてくれたクリスティーン・ムーン博士。わきの下が発散するにおいの抗いがたい魅力について語ってくれたチャールズ・ワイソッキ博士（彼とのメールのやり取りは非常に興味深いものだった）。資料を効率よく探すコツを伝授してくれたリーニ・バーログ。そしてロンドンにあるウェルカム・トラストの図書館司書の皆さん。残念ながら見つからなかったが、ジェイムズ・バリーの歴史的な帝王切開手術の記録を探すという難題に果敢に挑んでくれたことに心からお礼を言いたい。

医者になってから、イリノイ大学シカゴ校、ミシガン大学アナーバー校のC・S・モット子ども病院、ここ二六年間はカリフォルニア州のローズヴィル、サクラメント、サンタ・ロサのカイザー・パペルマネンテ病院で、数多くのすばらしい医師や看護師と一緒に働けたことをこの上なく幸運に思う。みんな、本当にありがとう！

最後に、まだ胎児だった僕に作文好きの遺伝子を伝えてくれた母、ペグ・スローンと、本当に父親になるとはどういうことなのかを教えてくれた父、バーニー・スローンに感謝を捧げたい。そして、ずっと前に他界してしまったが、この本を世に出す大きな力になってくれた三人のことを忘れてはならない。アイルランドの話をさせたら右に出る者がいなかった母方の祖父、ジェイムズ・ドルトン。元気な少年にとって最高の友人だったシスター・メアリー・カローラ・セルマイヤー。惜しまれながらこの世を去った『サンフランシスコ・クロニクル』紙のコラムニスト、ハーブ・ケイエン氏。彼は家族や友人以外で、初めて僕の文才を認めてくれた人だった。

カリフォルニア州サンタローザにて
二〇〇八年八月二三日

訳者あとがき

『赤ちゃんの科学――ヒトはどのように生まれてくるのか』を手に取っていただき、ありがとうございます。あなたはいま、どんな状況にありますか？　お腹のなかでわが子が元気に動くのを感じながら、ママになる日を夢見ている人もいるでしょう。そんなときは赤ちゃんという文字に自然に目が吸い寄せられるものです。未来のパパでしょうか。パートナーの女性に起きているホルモン変化の影響で、男性も赤ちゃん関係の情報に敏感になると言います（このメカニズムは本書に詳しく述べてありますので、興味のあるかたはぜひご一読を）。あるいは、孫の誕生を心待ちにしているかたもいらっしゃるかもしれません。

何年か前に、私が妊娠中に知人が「赤ちゃんってね、幸せのかたまりなのよ」と言いました。この言葉はいまでも心に残っています。赤ちゃんは本当にかわいい。ふっくらした頬、小さな手足、やわらかい肌。どれだけ見ていても飽きません。赤ちゃんがあれほどかわいくらしく、相手の保護欲に強く訴えるのには生物学的な理由があります。無力で、ふにゃふにゃなまま生まれてくるのにも進化論に根ざした理由があるのです。そのへんの事情がすべて、この本に面白く紹介されています。読んでいると、赤ちゃんが無垢で無力なかわいらしいだけの存在でなく、じつはなかなかの策略家であり、母親を、間接的に父親も操る黒幕だということがわかるでしょう。

また、出産の歴史についても詳しく述べられています。ヒトの祖先のお産から、麻酔を使った無痛分娩、正常分娩や帝王切開、薬をつかわない陣痛緩和法まで、さまざまなテーマが網羅されています。英国のヴィクトリア女王が産科麻酔の普及に大きな役割を果たしたこと。帝王切開手術に初めて成功した軍医が女性だったこと。こんなトリビアが山積みで、読めばいっぱしのお産博士になれるはず。著者は、大変な労力と時間を注いでお産にかんする膨大な情報を集め、それらを自分の経験に絡ませて、わかりやすく紹介してくれています。お茶目なアメリカンジョークも満載で、学術的な情報が多いわりに、非常に読みやすい内容です。この本を読めば、お産に対する見方が変わること請け合いです。次にヴィクトリア女王の肖像画を見たときは、「あなたも大変だったのねえ……」とねぎらいの言葉のひとつもかけたくなるはずです。

けれどもこの本は、単にお産にかんする知識を羅列しただけの本ではありません。著者が医療の現場で経験したことも、軽妙な文章でたっぷり紹介されています。妻の出産中に寝てしまったことや、実習生として初めて赴いた産科病棟で大変なヘマをしたこと。できれば記憶のかなたに葬りたい（と思っているに違いない）ことも包み隠さず書かれています。そのエピソードは心温まるものが多く、ものごとを批判的に見ない著者のおおらかな性格がよく表れていて、読んでいるうちに親しみが湧いてきます。お産の歴史や手法にかんする情報を読み、頭がやや疲れたとき、箸休めのようにお茶目な経験談が出てくる構成になっていますので、著者の温かい人柄を感じながら、最後まで楽しく読んでいただけると思います。

本書には、小児科医である著者が実際に出会った赤ちゃんたちも登場します。子宮から外に出るまで、それなりに大変な思いはしたけれど、比較的すんなりと任務を終えることができたエイミー。呼吸に問題が起きて、一週間以上も生死の境をさまよったショーン。前置胎盤が発覚して、予定帝王切開で生まれた著者の息子ジョン。どの子もそれぞれドラマティックな過程を経てこの世に生まれてきました。特にショーンは大変なケースで、二〇日後に退院できたものの、個人的には彼のその後がとても気になります。長く酸素不足の状態がつづいたのに、脳は大丈夫だったのか。大きくなってから、さまざまな問題に悩まされていないだろうか――。いろいろ考えてしまいますが、この本ではそのへんのことはわかりません。次の著書ではぜひ、その後のようすを教えてほしいところです。

著者マーク・スローンは、カリフォルニア州の総合病院で働く現役の小児科医です。業務の一環で、なにか出産に問題があるときに分娩室に待機し、赤ちゃんが生まれた直後に治療にあたってきました。これまで数え切れないほどのお産に立ち会い、生命がこの世に出てくる瞬間を見守ってきたそうです。彼の語りからは、どんな誕生も、人類がたどってきた悠久の歴史が凝縮された奇跡だということが伝わってきます。いまでは、母子ともに元気で退院し、問題がないのがあたりまえになっています。しかし、少し歴史を遡れば、お産は母と子が生死をかけて挑む危険な賭けでした。抗生物質も麻酔もなく、帝王切開の技法も確立していない。そんななか、どれほど多くの母子が命を落としてきたのでしょう。そんなことをちょっと考えてみると、自分がいま、この世に生きていることに深い感謝を捧げずにはいられません。

ただお産を礼賛するのではなく、もっと深く、生命のすばらしさを感じさせてくれる本書。男女、子どもを持つ持たないにかかわらず、あらゆる人にぜひ読んでもらいたいと思います。この世に生きている人たちは、全員が赤ちゃんだったわけですし、母親の子宮のなかで栄養と酸素をもらい、いろいろな学びを積み重ね、大変な思いをしてこの世に出てきたのですから。その奇跡のような幸運を、しみじみと実感できるのではないでしょうか。

この本はスローン先生の初めての著書です。彼はフルタイムの勤務医として働く忙しい日々のなか、地元のライティンググループに参加して文章力を磨き、いつかまとめたいと思いつづけていたお産の本を世の中に出すことができました。この本に盛り込まれた膨大な情報や著者あとがきを見ると、大変な難産だったことがわかります。それでもこの本は、生まれるべくして生まれてきました。出版の世界では無名に等しい小児科医が、本の企画書を売り込んで採用される。それだけでも大変な幸運ですが、本業を休むことなく最後まで書き上げ、出版にこぎつけた先生の執念と努力を思うと頭が下がる思いです。生命の誕生のように、なにか特別な、人智を超えた力が働いていたのでしょうか。

私事ですが、この本を初めて読み終えたとき、娘が生まれてくれたことに対する感謝でいっぱいになりました。私は妊娠八か月に差しかかったころ、急に胎盤機能が低下して危険な状態になり、緊急帝王切開を受けました。娘は未熟児で生まれましたが、さいわい処置がうまく行き、元気に育っています。少し遅れていたら母子ともに危なかったそうです。この本を読んで、それこそ人類の歴史がはじまったころからの生命の連鎖、お産の進歩にかかわってくれた無数の人々に思いを馳せ、私たちがこうやって生きていることのしあわせに目頭が熱くなり、日本の人にも読んでもらいたいと強く思いました。翻訳作業は陣痛が延々つづくような難産でしたが、なんとかこうして産み落とすことができました。有能な助産師のように、本の誕生の最終作業を手伝ってくださった編集者の松原あやかさんに心から感謝します。私が真っ赤にしたゲラを受け取るたびに、心のなかで悲鳴をあげられたことでしょう。あなたがいなければ、この子を産むことはできませんでした。また、本書の装丁を担当されている池田進吾さんのお子さんが、ちょうどこの本の誕生と同じころにお生まれになるとのことです。本の責了に合わせるように、この世に新しく生まれてくる命がある——。そう思うと、なんだか胸にぐっとくるものがあります。この本の誕生を手伝っていただいた多くの人々に、深い感謝を捧げたいと思います。

平成二二年六月三〇日

早川直子

赤ちゃんの科学

ヒトはどのように生まれてくるのか

2010（平成22）年7月25日　第1刷発行

著　者　マーク・スローン
訳　者　早川直子
発行者　遠藤絢一
発行所　日本放送出版協会（NHK出版）
〒150-8081　東京都渋谷区宇田川町41－1
電話　03-3780-3319（編集）
0570-000-321（販売）
ホームページ　http://www.nhk-book.co.jp
携帯電話サイト　http://www.nhk-book-k.jp
振替　00110-1-49701
印　刷　啓文堂／近代美術
製　本　田中製本

定価はカバーに表示してあります。
乱丁・落丁本はお取り替えいたします。

Printed in Japan
ISBN978-4-14-081429-1 C0047

著者

マーク・スローン Mark Sloan, M.D.

医学博士。小児科医として30年近く、出産の現場に立ち会いつづける。米国小児科学会会員。カイザー・ペルマネンテ病院の北カリフォルニア地区で、患者や同僚から最も高く評価されている小児科医のひとり。『シカゴ・トリビューン』『サンフランシスコ・クロニクル』などのさまざまな媒体でも執筆。妻とティーンエージャーの子ども２人とともに、カリフォルニア州サンタローザ在住。子どもたちは現在も、小児科学の実践的経験を惜しみなく与えてくれる存在だという。本書が初の邦訳。

訳者

早川直子 Naoko Hayakawa

ルイス・アンド・クラーク大学卒業。派遣社員として実務翻訳の経験を積んだのち、出版翻訳の勉強を始める。『元気な脳をとりもどす』（NHK 出版）につづいて、本書が２冊めの訳書。緊急帝王切開手術で生まれた娘がひとり。本書を下読みしたときは出産当時のことを思い出し、ひとり目頭を熱くした。目下の興味は、更年期障害である。

校正　株式会社白鳳社　酒井清一

参考文献

Abrams, R., and K. Gerhardt (2000). The acoustic environment and physiologicalresponses of the fetus. *Journal of Perinatology* 20(8, Pt. 2): S31-6.

Aggleton, P. (2007). "Just a Snip"?: A social history of male circumcision. *Reproductive Health Matters* 15(29): 15-21.

Alanis, M., and R. Lucidi (2004). Neonatal circumcision: A review of the world's oldest and most controversial operation. *Obstetrical and Gynecological Survey* 59(5): 379-95.

Alexander, R. D. (1990). How did humans evolve? *University of Michigan Special Publications* 1:1-38.

Allaire, A. (2001). Complementary and alternative medicine in the labor and delivery suite. *Clinical Obstetrics & Gynecology* 44(4): 681-91.

Allen, J. (2007). Papyrus Westcar (personal communication).

Alvaro, R., and H. Rigatto (2005). Part III: Transition and Stabilization. *Avery's Neonatology: Pathophysiology and Management of the Newborn*. Philadelphia: Lippincott Williams & Wilkins.

American Academy of Pediatrics, Task Force on Circumcision (1999). Circumcision policy statement of reaffirmation—2005. *Pediatrics* 103(3): 686-93.

American College of Obstetricians and Gynecologists (2004). Vaginal birth after previous cesarean delivery. ACOG Bulletin No. 54, 1-10.

——— (2007). ACOG Committee Opinion: Cesarean delivery on maternal request. *Obstetrics & Gynecology* 110(6): 1501.

Anonymous (August 21, 1865). A strange story. *Manchester Guardian.*

——— (March 16, 1913). Women demanding guillotine "rights": French feminists say it is unjust to deprive sex of "privilege" of execution. *New York Times.*

——— (August 27, 1914). Authority changes its tone. *New York Times.*

——— (January 3, 1915). Society women spread Twilight Sleep gospel to prevent future suffering by the mothers of the United States. *Washington Post.*

Apgar, Virginia (1953). A proposal for a new method of evaluation of the newborn infant. *Current Researches in Anesthesia and Analgesia* July-August, 260-67.

Bancroft-Livingston, G. (1956). Louise de Valliére and the birth of the manmidwife. *Journal of Obstetrics and Gynocology of the British Commonwealth* 63:261-67.

Baskett, Thomas (2000). Virginia Apgar and the newborn Apgar Score. *Resuscitation* 47:215-17.

Baskett, T. F., and F. Nagele (2001). Bernhard Schultze and the swinging neonate. *Resuscitation* 51(1): 3-6.

Baumgarder, D., and P. Muehl (2003). Effect of labor epidural anesthesia on breastfeeding of healthy full-term newborns delivered vaginally. *Journal of the American Board of Family Practitioners* 16(1): 7-13.

Beachy, J. (2003). Premature infant massage in the NICU. *Neonatal Network* 22(3): 39-45.

Benatar, F., and D. Benatar (2003). Between prophylaxis and child abuse: The ethics of neonatal male circumcision. *American Journal of Bioethics* 32(2): 35-48.

Bender, M. (May 16, 1967). History of natural childbirth: From mysticism to practicality. *New York Times.*

Berg, Sandra J., and Katherine E. Wynne-Edwards (2001). Changes in testosterone, cortisol, and estradiol levels in men becoming fathers. *Mayo Clinic Proceedings* 76(6): 582-92.

Berman, P. (1995). The practice of obstetrics in rural America, 1800-1860. *Journal of the History of Medicine* 50:175-93.

Bhasin, S. (2008). Physiologic regulation of testicular function: Sex-steroid production and action. *Williams Textbook of Endocrinology*, 645-52. Philadelphia: Saunders Elsevier.

Birch, E. E., and A. R. O'Connor (2001). Preterm birth and visual development. *Seminars in Neonatology* 6: 487-97.

Birnbach, D., and I. Browne (2005). Chapter 58: Anesthesia for Obstetrics. *Miller's Anesthesia*. Philadelphia: Churchill Livingstone, Elsevier.

Bishop, J. (2007). Administration of nitrous oxide in labor: Expanding the options for women. *Journal of Midwifery & Women's Health* 52(3): 308-9.

Bluestone, C. (2005). Humans are born too soon: Impact on pediatric otolaryngology. *International Journal of Pediatric Otorhinolaryngology* 69:1-8.

Bostock, J. (trans.) (2007-2008). Pliny the Elder, *Natural History* (1855). http://www.perseus.tufts.edu/cgi-bin/ptext?lookup=Plin.+Nat.+toc.〔原典からの邦訳に『プリニウスの博物誌』中野定雄ほか訳／雄山閣出版ほか〕

Boyd, Mary, and Marguerite Tracy (1914). More about painless childbirth. *McClure's Magazine* 43(6): 56-70.

Boyle, Mary (2000). Childbirth in bed: The historical perspective. *The Practising Midwife* 3(11): 21-24.

Bredart, S., and R. French (1999). Do babies resemble their fathers more than their mothers? A failure to replicate Christenfeld & Hill (1995). *Evolution and Human Behavior* 20(3): 129-35.

Bressan, P. (2002). Why babies look like their daddies: Paternity uncertainty and the evolution of self-deception in evaluating family resemblance. *Acta Ethology* 4:113-18.

Bricker, L. (2002). Parenteral opioids for labor pain relief: A systematic review. *American Journal of Obstetrics and Gynecology* 186(5): S81-93.

Briscoe, M., S. Ulualp, and F. Quinn (2007). Pediatric congenital subglottic stenosis. Paper presented at the Grand Rounds Presentation, University of Texas Medical Branch, Dept. of Otolaryngology, Galveston.

Buhimschi, C., and I. Buhimschi (2006). Advantages of vaginal delivery. *Clinical Obstetrics* 49(1): 167-83.

Bulun, S., and E. Adashi (2008). The physiology and pathology of the female reproductive axis. *Williams Textbook of Endocrinology* 541-66. Philadelphia: Saunders Elsevier.

Burton, G., C. Sibley, and E. Jauniaux (2007). Section I: Physiology. Chapter 1: Placental Anatomy and Physiology. Gabbe, *Obstetrics: Normal and Problem Pregnancies* 3-25. Philadelphia: Churchill Livingstone.

Campan, Madame (2006). *The Private Life of Marie Antoinette*. Warick, NY: 1500 Books.

Campbell, D., K. Scott, M. Klaus, and M. Falk (2007). Female relatives or friends trained as labor doulas: Outcomes at 6 to 8

weeks postpartum. *Birth* 34(3): 220-27.

Caridi, B., J. Bolnick, B. Fletcher, and W. Rayburn (2004). Effect of halogen light stimulation on nonstress testing. *American Journal of Obstetrics and Gynecology* 190(5): 1470-72.

Caron-Leulliez, M. (2006). Childbirth without pain: Politics in France during the cold war. *Canadian Bulletin of Medical History* 23(1): 69-88.

Caton, Donald (1999). *What a Blessing She Had Chloroform: The Medical and Social Response to the Pain of Childbirth from 1800 to the Present*. New Haven and London: Yale University Press.

———(1996). Who said childbirth is natural? The medical mission of Grantly Dick Read. *Anesthesiology* 84(4): 955-64.

Centers for Disease Control and Prevention (2002). Vaginal birth after cesarean: California, 1996-2000. *Morbidity and Mortality Weekly Report* 51(44): 996-98.

——— (2008). Vital Statistics: Births. http://209.217.72.34/vitalstats/ReportFolders/ReportFolders.aspx.

Chervenak, J. (2007). Overview of professional liability. *Clinics in Perinatology* 34:227-32.

Chesney, R. (2002). Rickets: The third wave. *Clinical Pediatrics* 41, no. 3 (April 2002): 137-39.

Cianfrani, T. (1960). *A Short History of Obstetrics and Gynecology*. New York: Thomas.

Cohen, B. (2001). Brief history of vaginal birth after cesarean section. *Clinical Obstetrics & Gynecology* 44(3): 604-8.

Connor, H., and T. Connor (1996). Did the use of chloroform by Queen Victoria influence its acceptance in obstetric practice? *Anaesthesia* 51(10): 955-57.

Cortesi, A. (January 8, 1957). Pope sanctions painless childbirth. *New York Times*.

Cragin, E. B. (1916). Conservatism in obstetrics. *New York Medical Journal* 104:1-3.

Cronenwett, L., and William Kunst-Wilson (1981). Stress, social support and the transition to fatherhood. *Nursing Research* 30(4): 196-201.

Crosby, W. (1989). Cesarean section's rise to respectability. *Contemporary OB/GYN*, May, 32-49.

Crosse, V. M. (1946). *The Premature Baby*. London: J. & A. Churchill Ltd.〔『未熟児』V・マリー・クロッセ著／大坪佑二訳／日本小児医事出版社〕

Daly, M., and M. Wilson (1982). Whom are newborn babies said to resemble? *Ethology and Sociobiology* 3:69-78.

D'Angelo, R. (2007). Anesthesia-related maternal mortality: A pat on the back or a call to arms? *Anesthesiology* 106(6): 1096-1104.

——— (2007). Death and injury resulting from epidural analgesia, personal correspondence.

Darwin, Charles (1859). *The Origin of Species*. London: John Murray. First edition.〔『種の起原』チャールズ・ダーウィン著／八杉竜一訳／岩波文庫ほか〕

Dawson, Warren R. (1929). *The Custom of Couvade*. Manchester: Manchester University Press.〔『擬娩の習俗』ワーレン・アール・ドーソン著／中西定雄訳／非売品〕

De Costa, C. (2002). "The contagiousness of childbed fever": A short history of puerperal sepsis and its treatment. *Medical Journal of Australia* 177(11/12): 668-71.

de Haan, M., K. Humphreys, and M. Johnson (2002). Developing a brain specialized for face perception: A converging methods approach. *Developmental Psychobiology* 40:200-212.

De Haven Pitcock, C. (1992). From Fanny to Fernand: The development of consumerism in pain control during the birth process. *American Journal of Obstetrics and Gynecology* 167(3): 581-87.

Delahunty, K., D. McKay, and D. Noseworthy (2007). Prolactin responses to infant cues in men and women: Effects of parental experience and recent infant contact. *Hormones and Behavior* 51(2): 213-20.

Denniston, G. (2007). Doctors Opposing Circumcision (D.O.C.). http://www.doctorsopposingcircumcision.org/.

Deutsch, A., J. McCarthy, K. Murray, and R. Sayer (2007). Why are fewer Florida medical students choosing obstetrics and gynecology? *Southern Medical Journal* 100(11): 1095-98.

Dickens, Charles (1843). *Martin Chuzzlewit*. New York: Penguin Classics, 2000.〔『マーティン・チャズルウィット』チャールズ・ディケンズ著／北川悌二訳／ちくま文庫ほか〕

Dick-Read, Grantly (2004). *Childbirth Without Fear*. London: Piner & Martin Ltd.

Draper, J. (1997). Whose welfare in the labour room? A discussion of the increasing trend of fathers' birth attendance. *Midwifery* 13(3): 132-38.

Drife, J. (2002). The start of life: A history of obstetrics. *Postgraduate Medical Journal* 78:311-15.

Duffy, D., G. Montgomery, W. Chen, Z. Zhao, M. Le, L. James, et al. (2007). A three-SNP haplotype in the intron 1 of OCA2 explains most human eye color variation. *American Journal of Human Genetics* 80:241-52.

Dunn, P. M. (2001). Jacob Rueff (1500-1558) of Zurich and the expert midwife. *Archives of Disease in Childhood Fetus & Neonatal Edition* 85:222-24.

——— (2002). Sir James Young Simpson (1811-1870) and obstetric anaesthesia. *Archives of Disease in Childhood Fetal & Neonatal Edition* 86:F207-9.

——— (2004). Louise Bourgeois (1563-1636): Royal midwife of France. *Archives of Disease in Childhood Fetal & Neonatal Edition* 89:185-87.

Easterbrook, M., B. Kisilevsky, D. Muir, and D. Laplante (1999). Newborns discriminate faces from scrambled faces. *Canadian Journal of Experimental Psychology* 53(3): 231-41.

Edouard, L., and F. Okonofua (2006). Male circumcision for HIV prevention: Evidence and expectations. *African Journal of Reproductive Health* 10(3): 7-9.

Edward, D. and L. Kaufman (2003). Anatomy, development and physiology of the visual system. *Pediatric Clinics of North America* 50:1-23.

Eger, I. E. (1985). *Nitrous oxide*. New York: Edward Arnold, Ltd.

Eltzschig, H., E. Lieberman, and W. Camann (2003). Regional anesthesia and analgesia for labor and delivery. *New England*

Journal of Medicine 348:319-32.
Elwood, R., and C. Mason (1994). The couvade and the onset of paternal care: A biological perspective. *Ethnology and Sociobiology* 15:145-56.
Engelmann, George (1883). *Labor Among Primitive Peoples*. St. Louis: J. H. Chambers & Co.
Etzel, R., and S. Balk (1997). Noise: A hazard for the fetus and newborn. *Pediatrics* 100(4): 724-27.
Fanaroff, A., and R. Martin (2005). Chapter 42: The respiratory system. *Neonatal-Perinatal Medicine*. St. Louis: Mosby.
——— (2005). Chapter 44: The Blood and Hematopoietic System. *Neonatal-Perinatal Medicine*. St. Louis: Mosby.
Farr, A. D. (1980). Early Opposition to Obstetric Anaesthesia. *Anaesthesia* 35: 896-907.
Fergusson, D., J. Boden, and L. Horwood (2006). Circumcision status and risk of sexually transmitted infection in young adult males: An analysis of a longitudinal birth cohort. *Pediatrics* 118(5): 1971-77.
Fink, K., C. Carson, and R. DeVellis (2002). Adult circumcision outcomes study: Effect on erectile function, penile sensitivity, sexual activity and satisfaction. *Journal of Urology* 167(5): 2113-16.
Fleiss, Paul, F. Hodges, and R. Van Howe (1998). Immunological functions of the human prepuce. *Sexually Transmitted Infections* 74(5): 364-67.
Fleming, A. S., C. Corter, J. Stallings, and M. Steiner (2002). Testosterone and prolactin are associated with emotional responses to infant cries in new fathers. *Hormones and Behavior* 42(4): 399-413.
Flynn, P., P. Havens, and M. Brady (2007). Male circumcision for prevention of HIV and other sexually transmitted diseases. *Pediatrics* 119:821-22.
Forbes, T. (1950). Witch's milk and witches' marks. *Yale Journal of Biology and Medicine* 22:219-25.
Fomon, S. (2000). Taste acquisition and appetite control. *Pediatrics* 106(5, Supp.): 1278.
Freeman, R. (1990). Intrapartum fetal monitoring: A disappointing story. *New England Journal of Medicine* 322:624-26.
French, V. (1986). Midwives and maternity care in the Greco-Roman world. *Helios* 13:69-84.
Galanakis, E. (1998). Apgar score and Soranus of Ephesus. *Lancet* 352:2012-13.
Gamble, J. A., and D. K. Creedy (2000). Women's request for a cesarean section: A critique of the literature. *Birth* 27(4): 256-63.
Gbinigie, N. I., M. L. Alderson, and P. M. Barclay (2001). Informed consent, and fainting fathers. *Anaesthesia* 56(6): 603-4.
George, W. L. (December 14, 1913). What the feminists are really fighting for. *New York Times*.
Gerhardt, K. (1996). Fetal hearing: Characterization of the stimulus and response. *Seminars in Perinatology* 20(1): 11-20.
Gerhardt, K., and R. Abrams (2000). Fetal exposures to sound and vibroacoustic stimulation. *Journal of Perinatology* 20:S21-30.
Goer, H. (2003). "Spin doctoring" the research. *Birth* 30(2): 124-29.
Goldsmith, L., G. Weiss, and B. Steiner (1995). Relaxin and its role in pregnancy. *Endocrinology & Metabolism Clinics of North America* 24(1): 171-86.
Goodrich, F. W. (1953). The theory and practice of natural childbirth. *Yale Journal of Biology and Medicine* 23:529-34.
Gray, P., C.-F. Yang, and H. Pope (2006). Fathers have lower salivary testosterone levels than unmarried men and married non-fathers in Beijing, China. *Proceedings of the Royal Society of London, Series B: Biological Sciences* 273(1584): 333-39.
Greenberg, M., and N. Morris (1974). Engrossment: The newborn's impact on the father. *American Journal of Orthopsychiatry* 44(4): 520-31.
Greenhalgh, R., P. Slade, and H. Spiby (2000). Fathers' coping style, antenatal preparation, and experiences of labor and the postpartum. *Birth* 27(3): 177-84.
Gregory, K., L. Korst, and P. Cane (1999). Vaginal birth after cesarean and uterine rupture rates in California. *Obstetrics & Gynecology* 94:985-89.
Gresh, S. (1980). *Becoming a Father*. New York: Butterick Publishing.
Grieve, M. (1971). *A Modern Herbal*. New York: Dover Publications, Inc.
Gupta, J. K., and C. Nikodem (2000). Maternal posture in labor. *European Journal of Obstetrics, Gynecology, & Reproductive Biology* 92:273-77.
Hall, N. (1989). *A Psychological Essay on Men in Childbirth*. Dallas: Spring Publications, Inc.
Halsall, P. (1998). Modern History Sourcebook: Oliver Wendell Holmes (1809-1894): Contagiousness of Puerperal Fever, 1843. http://www.fordham.edu/halsall/mod/1843holmes-fever.html.
Hanson, A. (2007). Greek translation of "iatrine" (personal communication).
Hawkins, J. L. (2003). Anesthesia-related maternal mortality. *Obstetric Anesthesia* 46(3): 679-87.
Hawkins, J. L., L. Goetzl, and D. Chestnut (2007). Obstetric anesthesia. Gabbe, *Obstetrics: Normal and Problem Pregnancies*, 5th ed., 396-425. Philadelphia: Churchill Livingstone.
Hemminki, E. (2006). Why do women go along with this stuff? *Birth* 33(2): 154-58.
Higgins, R., E. Bancalari, M. Willinger, and T. N. Raju (2007). Executive summary of the workshop on oxygen in neonatal therapies: Controversies and opportunities for research. *Pediatrics* 119(4): 790-96.
Hodnett, E. (2002). Pain and women's satisfaction with the experience of childbirth: A systematic review. *American Journal of Obstetrics and Gynecology* 186(5): S160-72.
Hodnett, E., S. Gates, G. Hofmeyr, and C. Sakala (2005). Continuous support for women during childbirth: Selected Cochrane Systematic Reviews. *Birth* 32(1): 72.
Hollinger, L. (1998). Evaluation of stridor and wheezing. *The Child's Doctor: Journal of Children's Memorial Hospital, Chicago*, Spring 1998, electronic edition.
Holt, L. Emmett, and R. McIntosh (1940). *Holt's Diseases of Infancy and Childhood*. New York and London: D. Appleton-Century Co.
Holve, L., and F. Smith (1955). Omphalitis and peritonitis in the neonatal period. *U.S. Armed Forces Medical Journal* 6(4): 491-99.
Hughes, D., S. W. Simmons, J. Brown, and A. M. Cyna (2004). Combined spinal-epidural versus epidural analgesia in labour.

Birth 31(1): 71.

Hurwitz, B., and R. Richardson (1989). Inspector General James Barry MD: Putting the woman in her place. *British Medical Journal* 298(6669): 299-305.

International Federation of Gynecology and Obstetrics (2007). FIGO statement on caesarean section. http://www.figo.org/Caesarean.asp.

Jacob, S., M. McClintock, B. Zelano, and C. Ober (2002). Paternally inherited HLA alleles are associated with women's choice of male odor. *Nature Genetics* 30:175-79.

James, L. (1975). Fond Memories of Virginia Apgar. *Pediatrics* 55(1): 1-4.

James, William (1882). Subjective effects of nitrous oxide. *Mind* 7.

Jannsen, P. A., E. Ryan, D. Etches, M. Klein, and B. Reime (2007). Outcomes of planned hospital birth attended by midwives compared with physicians in British Columbia. *Birth* 34(2): 140-47.

Johnson, M. P. (2002). The implications of unfulfilled expectations and perceived pressure to attend the birth on men's stress levels following birth attendance: A longitudinal study. *Journal of Psychosomatic Obstetrics and Gynecology* 23(3): 173-82.

Kattwinkel, J. (2008). *Neonatal Resuscitation Textbook*. Elk Grove, IL: American Academy of Pediatrics.

Kayne, M., M. Greulich, and L. Albers (2001). Doulas: An alternative yet complementary addition to care during childbirth. *Clinical Obstetrics & Gynecology* 44(4): 692-703.

Kennell, John, and S. McGrath (2001). Commentary: What babies teach us: The essential link between baby's behavior and mother's biology. *Birth* 28(1): 20-21.

Kern, E. A. (1996). *The Minister, the Mother, the Midwife, and the Physician: Childbearing in Colonial and Revolutionary New England*. Palo Alto, CA.: Stanford University.

Kershaw, S. (May 29, 2003). In insurance cost, woes for doctors and women. *New York Times*.

Kilpatrick, S., and E. Garrison (2007). Chapter 12: Normal Labor and Delivery. Gabbe, *Obstetrics: Normal and Problem Pregnancies*, 5th ed.: 303-17. Philadelphia: Churchill Livingstone, Elsevier.

Kinsley, C., and K. Lambert (2006). The maternal brain. *Scientific American* 294(1).

Kisilevsky, B. S., S.M.J. Hains, A.-Y. Jacquet, C. Granier-Deferre, and J. P. Lecanuet (2004). Maturation of fetal responses to music. *Developmental Science* 7(5): 550-59.

Kisilevsky, B. S., S.M.J. Hains, K. Lee, X. Xie, and H. Huang (2003). Effects of experience on fetal voice recognition. *Psychological Science* 14(3): 220-24.

Kisilevsky, B., and J. Low (1998). Human fetal behavior: 100 years of study. *Developmental Review* 18:1-29.

Kitzinger, S. (2001). Letter from Europe: Awake, aware—and action! *Birth* 28(3): 210-12.

Klaus, Marshall (1997). The doula: An essential ingredient of childbirth rediscovered. *Acta Paediatrica* 86(10): 1034-36.

——— (1998). Mother and infant: Early emotional ties. *Pediatrics* 102(5, Supp.): 1244-46.

Klaus, M., and J. Kennell (2001). Commentary: Routines in maternity units: Are they still appropriate for 2002? *Birth* 28(4): 274-75.

Klaus, M., and P. Klaus (1998). *Your Amazing Newborn*. New York: Perseus Books.

Klaus, M., P. Klaus, and G. Berkowitz (1992). Maternal assistance and support in labor: father, nurse, midwife, or doula? *Clinical Consultations in Obstetrics and Gynecology* 4(4): 211-17.

Klein, H. (1991). Couvade syndrome: Male counterpart to pregnancy. *International Journal of Psychiatry in Medicine* 21(1): 57-69.

Klein, M. C. (2006). Epidural analgesia: Does it or doesn't it? *Birth* 33(1): 74-6.

Kliegman, R. (2007). Part XI. Chapter 94.2: Physical Examination of the Newborn Infant, 675-79; and Chapter 101: Respiratory Tract Disorders, 728-52. *Nelson Textbook of Pediatrics* 18th ed. St. Louis: Saunders.

Kovarik, W. (2005). Chapter 76: Pediatric and Neonatal Intensive Care: Mechanics of Breathing. *Miller's Anesthesia*. Philadelphia: Churchill Livingstone, Elsevier.

Kubba, A., and M. Young (2001). The life, work and gender of Dr. James Barry MD (1795-1865). *Proceedings of the Royal College of Physicians, Edinburgh* 31:352-56.

Laeng, B., R. Mathisen, and J.-A. Johnsen (2007). Why do blue-eyed men prefer women with the same eye color? *Behavioral Ecology and Sociobiology* 61:371-84.

Lamaze, Fernand (1972). *Painless Childbirth: The Lamaze Method*. New York: Pocket Books.〔『ラマーズ法原著　精神予防性無痛分娩：精神予防性自然分娩の世界的権威者によるガイドブック』フェルナンド・ラマーズ著／お産の学校運営委員会日本語版訳／鳳鳴堂書店〕

Lamaze International (2007). History of Lamaze. http://www.lamaze.org/AboutLamaze/History/tabid/104/Default.aspx.

Landon, M. B. (2007). Cesarean Delivery. Gabbe, *Obstetrics: Normal and Problem Pregnancies*, 5th ed., 486-520. Philadelphia: Churchill Livingstone.

Leavitt, Judith W. (1986). *Brought to Bed: Childbearing in America, 1750-1950*. New York: Oxford University Press.

——— (1987). The growth of medical authority: Technology and morals in turn-of-the-century obstetrics. *Medical Anthropology Quarterly* 1(3): 230-55.

——— (2003). What do men have to do with it? Fathers and midtwentieth century childbirth. *Bulletin of the History of Medicine* 77:235-62.

Lecanuet, J.-P., I. Capponi, and L. Ledru (1993). Prenatal discrimination of a male and a female voice uttering the same sentence. *Early Development and Parenting* 2(4): 217-28.

Lecanuet, J.-P., and B. Schaal (1996). Fetal Sensory Competencies. *European Journal of Obstetrics, Gynecology, & Reproductive Biology* 68:1-23.

Lee, H. (2004). Acupuncture for labor pain management: A systemic review. *American Journal of Obstetrics and Gynecology* 191:1573-79.

Leeman, L. (2005). Patient-choice cesarean delivery. *American Family Physician* 72(4).

Leighton, B., and S. Halpern (2002). The effects of epidural analgesia on labor, maternal, and neonatal outcomes: A systematic review. *American Journal of Obstetrics and Gynecology* 186(5): S69-77.

Leung, A., and D. Pacaud (2004). Diagnosis and management of galactorrhea. *American Family Physician* 70(3).

Lieberman, E. (2002). Unintended effects of epidural analgesia during labor: A systematic review. *American Journal of Obstetrics and Gynecology* 186(5): S31-68.

Lieberman, E., E. K. Ernst, and J. P. Rooks (2004). Results of the national study of vaginal birth after cesarean section. *Obstetrics & Gynecology* 104:933-42.

Lipkin, Mark, and Gerri Lamb (1982). The couvade syndrome: An epidemiologic study. *Annals of Internal Medicine* 96:509-11.

Lister, Joseph (1870). The antiseptic system of treatment in surgery. *Lancet* 2:287.

Lorenz, Konrad (1971). Part and parcel in animal and human societies. *Studies in animal and human behaviour*, vol. II, 115-95. Cambridge, MA: Harvard University Press.

Loudon, I. (1986). Deaths in childbed from the eighteenth century to 1935. *Medical History* 30:1-41.

Lowe, Nancy (2002). The nature of labor pain. *American Journal of Obstetrics and Gynecology* 186(5): S16-24.

Maestripieri, D. (2004). Developmental and evolutionary aspects of female attraction to babies. *Psychological Science Agenda* 18(1).

Marmor, T., and D. Krol (2002). Labor pain management in the United States: Understanding patterns and the issue of choice. *American Journal of Obstetrics and Gynecology* 186(5): S173-80.

Martin, Mrs. John (August 29, 1915). The woman movement and the baby crop. *New York Times*.

Martin, R. D. (1990). *Primate Origins and Evolution: A Phylogenetic Reconstruction*. Princeton: Princeton University Press.

Mason, C., and R. Elwood (1995). Is there a physiological basis for the couvades and onset of paternal care? *International Journal of Nursing Studies* 32(2): 137-48.

Maternity Center Association (2004). Recommendations from *Listening to Mothers: The First National U.S. Survey of Women's Childbearing Experiences. Birth* 31(1): 61-65.

McGowan, F., and P. Davis (2008). Anesthetic-related neurotoxicity in the developing infant: of mice, rats, monkeys, and, possibly, humans. *Anesthesia & Analgesia* 106(6): 1599-1602.

McGowan, S. W. (1997). Sir James Young Simpson Bart: 150 years on. *Scottish Medical Journal* 42:185-87.

McGregor, D. (1999). Waste anesthetic gases: An update on information for management in anesthetizing areas and the postanesthesia care unit. *American Society of Anesthesiologists Newsletter* 63(7).

Melzack, Ronald (1981). Labour is still painful after prepared childbirth training. *Canadian Medical Association Journal* 125:357-63.

Melzack, R., R. Kinch, P. Dobkin, L. Lebrun, and P. Taenzer (1984). Severity of labour pain: influence of physical as well as psychologic variables. *Canadian Medical Association Journal* 130, no. 5 (March 1, 1984): 579-84.

Menacker, F., E. Declercq, and M. Macdorma (2006). Cesarean delivery: Background, trends and epidemiology. *Seminars in Perinatology* 30(5): 235-41.

Menard, M. K. (1999). Cesarean delivery in the United States. *Obstetrics and Gynecology Clinics of North America* 26(2): 275-85.

Mennella, J. (1995). Garlic ingestion by pregnant women alters the odor of amniotic fluid. *Chemical Senses* 20(2): 207-9.

Mennella, J., C. Jagnow, and G. Beauchamp (2001). Prenatal and postnatal flavor learning by human infants. *Pediatrics* 107(6): e88.

Mercer, J. S., and R. L. Skovgaard (2002). Neonatal transitional physiology: A new paradigm. *The Journal of Perinatal and Neonatal Nursing* 15(4): 56-75.

Meredith, M. (2001). Human vomeronasal organ function: A critical review of best and worst cases. *Chemical Senses* 26(4): 433-45.

Milos, M., and D. Macris (1992). Circumcision: A medical or a human rights issue? *Journal of Nurse-Midwifery* 37(2, Supp.): 87-96.

Minkoff, H., and F. Chervenak (2003). Elective primary cesarean delivery. *New England Journal of Medicine* 348:946-50.

Moon, C., and W. Fifer (2000). Evidence of Transnatal Auditory Learning. *Journal of Perinatology* 20:S37-44.

Morgenstern, L. (2007). Gargling with Lister. *Journal of the American College of Surgeons* 204(3): 495-97.

Morris, S. (1982). *The Normal Acquisition of Oral Feeding Skills: Implications for Assessment and Treatment*. New York: Therapeutic Media, Inc.

Morrison, J., and I. Z. MacKenzie (2003). Cesarean section on demand. *Seminars in Perinatology* 27(1): 20-33.

Moscucci, O. (2003). Holistic obstetrics: The origins of "natural childbirth" in Britain. *Postgraduate Medical Journal* 79:168-73.

Murray, A., R. Dolby, R. Nation, and D. Thomas (1981). Effects of epidural anesthesia on newborns and their mothers. *Child Development* 52(1): 71-82.

National Library of Medicine (2007). Infantile reflexes. http://www.nlm.nih.gov/medlineplus/ency/article/003292.htm.

Nesse, R., and G. Williams (1994). Legacies of Evolutionary History. *Why We Get Sick* 123-27. New York: Times Books.〔『病気はなぜ、あるのか　進化医学による新しい理解』ランドルフ・M・ネシー、ジョージ・C・ウィリアムズ著／長谷川眞理子、長谷川寿一、青木千里訳／新曜社〕

Nitschke, J., J. Nelson, and B. Rusch (2001). Motherly love: An fMRI study of mothers viewing pictures of their infants. *NeuroImage* 13(6): 450.

Nygaard, Ingrid, and D. Cruikshank (2003). Should all women be offered elective cesarean delivery? *Obstetrics & Gynecology* 102(2): 217-19.

O'Donnell, C., A. Gibson, and P. Davis (2006). Pinching, electrocution, ravens' beaks, and positive pressure ventilation: A brief history of neonatal resuscitation. *Archives of Disease in Childhood Fetal & Neonatal Edition* 91(5): F369-73.

O'Dowd, M., and P. Elliott (2000). *The History of Obstetrics and Gynecology*. New York: Parthenon Publishing Group.
Ostrea, E., and E. Villanueva-Uy (2006). Persistent pulmonary hypertension of the newborn. *Pediatric Drugs* 8(3): 179-85.
Palkovitz, Rob (1985). Fathers' birth attendance, early contact, and extended contact with their newborns: a critical review. *Child Development* 56(2): 392-406.
——— (1986). Laypersons' beliefs about the "critical" nature of father-infant bonding: Implications for childbirth educators. *Maternal-Child Nursing Journal* 15(1): 39-46.
——— (1987). Father's motives for birth attendance. *Maternal-Child Nursing Journal* 16(2): 123-29.
Pearce, D. (2008). Humphry Davy. *BLTC Research*. http://www.generalanaesthesia.com/people/humphry-davy.html.
Pelosi, Marco A., et al. (1997). Historical perspective: Cesarean section. *ACOG Clinical Review* January/February, 13-16.
Philbin, M., and P. Klaas (2000). Hearing and behavioral responses to sound in full-term newborn. *Journal of Perinatology* 20:S67-75.
Pierson, L. (1996). Hazards of noise exposure on fetal hearing. *Seminars in Perinatology* 20(1): 21-29.
Pomeranz, A. (2004). Anomalies, abnormalities, and care of the umbilicus. *Pediatric Clinics of North America* 51:819-27.
Porter, R., and J. Winberg (1999). Unique salience of maternal breast odors for newborn infants. *Neuroscience & Behavioral Reviews* 23(3): 439-49.
Preyer, Erklärung von W. (1937). Embryonic motility and sensitivity (trans. G. E. Coghill & W. K. Legner). *Monographs of the Society for Research in Child Development* 2(6, serial no. 13).
Raju, T. N. (1999). Ignác Semmelweis and the etiology of fetal and neonatal sepsis. *Journal Perinatology* 19(4): 307-10.
Ray, M. (2007). Mothers Against Circumcision. http://www.mothersagainstcirc.org.
Remondino, Peter C. (1891). *History of Circumcision from the Earliest Times to the Present: Moral and Physical Reasons for Its Performance*. London: F. A. Davis.
——— (1902). Circumcision and its opponents. *American Journal of Dermatology and Genito-Urinary Diseases* 6:73.
Richards, D., B. Frentzen, K. Gerhardt, M. McCann, and R. Abrams (1992). Sound levels in the human uterus. *Obstetrics & Gynecology* 80(2): 186-90.
Riordan, J., and A. Gross (2000). The effect of labor pain medication on neonatal suckling and breastfeeding duration. *Journal of Human Lactation* 16(1): 7-12.
Rodkinson, M. (trans.) (1903). Chapter XVIII: Regulations Regarding the Clearing Off of Required Space, the Assistance to Be Given Cattle When Giving Birth to Their Young and to Women About to Be Confined. *The Babylonian Talmud, Tract Sabbath*, bk. I, vol. II. New York: New Talmud Publishing Company: 282.
Rooks, Judith P. (1997). *Midwifery and Childbirth in America*. Philadelphia: Temple University Press.
——— (2007). Nitrous oxide for pain in labor: Why not in the United States? *Birth* 34(1): 1-5.
——— (2007). Use of nitrous oxide in midwifery practice: Synergistic, and needed in the United States. *Journal of Midwifery and Women's Health* 52(3): 186-89.
Roper, M., J. Vandelaer, and F. Gasse (2007). Maternal and neonatal tetanus. *Lancet* 370:1947-59.
Rosen, Mark (2002). Nitrous oxide for relief of labor pain: A systematic review. *American Journal of Obstetrics and Gynecology* 186(5): S110-26.
——— (2002). Paracervical block for labor analgesia: A brief historic review. *American Journal of Obstetrics and Gynecology* 186(5): S127-130.
Rosenberg, K. (1992). The evolution of modern human childbirth. *Yearbook of Physical Anthropology* 35:89-124.
Rosenberg, K., and Wenda Trevathan (1996). Bipedalism and human birth: The obstetrical dilemma revisited. *Evolutionary Anthropology* 4:161-68.
Ruben, R. J. (1992). The ontogeny of human hearing. *Acta Otolaryngologica* 112:192-96.
——— (1997). A time frame of critical/sensitive periods of language development. *Acta Otolaryngologica* 117(2): 202-5.
Russell, S. (2007). Circumcision pushed in AIDS fight: Millions of lives could be saved in Africa, U.N. says. *San Francisco Chronicle*, March 27, 2007.
Ryan, J. (2002). The chapel and the operating room: The struggle of Roman Catholic clergy, physicians, and believers with the dilemma of obstetric surgery, 1800-1900. *Bulletin of the History of Medicine* 76:461-94.
Salaam, M., H. Margolis, and R. McConnell (2006). Mode of delivery is associated with asthma and allergy occurrences in children. *Annals of Epidemiology* 16:341-46.
Schaal, B. (2004). Olfaction in the fetal and premature infant: Functional status and clinical implications. *Clinics in Perinatology* 31(2): 261-85.
Schoen, Edgar (1997). Is circumcision healthy? Yes. *American Council on Science and Health* 9(4).
Scott, K., G. Berkowitz, and M. Klaus (1999). A comparison of intermittent and continuous support during labor: A meta-analysis. *American Journal of Obstetrics and Gynecology* 180:1054-59.
Scott, K., P. Klaus, and M. Klaus (1999). The obstetrical and postpartum benefits of continuous support during childbirth. *Journal of Women's Health & Gender-Based Medicine* 8(10): 1257-64.
Sealey, R. (2003). The Digesta (personal communication).
Sewell, J. E. (1993). *Cesarean section: A brief history*. Paper presented at the History of Cesarean Section exhibition at the National Library of Medicine: April 30, 1993.
Shapiro, J. (1987). The Expectant Father. *Psychology Today* 21(1): 36-42.
Sharma, G., and H. Minkoff (2004). Ethical dimensions of elective primary cesarean delivery. *Clinical Obstetrics & Gynecology* 103(2): 387-92.
Sheldon, Wilfred (1936). Chapter II: Some Affections of the Newborn. *Diseases of Infancy and Childhood*. London: J. & A. Churchill Ltd.
Simkin, Penny, and Mary Ann O'Hara (2002). Nonpharmacologic relief of pain during labor: Systematic reviews of five

methods. *American Journal of Obstetrics and Gynecology* 186(5): S131-59.
Slater, A., and R. Kirby (1998). Innate and learned perceptual abilities in the newborn infant. *Experimental Brain Research* 123:90-94.
Sohmer, H., R. Perez, J. Sichel, and R. Priner (2001). The pathway enabling external sounds to reach and excite the fetal inner ear. *Audiology and Neuro-Otology* 6(3): 109-16.
Speert, H. (1956). Thomas Wharton and the jelly of the umbilical cord. *Obstetrics & Gynecology* 8(3): 380-82.
Spelt, D. K. (1948). The conditioning of the human fetus in utero. *Journal of Experimental Psychology* 38:338-46.
Stone, Emerson L. (1945). *The New-Born Infant: A Manual of Obstetrical Pediatrics*. London: Henry Kimpton.
Storey, A. E., C. J. Walsh, R. L. Quinton, and K. E. Wynne-Edwards (2000). Hormonal correlates of paternal responsiveness in new and expectant fathers. *Evolution and Human Behavior* 21:79-95.
Szeverenyi, P., R. Poka, M. Hetey, and Z. Torok (1998). Contents of childbirth-related fear among couples wishing the partner's presence at delivery. *Journal of Psychosomatic Obstetrics and Gynecology* 19:38-43.
Taffel, S. M., P. Placek, M. Moien, and C. Kosary (1991). 1989 U.S. cesarean rate steadies—VBAC rises to nearly one in five. *Birth* 18(73): 77-81.
Taylor, J. R., A. Lockwood, and A. Taylor (1996). The prepuce: Specialized mucosa of the penis and its loss to circumcision. *British Journal of Urology* 77(2): 291-95.
Temkin, O. (1956). *Soranus' Gynecology*. Baltimore: Johns Hopkins Press.
Thompson, M., and C. Hunt (2005). Part V: The Newborn Infant: Control of Breathing. *Avery's Neonatology: Pathophysiology and Management of the Newborn*. Philadelphia: Lippincott Williams & Wilkins.
Tracy, Marguerite, and Mary Boyd (1915). *Painless Childbirth*. New York: Frederic A. Stokes Co.
Tracy, Marguerite, and Constance Leupp (1914). Painless childbirth. *McClure's Magazine* 43(2): 37-52.
Travers, P. L. (1934). Chapter 3: Laughing Gas. *Mary Poppins*. New York: Harcourt, Brace. 〔『風にのってきたメアリー・ポピンズ』P・L・トラヴァース著／林容吉訳／岩波書店ほか〕
Trevathan, Wenda (1990). The evolution of helplessness in the human infant and its significance for pre- and peri-natal psychology. *Pre- and Peri-Natal Psychology* 4(4): 267-80.
——— (1999). Evolutionary Obstetrics. *Evolutionary Medicine* Chapter 8: 183-207. New York: Oxford University Press.
Turati, C. (2004). Why faces are not special to newborns: An alternative account of the face preference. *Current Directions in Psychological Science* 13(1): 5-8.
UCLA Department of Epidemiology, School of Public Health (2001). Anesthesia and Queen Victoria. http://www.ph.ucla.edu/epi/snow/victoria.html.
van Buitenen, J.A.B. (trans.) (1973). *Mahabharata*, vol. 1. Chicago: University of Chicago Press. 〔原典からの邦訳に『マハーバーラタ』上村勝彦訳／筑摩書房ほか〕
Van Hoosen, Bertha (1915). The new movement in obstetrics. *Women's Medical Journal* 25(6): 121-23.
Viets, H. R. (1943). A mind prepared: O. W. Holmes and "The Contagiousness of Puerperal Fever," 1843. *Bulletin of the Medical Library Association* 31(4): 319-25.
Visco, A., M. Vishwanathan, and K. Lohr (2006). Cesarean delivery on maternal request: maternal and neonatal outcomes. *Obstetrics & Gynecology* 108(6): 1517-29.
Waite, J. (1999). Eckhard Hess. http://www.muskingum.edu/~psych/psycweb/history/hess.htm#Biography.
Ward, Y. M. (1999). The womanly garb of Queen Victoria's early motherhood, 1840-42. *Women's History Review* 8(2): 277-93.
Weirich, A., and G. Hoffman (2005). Ernst Moro (1874-1951): A great pediatric career started at the rise of university-based pediatric research but was curtailed in the shadows of Nazi laws. *European Journal of Pediatrics* 164(10): 599-606.
Wheeler, C. (August 30, 1914). "Twilight Sleep": Editor of medical journal states his position on new treatment. *New York Times*.
Williams, G. (1986). *The Age of Agony: The Art of Healing, 1700-1800*. Chicago: Academy Chicago Publishers.
World Health Organization (2007). The World Health Report 2005: Make Every Mother and Child Count. http://www.who.int/whr/2005/annexes-en.pdf.
——— (2007). Male Circumcision in HIV Prevention. http://www.who.int/hiv/topics/malecircumcision/en/.
Wright, K., and P. Spiegel (2002). *Pediatric Ophthalmology and Strabismus*, 2nd ed., New York: Springer Publishing.
Wyart, C., W. Webster, and J. Chen (2007). Smelling a single component of male sweat alters levels of cortisol in women. *Journal of Neuroscience* 27(6): 1261-65.
Wynne-Edwards, Katherine E. (2001). Hormonal changes in mammalian fathers. *Hormones and Behavior* 40(2): 139-45.
Wysocki, Charles, and G. Preti (2004). Facts, fallacies, fears, and frustrations with human pheromones. *The Anatomical Record Part A: Discoveries in Molecular, Cellular, and Evolutionary Biology* 281A (1): 1201-11.
Yogman, M. (1990). *Male Parental Behavior in Humans and Nonhuman Primates*. Oxford: Oxford University Press.
Young, D. (1998). Doulas: Into the mainstream of maternity care. *Birth* 25(4): 213-14.
——— (2003). The push against vaginal birth. *Birth* 30(3): 149-52.
Ziegler, T. E., S. L. Prudom, and N. J. Schultz-Darken (2006). Pregnancy weight gain: Marmoset and tamarin dads show it too. *Biology Letters* 2(2): 181-83.
Ziegler, T. E., and C. T. Snowdon (2000). Preparental hormone levels and parenting experience in male cotton-top tamarins, *Saguinus oedipus*. *Hormones and Behavior* 38(3): 159-67.
Ziegler, T. E., K. Washabaugh, and C. T. Snowdon (2004). Responsiveness of expectant male cotton-top tamarins, *Saguinus oedipus*, to mate's pregnancy. *Hormones and Behavior* 45:84-92.
Zupan, J., P. Garner, and A. Omari (2004). Topical umbilical cord care at birth. *Cochrane Database of Systematic Reviews*, Issue 3. Art No.: CD001057. DOI: 10.1002/14651858.CD001057.pub2.

原注

1　二〇人の赤ちゃん

1. ヒト以外の霊長類の出産と、ヒトのお産の進化にかんする分析は、Rosenberg（1992, 1996）と Trevathan（1990, 1999）に詳しい。
2. ヒトの正常な分娩のメカニズムを知りたい人には、Gabbe が編集した教科書『*Obstetrics: Normal and Problem Pregnancies*（産科学――正常な分娩と異常な分娩）』の、Kilpatrick が執筆した第12章を読むことをお勧めする。お産にかかわるホルモンについては同じ章か、または Goldsmith を参照のこと。
3. お産を「理想的な」体位で行うために、世界各地でなされてきた奇想天外な試みは、それだけで一冊の本になるほど興味深い。この部分で紹介した内容は、おもに George Engelmann の『*Labor Among Primitive Peoples*（未開人のお産）』（1883）から引用した。ルイ14世が愛人のお産を見物したエピソードと、仰臥位が「誕生」した経緯については Bancroft-Livingston（1956）を、もっと新しい情報が知りたい人には Boyle（2000）と Gupta（2000）をお勧めする。
4. あのとき、分娩室でダヌータの赤ちゃんが逆子だと最後まで知らなかったのは、まちがいなく僕だけだった。僕はずっとあとになってからようやく気づいた――ミッチは逆子だということを知っていたのだろう。あれは昔から研修医たちの娯楽だった「実習生いじめ」だったのだ。

2　初めの5分間

1. お産のあいだと、誕生直後に赤ちゃんの心臓血管系に起きる驚くべき変化については、Alvaro、Fanaroff（第42章と44章）、Mercer、Thompson に詳しく述べてある。
2. 胎盤のことをもっと詳しく知りたい人は、Burton を参照。この文章より、ずっと客観的に解説してある。
3. 子宮から世界への正常な移行に失敗したときに起きる症状（PPHN）について詳しく知りたい人は、Ostrea を参照。

3　もうひとつの選択肢

1. 帝王切開の誕生にかんする伝説や神話は、Cianfrani、Drife、Pelosi、Sewell、van Buitenen に詳しい。
2. Sewell、Drife を参照。
3. 米国においては、カトリック教会が帝王切開分娩の普及に大きな役割を果たしている。このことについて詳しく知りたい人は、Ryan および Leavitt（1987, 237-41）を読んでほしい。
4. 信じがたいかもしれないが、本当のことである。Crosby、Sewell を参照のこと。
5. ジェームズ・ミランダ・スチュアート・バリーの数奇な人生は、Hurwitz と Kubba にじつに巧みに語られている。また、1865年8月21日発行の『マンチェスター・ガーディアン』紙の無署名記事にも紹介された。

6. 帝王切開の技法についてはLandon（492-97）を参照。
7. 輸血が行われる前の時代、帝王切開による出血をどうするかという大きな問題があった。このジレンマについては、Crosby、Sewellに詳しい。
8. たまに起きる悲劇でしかなかった産褥熱が大流行するまでの道のりに産院が果たした役割については、Berman、De Costa、Loudonを参照。
9. De Costaを参照。
10. ホームズ医師の論文の全文は、Halsallに掲載されている。ホームズの医師としての人生と、1843年に論文を発表したときの医学界の反応については、Vietsに詳しい。
11. 僕のお気に入りの勘ちがい発言のひとつである。De Costaから引用。
12. ゼンメルヴァイスの悲劇的な人生については、De Costa、Rajuを参照。
13. 消毒法についてさらに詳しく知りたい人は、De Costa、Listerを参照のこと。リスター医師と彼の弟子たちの手により、世界初の口腔洗浄液リステリンが誕生するまでの物語は、Morgensternに詳しい。
14. この部分に紹介した帝王切開が分娩全体に占める割合、帝王切開後の経膣分娩の割合、高齢出産の増加率など、お産にかんする統計は、米国のデータは米国疾病管理センター予防（Centers for Disease Control and Prevention）のサイト（2002, 2008）、海外のデータは世界保健機関（WHO）のサイトから引用した。より詳しい統計については、Landon、Lieberman（2004）、Menacker、Menard、Taffelを参照。
15. 1970年代以降に帝王切開分娩が急増した理由については、Landon（488-89）に詳しく分析してある。
16. American College of Obstetricians and Gynecologists（2004）、Centers for Disease Control and Prevention（2002）、Cohen、Gregory、Landon（490-92）より引用。
17. Cragin.
18. このテーマについては大論争が起きており、まだ収束しそうもない。母親の立場から見たプラス面とマイナス面については、American College of Obstetricians and Gynecologists（2007）、Buhimschi、the International Federation of Gynecology and Obstetrics、Gamble、Klein（2006）、Leeman、Minkoff、Morrison、Nygaard、Sharma、Visco、Young（2003）を参照のこと。
19. Goer.
20. 選択帝王切開が胎児と赤ちゃんに与える短期的な影響はGoerに詳しい。長期的な影響を調べた研究はまだない。陣痛がないまま帝王切開で誕生した子どものあいだで喘息になる確率が高いというデータは、Salaamから引用。
21. 現代の産科医にのしかかる訴訟の問題や、そのために臨床診療のやりかたが変わった経緯については、Deutsch、Kershaw、Chervenakを参照。
22. Landon（488-49, 500-501）に、帝王切開の比率を減らすために産科医の教育で変えるべきことが提案されている。

4　女王陛下はお産が嫌い

1. 陣痛の処置に使われてきたさまざまな手法については、Temkinが翻訳したソラヌスの『*Gynecology*（婦人科学）』（70-72）、Bostockが翻訳した大プリニウスの『*Natural History*

（博物誌）』、Grieve を参照のこと。ディケンズの『*Martin Chuzzlewit*』は小説ではあるが、陣痛に対する「処置」のようすが生き生きと描かれている。

2. ヴィクトリア女王、ジェームズ・ヤング・シンプソンにかんする興味深い物語や、クロロフォルム麻酔が人気を博した経緯については、Connor、Dunn（2002）、カリフォルニア大学ロサンゼルス校医学部 Department of Epidemology、特に Canton（1999 [2], chapters 3-6）および Leavitt（1986, 116-28）から引用。妊娠と母親になることに対するヴィクトリア女王の気持ちの（否定的な方向への）変化については Ward を、宗教的な考えにもとづいた無痛分娩（産科麻酔）に対する反対意見については Farr を参照。また、19世紀から20世紀前半にかけて、無痛分娩を求める声が高まった経緯については、De Haven Pitcock に詳しく述べてある。
3. Leavitt（1986, 116-28）を参照。
4. トワイライト・スリープと「フライブルクの奇跡」にかんする最高の説明は、Tracy が書いたものである。Tracy and Leupp（1914)、Boyd and Tracy（1914)、および Tracy と Boyd 共著『*Painless Childbirth*』(1915）を参照。
5. フェミニスト運動の高まりが、無痛分娩を大きく後押しした。W. L. George の『ニューヨーク・タイムズ』紙に掲載された「男女の戦争（sex war)」の主張、John Martin 夫人によるフェミニスト攻撃の投稿、フランス人女性が主張する「ギロチンにかけられる権利の男女平等」について書かれた『ニューヨーク・タイムズ』紙の無署名記事を参照。
6. この協会を紹介した文献としては、『ワシントン・ポスト』紙の無署名記事「Society women spread Twilight Sleep gospel」(1915）がある。
7. バーサ・ヴァン・フーセンは、米国でトワイライト・スリープをもっとも熱心に擁護した人物だった。彼女の人となりについては、Leavitt（1986, 126-36)、ヴァン・フーセン自身が書いた文章を参照。
8. トワイライト・スリープを求める人々の声に米国の医師たちがどのように反応したか知りたい人には、『ニューヨーク・タイムズ』紙の無署名記事「Authority changes its tone」(1914）と、その数日後に Claude Wheeler 博士が書いた反応を読むことをお勧めしたい。
9. カモーディ夫人に起きた悲劇に凝縮されるトワイライト・スリープ運動の衰退は、Canton（1999 [2], 129-51)、Leavitt（1986, 139-41）に詳しい。
10. Leavitt（1986, 135).

5　陣痛とどう向き合うか

1. 陣痛麻酔に用いられたさまざまな薬の効果の高さ（もしくは低さ）については、Bricker を参照。
2. Rosen（2002 [2])、Hawkins（2007）を参照。
3. Maternity Center Association (63).
4. 硬膜外麻酔の技法や作用については、Brinback、Eltzschig および Hawkins（2007, 414-16）に詳しい。
5. Landon（488-89, 500-501).
6. 19世紀の社会で陣痛が暗示していたものについて知りたい人は Canton（1999 [2], chapter 6, 7）を、最近の陣痛に対するイメージについては Hondnett（2002)、Lowe を参照。

7. Melzack（1981, 1984）.
8. 陣痛の生理学的および身体構造的なメカニズムや、産婦が感じている不安や過去に経験した痛みが陣痛に与える影響については、Eltzschig、Lowe を参照。
9. Maternity Center Association（63）.
10. Birnback、D'Angelo（2007 [1],[2]）および Hawkins（2003）を参照。
11. 硬膜外麻酔の一般的な副作用については Hemminki、Leighton および Lieberman（2002）を参照。
12. 硬膜外麻酔が胎児に与えるわずかな影響の問題を最初に提起した学者のひとりが Murray（1981）である。硬膜外麻酔と母乳との関係を調べた研究を読みたい人は、Baumgarder、Halpern および Riordan を参照。
13. Leighton および Lieberman（2002）を参照。
14. 「歩ける硬膜外麻酔」の説明については、Birnback および Hughes を参照。
15. Bishop、Marmor、Rosen（2002 [1]）、Simkin を参照。
16. Hodnett および Maternity Center Association を参照。
17. 亜酸化窒素の衰退にかんする驚くべき事実と、陣痛麻酔としての効果については、Bishop、James、Pearce、Rooks（2007 [1],[2]）、Rosen（2002 [1]）、そしてもちろん『風にのってきたメアリー・ポピンズ』（P. L. Travers）の第３章「笑いガス」にわかりやすく説明してある。
18. 全身麻酔薬と胎児の脳の発達への影響にかんする懸念については、McGowan（2008）を参照。
19. McGregor.
20. 代替医療を使った陣痛緩和法についてもっと知りたい人は、Allaire、Lee、Marmor および Simkin を参照。

6　パパの心構え

1. 1950年代のお産で父親が果たした役割について知りたい人は、僕の父に聞いてほしい。もしくは Leavitt（2003）を参照。
2. Cronenwett および Kunst-Wilson（1981）を参照。
3. そのなかの一冊が、Gresh の『*Becoming a Father*』である。
4. 男女の生殖ホルモン（性ホルモンや性腺刺激ホルモン）についてもっと深く知りたい人には、Bhasin、Bulun および Kinsley を読んでもらいたい。
5. 彼女たちを含む何人かの生物学者が、妊娠が男性ホルモンに与える影響をとりあげ、すばらしい研究を行っている。興味がある人は、Berg、Delahunty、Fleming、Gray、Storey、Wynne-Edwards および Ziegler（2000, 2004, 2006）を参照。
6. わきの下の汗を使った大胆な研究に挑む彼らについて詳しく知りたい人は、Jacob、Wyart および Wysocki を読んでほしい。
7. 擬娩についてさらに詳しく知りたい人は、『*The Custom of Couvade*（擬娩の習俗）』（Warren Royal Dawson, 1929）、『擬娩の習俗』再発行時の Nor Hall による解説文「A Psychological Essay on Men in Childbirth（妻がお産する男性にかんする心理学的小論）」を参照。この本は、特に文化的擬娩に興味がある人向き。擬娩の肉体的な症状について知りたい人は、

Elwood、Klein（1991）、Lipkin、Masonを参照。

7　誰に立ち会ってもらう？

1. ヒトの出産の進化と「助産義務」の考えをもう一度思い出したい人は、Rosenberg（1992, 1996）およびTrevathan（1990, 1999）を参照。
2. 助産師やほかの出産助手の仕事が古代から18世紀までにどのように発展したか知りたい人は、Bostock、Campan、Dunn（2001, 2004）、French、Kern、O'Dowd、Rooks（1999）、Temkinを参照のこと。ウエストカー・パピルスの私信を英語に翻訳してくれたブラウン大学のJames P. Allen博士には、心から感謝を捧げる。
3. この本を書くにあたって、Leavittの『*Brought to Bed*』が非常に役に立った。Bermanも参照した。
4. 自然分娩運動と、リードの並外れた人生については、Bender、Canton（1996, 1999 [1]）、Cortesi、Goodrich、Moscucci、そしてDick-Reed本人の著作も参照。
5. ラマーズは、自分がはじめた運動が実を結ぶ前に死んでしまった。ラマーズの哲学と、リードとラマーズのライバル関係については、Canton（1999, 180-91）、De Haven Pitcock、Lamaze Internationalか、ラマーズ自身が書いた文章を参照。Caron-Leulliezは第二次大戦後のフランスでの無痛分娩事情について説明している。
6. 準備ができている人もいない人も含め、父親たちはこぞって米国中の分娩室にすがたを現した。その大きなきっかけとなったのが、Greenberg（1974）や、Draper、Gbiningie、Greenhalgh、Johnson、Shapiro、Szeverenyiの論文であった。Palkovitz（1985, 1986, 1987）の研究は、分娩室で夫が果たすべき妥当な責任を決めるうえで特に重要であり、出産する妻のサポート役に夫が最善の人材だという通念に疑問を呈した。
7. 胎児モニターの期待はずれな成果についてはFreemanを参照のこと。
8. 出産経験のある女性、友人、家族、専門的な訓練を受けたドゥーラなどが分娩室にもどってきたことは、歓迎すべき流れである。KlausとKennelの研究は、お産のあいだじゅう産婦を支援しつづけることの重要性を医者たちにわからせるために重要な役割を果たしてきたし、現在も果たしている。さらに詳しいことが知りたい人は、Campbell、Hodnett、Jannsen、Kayne、Kitzinger、Rooks（1999）、Scott（1999 [1],[2]）、Young（1998）を参照。

8　お腹のなかで学ぶこと

1. パワーレンジャー・レッドの歴史を知りたい人は、http://en.wikipedia.org/wiki/Red_Rangerにアクセスしよう。
2. 胎児の目の発達は、Birch、Edward、Lecanuet（1996）、Ruben（1992）、Wrightに詳しい。
3. Caridiを参照。
4. 胎児の聴覚にかんする初期の研究はじつに独創的であり、いま読んでも面白い。胎児の感覚的能力に対する現在の知識について知りたい人は、Lecanuet（1996）を参照。
5. 聖ルカの福音書1章39-44節より。
6. 胎児の聴覚、声の認識、その他の聴覚を通した学習能力については、Gernardt（1996,

2000)、Kisilevsky（1998, 2003, 2004)、Lecanuet（1993, 1996)、Moon、Philbin および Ruben（1992）に詳しい。

7. 外の世界から子宮内への音の伝わりかたと、子宮の「ノイズフロア」については、Abrams、Gerhardt（2000)、Lacanuet（1996)、Richards、Sohmer を参照。
8. ドアベルの部品と木の箱を使った音で、ヒトの胎児を条件づけた非常に興味深い実験について知りたい人は、スペルト本人に会うことをお勧めする。
9. Ruben（1992)を参照。
10. お腹にメガフォンのような道具をあてて声を聞かせたり、パターン化された心音を聞かせるなど、あやしげな胎教のプログラムについては Moon に詳しい。
11. 子宮のなかがうるさすぎると、胎児の聴覚が修復不可能なほど損なわれる可能性がある。Etzel、Gerhardt（2000)、Pierson および Ruben（1997）を参照。
12. 胎児と新生児の嗅覚器官の構造や働きについては、Lecanuet（1996)、Meredith、Schaal を参照。
13. Mennella（1995).
14. Mennella（2001).
15. 胎児と新生児の味覚については、Fomon に詳しい。
16. 新生児がママのお腹の上でする旅は、『*Your Amazing Newborn*』（Marshall and Phyllis Klaus, 1998）で感動的に語られている。
17. 新生児が人の顔を識別する能力については、de Haan、Easterbrook、Slater および Turati に詳しい。
18. Klaus（1998, chapter2)、Porter を参照。
19. 未熟児と新生児マッサージにかんする Beachy の研究を参照。

9 「育てる価値のある赤ん坊」

1. アプガー・スコアの評価方法については、Kattwinkel を参照。
2. このすばらしい女性の生涯を詳しく知りたい人は、Baskett（2000)、James（1975）を読んでほしい。
3. 古代の新生児蘇生術については、Baskett（2001)、Kattwinkel、O'Donnell また Rodkinson が翻訳したタルムードを参照。
4. ソラヌスとアプガーの新生児評価のやりかたの共通点は、Galanakis に詳しい。
5. Temkin（79-80).
6. O'Donnell が口移しによる人工呼吸の盛衰の歴史を、簡潔に面白くまとめている。
7. Schulze 本人が赤ちゃんを振り回しながら、シュルツェ法を施している図が Baskett（2001）に紹介されている。O'Donnell も参照。
8. Crosse、Halt、Sheldon および Stone を参照。
9. Apgar（1953).
10. 新生児蘇生ガイドラインの詳しい内容については、Kattwinkel を参照のこと。Higgins は、現代の新生児蘇生術で酸素の濃度を低めにしている理由を述べている。

10 赤ちゃんの身体

1. ローレンツのハイイロガンの実験、エックハート・ヘスの測定結果について詳しく知りたい人は、Lorenz、Maestripieri、Waite を参照。
2. Nitschke を参照。
3. 人々が新生児を「パパそっくり」といいたがる理由は、いままで考えたこともなかったが、この本を書いているなかでもっとも心を奪われたテーマである。新生児があらゆる人に似ていること、それが「本当は血のつながっていない父親」と絆を結ぶのに役立っていると指摘したAlexanderやYogmanの議論は非常に納得できるものだ。赤ちゃんが誰にも似ていないのは、赤ちゃんが生き延びるために必要だからである。Dalyの研究結果を見ると、友人や親戚から「パパそっくり」を連発されることにより、赤ちゃんの父親（と目されている人）が自分が本当の父親だという確信しやすくなるらしい。
4. ヒトの気道と食道との不思議な関係が進化した経緯を、Nesseが簡潔に、読みやすくまとめている。
5. 『*The Origin of Species*（種の起源）』を読むと、ダーウィンがどんなに不思議がっているかがよくわかる。
6. 喉頭の位置が変わったおかげで、ヒトはいろいろな声を出せるようになったが、同時に馬のように息をしながら水を飲む能力を失ってしまった。この経緯については、MorrisとNesseに詳しい。
7. 新生児の気管はこわいくらいやわらかくて細いため、いろいろな音が出る。Bluestone、Briscoe、Hollingerを参照。
8. お産や新生児が登場する民話はびっくりするほど多い。Forbesは乳汁漏出症の赤ちゃんが出てくる伝説をいくつか紹介しており、Leungは赤ちゃんのおっぱいから乳が出る現象を科学的に分析している。
9. 新生児は、もっと大きな子どもやおとなとまったくちがう。この事実を忘れてしまうと、さまざまな医療事故を招きかねない。KovarikとKliegmanは、新生児だけが持つ特徴を、麻酔医と小児科医の見地から解説している。
10. Pomeranz（彼は偶然にも、僕がミシガン大学病院で実習をしていたときに指導してくれた研修医である）は忘れられがちなへその成り立ちや働きと、そのケアのやりかたをじつにうまくまとめている。Holveの1995年の論文には、20世紀半ばの臍炎の状況がありのままつづられている。Roperは、母子を破傷風感染から守るため、世界中でなされている取り組みを詳しく紹介している。臍帯ケアのまとめを読みたい人は、Zupanを参照。
11. 18世紀の英国にくる病がもたらした惨状を知りたい人は、Chesneyを参照。この病気の歴史がわかりやすくまとめてある。
12. 新生児の原始反射は、National Library of Medicine（2007）に図解入りで解説してある。エルンスト・モローとナチスの関係についてはWeirichに詳しい。